全国老药工传承工作室建设项目
北京市中医药文化资源调查项目
北京市中医药薪火传承"3+3"工程

京城老药铺文化拾遗

主审　赵奎君

主编　贾春伶　龚慕辛
　　　于立伟　张志强

顾问　金世元　屠志涛

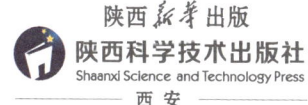

西安

图书在版编目（CIP）数据

京城老药铺文化拾遗 / 贾春伶等主编 . — 西安：陕西科学技术出版社，2025.5
ISBN 978-7-5369-8887-3

Ⅰ.①京… Ⅱ.①贾… Ⅲ.①中草药—文化史—北京 Ⅳ.① R28

中国国家版本馆 CIP 数据核字（2024）第 005235 号

京城老药铺文化拾遗
JINGCHENG LAOYAOPU WENHUA SHIYI

主审　赵奎君
主编　贾春伶　龚慕辛　于立伟　张志强

责任编辑	潘晓洁　周　勇
封面设计	屈佩瑶
出 版 者	陕西科学技术出版社 西安市曲江新区登高路 1388 号陕西新华出版传媒产业大厦 B 座 电话（029）81205187　传真（029）81205155　邮编 710061 http：//www.snstp.com
发 行 者	陕西科学技术出版社 电话（029）81205180　81205178
印　　刷	陕西金和印务有限公司
规　　格	710mm×1000mm　　16 开本
印　　张	20.75
字　　数	300 千字
版　　次	2025 年 5 月第 1 版 2025 年 5 月第 1 次印刷
书　　号	ISBN 978-7-5369-8887-3
定　　价	98.00 元

版权所有　翻印必究

《京城老药铺文化拾遗》
编委会

主　审
赵奎君　首都医科大学附属北京友谊医院

主　编
贾春伶　首都医科大学附属复兴医院、
　　　　赵奎君全国老药工传承工作室
龚慕辛　首都医科大学中医药学院
于立伟　北京康仁堂药业有限公司、
　　　　于立伟全国老药工传承工作室
张志强　北京康仁堂药业有限公司

顾　问
金世元　国医大师
屠志涛　原北京市中医药管理局局长

副主编
（以姓氏笔画为序）

成彦武	华国栋	刘　刚	刘　华	苏桂云
李宏伟	吴剑坤	金　艳	孟庆贺	郭利芳
郭桂明	唐海发	黄亚威	彭华胜	董晨虹

编　者
（以姓氏笔画为序）

于清木	刘　明	刘　颖	李　坊	李　雪
李树防	张伟娜	张美军	陈建鹏	金月茹
胡　强	胡艺垚	胡艺淼	贾　深	贾长华
殷吉磊	黄红宝	曹希九	崔秀梅	潘利群

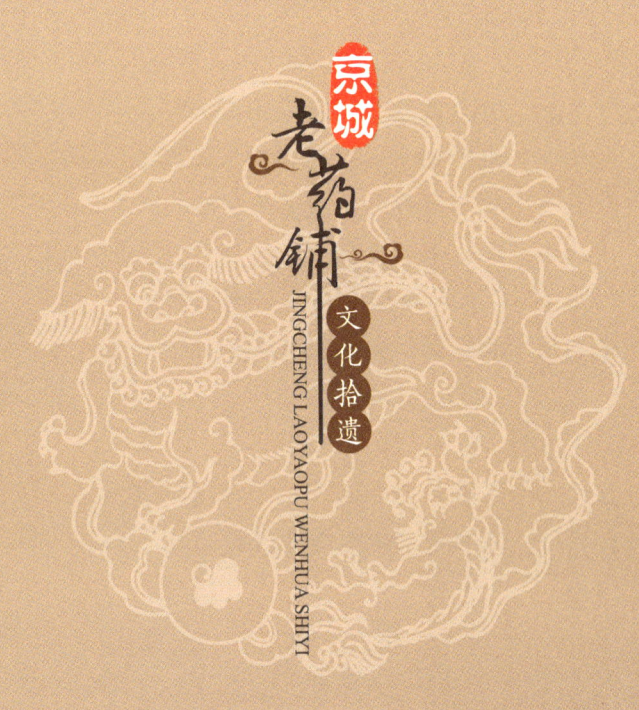

京城老药铺
文化拾遗
JINGCHENG LAOYAOPU WENHUA SHIYI

主审寄语

在历史的长河中,中医药文化作为中华文明的瑰宝,源远流长、博大精深。它不仅承载着中华民族几千年的智慧,更与人们的生命健康息息相关。而在京城的胡同深处,就隐匿着无数关于中医药的珍贵记忆,本书作者以独特的方式将它们重新挖掘、整理,为我们打开了一扇了解中医药文化的新窗口。

作者在收集这些资料的过程中,付出了巨大的努力。实物调查并非易事,许多珍贵的资料可能已经残缺不全,或者被遗忘在某个角落。作者需要凭借敏锐的观察力和深厚的专业知识,从看似平凡的物品中发现其价值。同时,口述历史的收集也充满挑战,需要作者耐心地与老药工、老中医以及他们的后代交流,倾听他们讲述那些过去的故事。在这个过程中,作者不仅收集到了珍贵的资料,更感受到了老一辈中医药从业者对这份事业的热爱和坚守。在搜集资料之后,作者对其进行了细致的整理、梳理和归纳。这一过程要求作者拥有坚实的专业知识基础和严谨的学术态度。作者对药目和配本进行了深入研究,并结合炮制工具、掌柜账本等实物资料与口述历史,重现了当时中医药行业的实际状况。同时记录药工们在从业过程中始终秉持的强烈责任感和专业精神,以及严格遵守传统的炮制工艺和配方原则的职业操守。他们对待每一味药材都如同对待生命一样珍视,这种职业操守不仅是中医药文化的重要组成部分,更是中医药能够传承至今的重要保障。

在本书中作者所展现的勤奋与严谨令人钦佩。其对京城胡同内中医药资料的搜集与整理工作，不仅为中医药文化研究领域提供了珍贵的原始资料，而且对于中医药文化的继承与推广，亦做出了显著的贡献。它不仅为中医药爱好者提供了一本了解京城老药铺的权威读物，也为中医药研究者提供了丰富的第一手资料。同时，通过展示老药铺的文化遗产，能够提高全社会对中医药文化的保护和传承意识，让更多的人认识到中医药文化的价值，激发人们对传统文化的热爱。

在现代社会，随着公众对健康需求的持续提升以及对传统文化价值的日益重视，中医药文化正面临新的发展契机。我们应以本书作者为榜样，积极地探索和继承中医药文化的精粹，使这一悠久的文化遗产在新时代绽放出更加璀璨的光彩。同时，我们还应致力于加强对中医药文化的研究与推广，让更多人了解、认识并信赖中医药，为促进中医药事业的发展创造一个积极的社会环境。

坚信在全社会的共同努力下，中医药文化定能获得更为广泛的传承与发扬，为人类的健康福祉做出更加卓越的贡献。

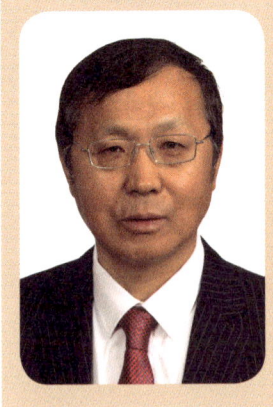

赵奎君

首都医科大学附属北京友谊医院主任药师，教授，北京市医院管理中心中药总药师，北京市中医药管理局药剂质控中心副主任，北京市"优秀名中医"，北京市第六批名老中医药专家学术经验继承工作指导老师，香港科技大学访问学者与中药研发中心顾问，国医大师金世元先生弟子。

序言一

　　中医药文化是中医药的根基和灵魂，加快中医药文化建设是新时期中医药发展的一项重要而紧迫的任务。只有深入了解行业历史，才能更好地传承和发展。老药铺是中药行业的历史载体，它是近现代政治、文化、经济、中医药等多领域发展历程的亲历者与活化石。我们从文化根源上触摸其产生、发展、经营、衰落的脉络，还原其原来的经营形态，明确其文化形成的深层次原因，探究中医药文化的外延与内涵，从而更好地实现中医药文化的传承与创新。

　　中华人民共和国成立前，药铺作为传统的医疗场所，承载着中医药乃至中华民族的文化。中华人民共和国成立后，在中国共产党领导下，全国各个行业迅速发展，人民看病的需求也快速增长，全国逐步成立公立医院，同时也逐步取代了老药铺，中医药行业逐步形成了以生产、医疗和管理为主体的格局。

　　为了让公众更好地了解老药铺文化，作者对京城中医药文化相关的工具器物、文化典故等进行了深入的挖掘与整理，编著了《京城老药铺文化拾遗》一书。该书从器具文化、京药传承、经营特色、药目序选四个方面着手，内容涵盖了京城老药铺文化的主要方面，记录了民间药铺的传统技艺和经典配方，全面介绍了民国期间京城药堂的中医药文化的脉络与内涵。在发展日益高速的现代社会，这段历史的记忆更显弥足珍贵。

北京，自明代定都于此之后，全国各地的优秀人才和丰富的文化汇集京城，包括最好的中医都曾被召入京城出诊，最好的药物都流向京城，自然也沉淀了当时最好的技术。

随着时间的推移，曾经叱咤风云的老药铺，已经随着时代的发展而淹没在历史的长河中，而老药铺中所承载的一些经验、方法、技巧，店铺中的商品及在种植、生产、加工中药时所用的一些器物，也缺乏比较系统的梳理和研究。作者通过常年的实地走访，搜集过去的医药商品及相关器物，通过专业的拍照、准确的文字解读，部分还原了当时的情况，使得读者可以看到过去的中药材、饮片、中成药，以及相关的器物，能够更好地了解老药铺文化，进而传承和发扬中医药文化。

该书对于北京中医药文化的挖掘既有广度，亦有深度，文献考证与实物展示并序，可以使读者了解北京过去医药行业的辉煌，同时亦可以古鉴今，吸取有价值的营养为自己所用。

今喜见该书出版，故乐为之序。

国医大师 金世元

2025年元月于北京

序言二

京城，作为千年古都，历来是中华文明的重要汇聚地与传承中心，亦是生动展现中医药辉煌文明的一座"活"博物馆。自元代太医院构建起系统医政建制，至明清时期药肆遍布、热闹非凡的市井景象，中医药文化在这片古老的土地上深深扎根、蓬勃生长，与京城百姓的生活百态紧密交织、相融共生，共同绘就了一幅彰显"医道即人道"理念的绚丽文明长卷。

中医药文化是中华民族智慧的结晶，而老药铺作为这一文化的关键见证者，自明代起，便在北京中医药业的蓬勃发展中扮演重要角色。彼时，京城药铺林立，行业兴盛。这些老药铺承载着中医药先辈们的记忆与情感，目睹了京城的繁华与变迁。药铺门前高悬的金字招牌、药柜中整齐码放的各类药材、有序陈列的药钵等器具，还有忙碌其间的掌柜与伙计，共同勾勒出京城独有的市井风貌。然而，岁月流转，许多老药铺渐渐从人们的视线中隐去，但它们所蕴含的文化价值却永恒不朽。同仁堂、长春堂、永安堂等老字号药铺，历经数百年风雨的洗礼，至今仍傲然挺立。它们不仅是中医药传承的关键载体，更是京城文化不可或缺的组成部分。

本书作者怀着对中医药文化的深厚敬意与执着追求，以实物调查为笔，以口述历史为墨，开启了一场中医药文化资源的探寻之旅。作者深入京城的大街小巷，不辞辛劳地寻找那些散落在民间的药典、秘方、炮制工具、掌柜账本等珍贵资料。这些资料历经岁月的洗礼，如同被尘封的宝藏，静静地等待着被发现。在这些文化记忆里，蕴藏着中医天人合一的生态智慧、药工"如履薄冰"的职业操守，以及中华文明对生命的独特理解与认知。

《京城老药铺文化拾遗》的出版，意义非凡。这不仅是对中医药文化的有力传承，更是对京城文化的悉心守护。它让我们得以领略中医药文化的深邃与广博，也让京城文化的独特魅力得以彰显。

期待本书的问世，能够激发社会各界对中医药文化和京城文化的浓厚兴趣与高度关注，让这些珍贵的文化遗产得以更好地延续与弘扬。同时，也期望借此促使我们更加珍视这份文化瑰宝，加大对京城老药铺的保护与传承力度，推动这些老药铺在新时代的浪潮中重焕生机，继续为人民群众的健康服务，为京城文化的繁荣发展增添光彩。

欣闻《京城老药铺文化拾遗》付梓，特作此序，以示祝贺。衷心祝愿本书能够为中医药文化的传承与创新注入全新活力，为广大读者开启一扇了解中医药历史文化的大门，让中医药文化在新时代绽放出更加耀眼的光芒！

北京市中医药管理局原局长 屠志涛

2025年元月于北京

前 言

本书详细介绍了京城老药铺的悠久历史传统,采用图文并茂的方式,生动地记录了药铺文化中的物质遗存,并深入挖掘其背后所蕴含的深厚文化内涵。让读者进一步了解承载着中华民族工匠精神和优秀传统文化的老药铺文化遗产,从而提高全社会对文化遗产的保护和传承意识。

第一章:器具文化——传统技艺的物质见证

中药的采集、加工、炮制、调剂、制备,每一个环节都离不开各种各样的器具。这些器具,是药工们智慧的结晶,也是中医药传统技艺的物质见证。切药刀,看似普通,却凝聚着药工无数次的磨砺与调整。一把锋利的切药刀,能够精准地切割药材,保证药效的充分发挥。而研钵材质的选择,更是大有学问。不同的药材需要不同材质的研钵来研磨,这体现了药工对药材质地的深刻理解与精准把握。从采药的竹篓到炮制的铜锅,从称量的戥子到装药的药柜,每一件器具的背后,都有着一段不为人知的故事,都凝聚着药工们精湛的技艺与匠心精神。

第二章:京药传承——道地药材与经典成药的魅力

京城作为历史文化名城,拥有丰富的中医药资源。本书详细搜集了京城清末民初常用的道地药材以及独具特色的饮片。这些药材,生长在特定的地理环境中,经过长期的实践验证,品质上乘,疗效显著。它们的加工工艺和炮制方法,更是蕴含着先辈们的智慧,许多甚至濒临失传,堪称中医药领域不可多得的非物质文化遗产。在成药部分,书中梳理了北京地区著名药铺或相关企业的代表产品,丸、散、膏、丹,种类繁多。每一种成药都附有仿单,详细介绍药物的功效与用法,同时配以当时的药物实物图片，让读者仿佛穿越时空，目睹这些传统药物的制作过程，直观地感受它们的魅力。

第三章：经营特色——诚信为本的商业智慧

老药铺的经营模式和理念，值得我们深入研究。前店后厂的经营模式，使得药材的加工、制作与销售紧密结合，保证了药品的质量和新鲜度。堂号所崇尚的诚信经营、货真价实的理念，是老药铺得以长久发展的基石。算盘，记录着药铺的每一笔交易，体现了严谨的财务管理；虎衔，寓意驱邪镇宅，守护着药铺的安宁与信誉；药铺招幌，作为一种独特的商业标识，在街头巷尾传递着药铺的信息；药章，则是药铺信誉的象征，每一枚印章都代表着一份责任。这些元素，共同构成了老药铺独特的商业文化，彰显了其深厚的文化底蕴和崇高的商业道德。

第四章：药目序选——行业发展的历史见证

药目和配本，是老药铺的重要文献资料，也是研究中医药行业发展的珍贵史料。本书梳理了部分昔日药铺的药目和配本，用历史文献的方式记录了堂号的开设、发展历程，详细记述了各自堂号的道地饮片和经典成药。老药铺的药目，不仅汇聚了行业的精华，还融入了各自独特的传统加工工艺，反映了不同时期中医药的发展水平和用药特点。通过这些药目，我们可以看到老药铺在传承和创新中医药文化方面所做出的努力，以及它们在促进行业文化发展中所发挥的举足轻重的作用。

本书在"全国老药工传承工作室建设项目""北京市中医药文化资源调查项目""北京市中医药薪火传承'3+3'工程"3个项目的研究基础上遍访京城各地，深入挖掘老药铺的历史资料。团队成员凭借着对传统文化的执着，力求为读者呈现一部图文并茂、资料详尽的佳作。尽管如此，囿于我们的理论水平和实践经验，书中难免有疏漏或不完美之处，诚请同仁与读者指正。

贾春生

2025年3月2日于北京

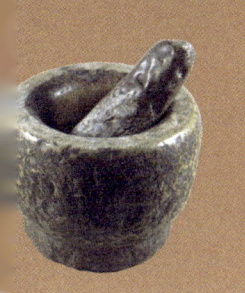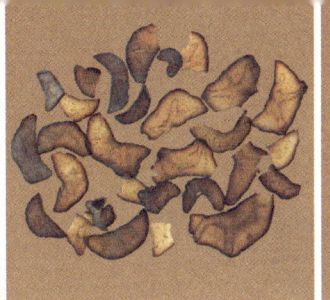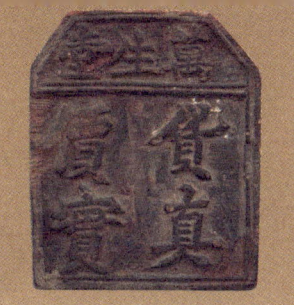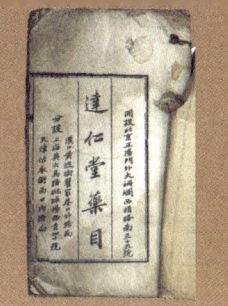

目　录

contents

第一章　器具文化——传统技艺的物质见证 ·················· 1

　　第一节　生产、加工器具 ······································ 2

　　第二节　炮制工具 ·· 20

　　第三节　调剂工具 ·· 33

　　第四节　制剂工具 ·· 56

第二章　京药传承——道地药材与经典成药的魅力 ·········· 61

　　第一节　药材饮片 ·· 62

　　第二节　经典成药 ·· 100

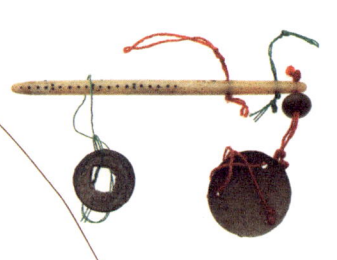
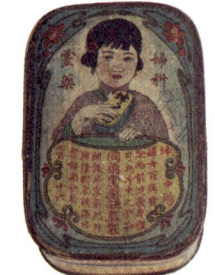
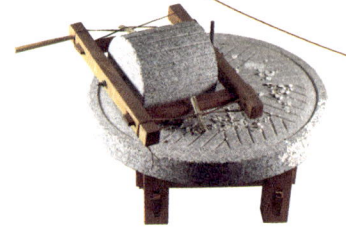
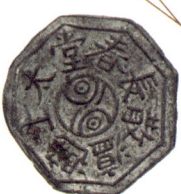

第三章　经营特色——诚信为本的商业智慧 ………………… **231**

  第一节　北京堂号、商品药章 ………………………………… 232

  第二节　真不二价与货真价实 ………………………………… 236

  第三节　京城字号咒假冒 ……………………………………… 241

  第四节　全国各地、各行各业代售京药 ……………………… 247

  第五节　北京中药的加料与双料 ……………………………… 250

  第六节　老药铺的算盘 ………………………………………… 252

  第七节　虎衔的意义 …………………………………………… 254

  第八节　老药铺招幌 …………………………………………… 258

第四章　药目序选——行业发展的历史见证 …………………… **263**

第一节　《同仁堂药目》（本堂藏版，光绪己丑仲春重刊） … 267

第二节　《达仁堂药目》 ……………………………………… 275

第三节　《北平西鹤年堂参茸醪醴丸散膏丹价目表》 ……… 281

第四节　《北平同济堂参茸醪醴丸散膏丹价目表》 ……… 287

第五节　《北平一元堂参茸药庄丸散膏丹价目表序》 ……… 292

第六节　《复瑞参茸号售货价目表》 ………………………… 300

第七节　《桂林轩香雪堂各色货物簿》 ……………………… 306

第八节　《京都乐仁堂国药店药品简明目录》 ……………… 312

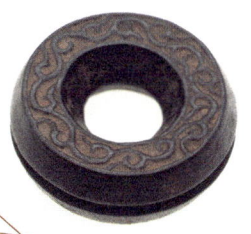
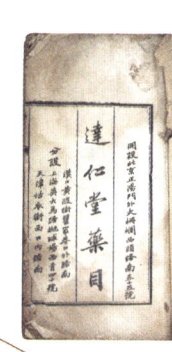
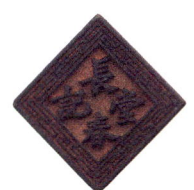
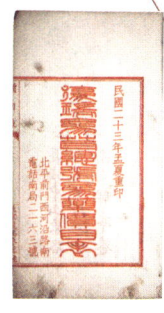

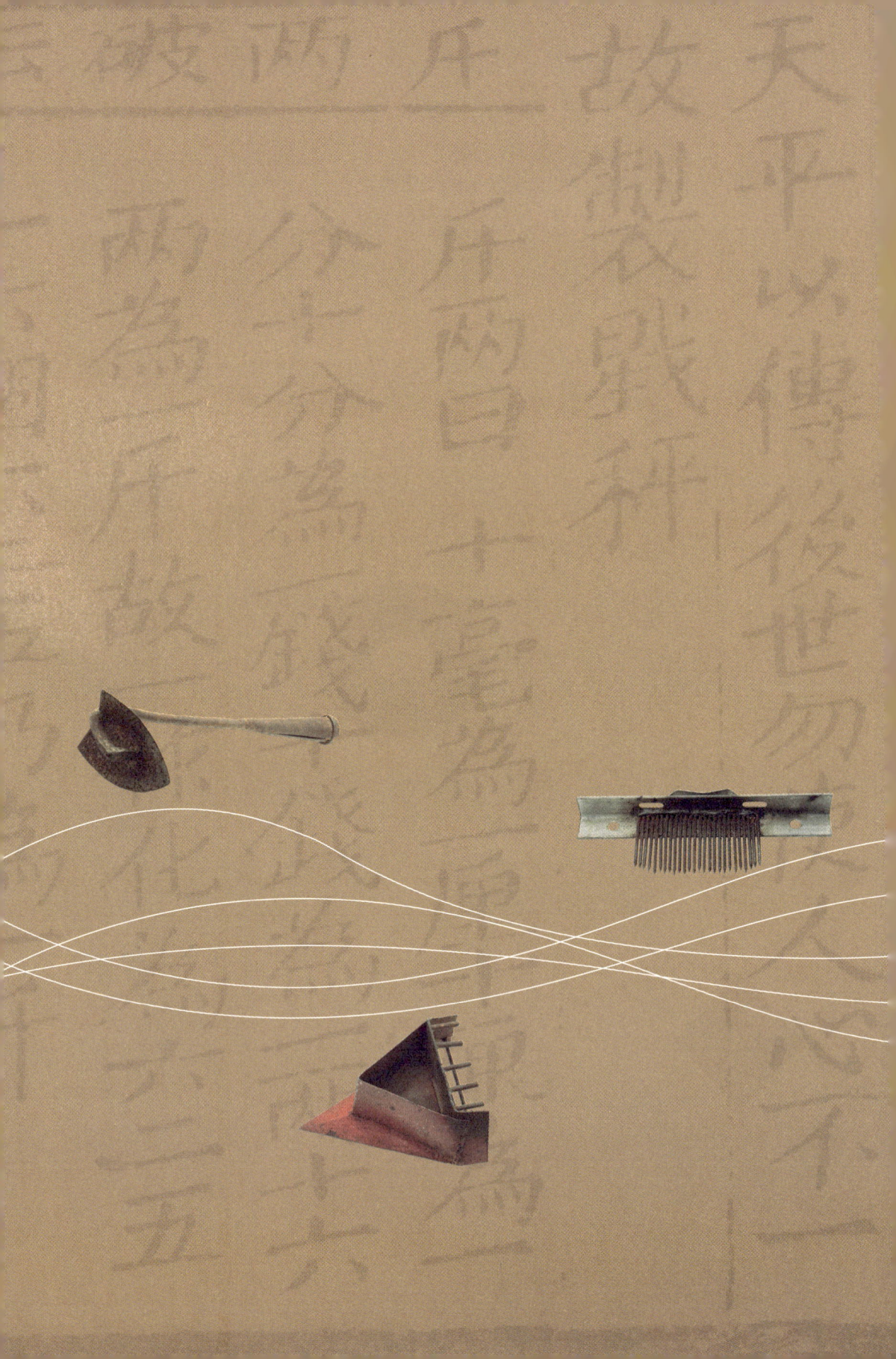

第一章 器具文化
——传统技艺的物质见证

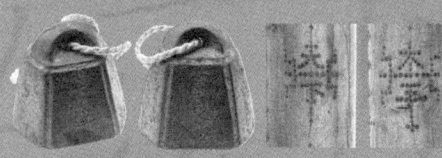
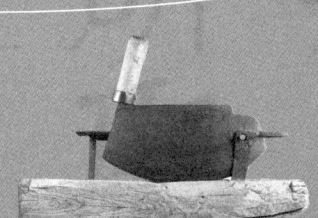
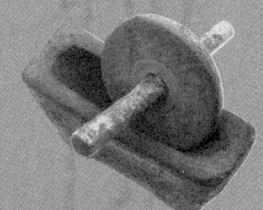

第一节　生产、加工器具

一、生产劳动工具

1. 白芷铁叉：非普通民俗铁叉，齿长约30厘米，齿粗端约2厘米。用法似镐（图1-1）。

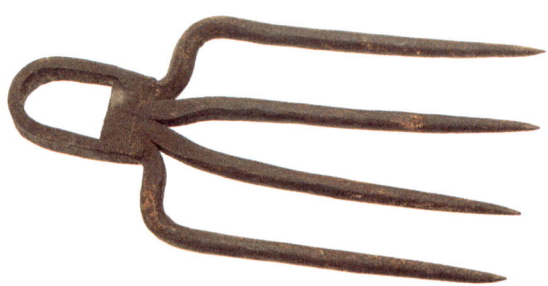

图1-1　白芷铁叉

2. 二股叉：叉体总长约36厘米。上方有一个向前弯曲的铁片做成的小铁挡，便于叉取药材"个子货"（图1-2）。

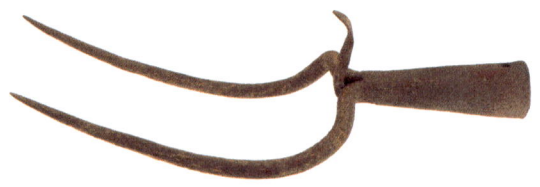

图1-2　二股叉

3. 手执二股叉：总长约16厘米，整理黄芪等药材个子货时使用（图1-3）。

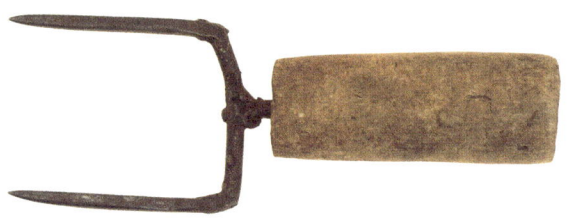

图1-3 手执二股叉

4. 桃形铲：长20厘米，前端略呈桃叶状，最宽处3厘米。中药采挖工具（图1-4）。

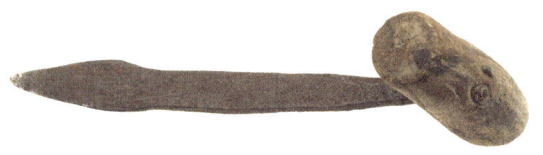

图1-4 桃形铲

5. 戗刀：用于采挖药物及采集树脂类药物等，中药采挖、采集工具（图1-5）。

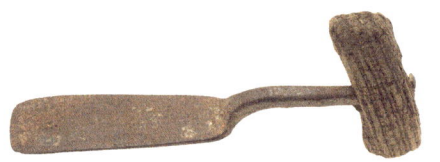

图1-5 戗刀

6. 小铁镐：总长37厘米，中药采挖工具（图1-6）。

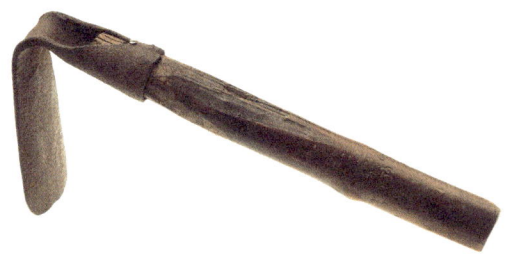

图1-6 小铁镐

7. 小药锄：总长30厘米，用于间苗除草（图1-7）。

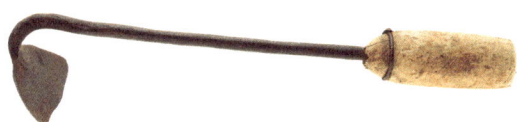

图1-7　小药锄

8.三角犁地锄：总长50厘米，中药种植时用于翻地备垄（图1-8）。

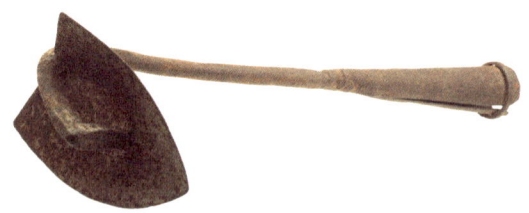

图1-8　三角犁地锄

9.小铁药叉：总长40厘米，整理或叉取中药个子货时使用（图1-9）。

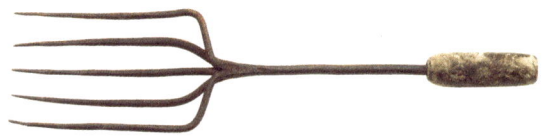

图1-9　小铁药叉

10.铁笼：上缘有2个挂钩，可以悬挂。用于淘洗、淋水（图1-10）。

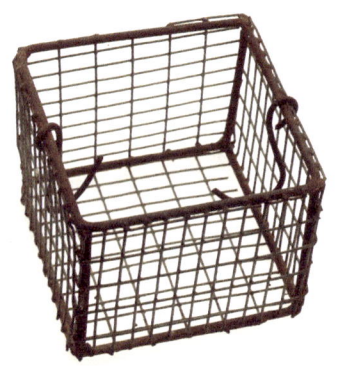

图1-10　铁笼

11. 刮板：横向长 41 厘米，上下高 11 厘米。为了使晾晒的药物均匀干燥、不霉变，需要将药物进行摊晾，平摊药物时所用的工具（图 1-11）。

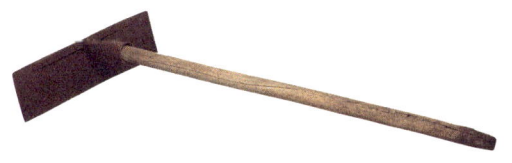

图1-11　刮板

12. 川芎撮：前后（不含柄）长 38.5 厘米，左右长 33 厘米。自行发明的手工制作的器物，似叉似撮，用于川芎等药材个子货的撮拣（图 1-12）。

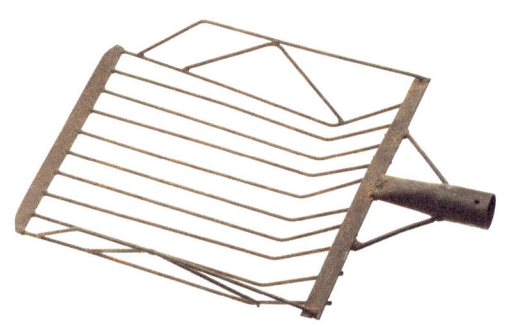

图1-12　川芎撮

13. 移苗器：自行发明的移苗器，用于移栽药苗（图 1-13）。

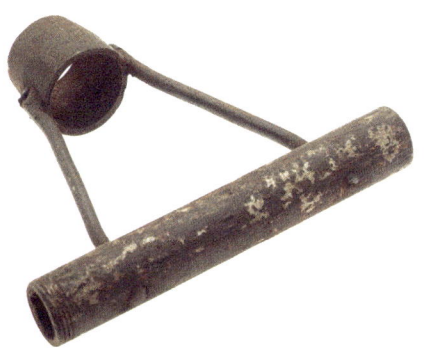

图1-13　移苗器

14. 双齿钩：用于手工拣选黄芪等药材时使用的工具（图1-14）。

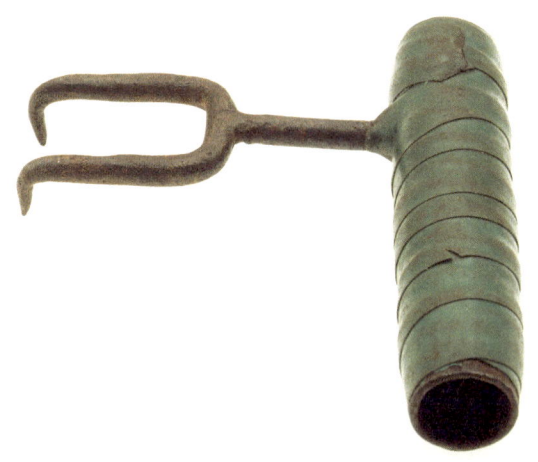

图1-14　双齿钩

15. 单齿钩：用于装卸药材时钩住包装麻袋或丝袋，帮助上肩或卸货。因为经常会对包装造成破损，特别是籽粒类包装，一般破损很容易导致药物洒落，如决明子、菟丝子等，现已淘汰（图1-15）。

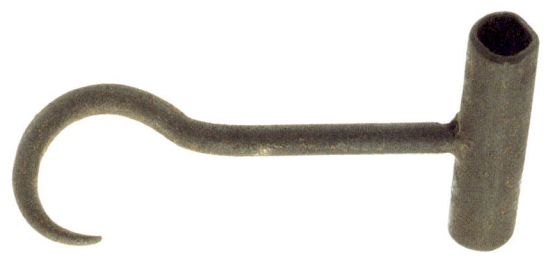

图1-15　单齿钩

16. 药镐：镐体细，长约0.5米，弧长55厘米，宽4.5厘米（图1-16）。

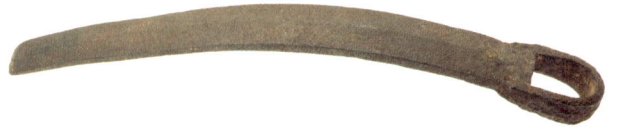

图1-16　药镐

17. 四齿钉耙：柄长约30厘米，加工药材时方便手工操作（图1-17）。

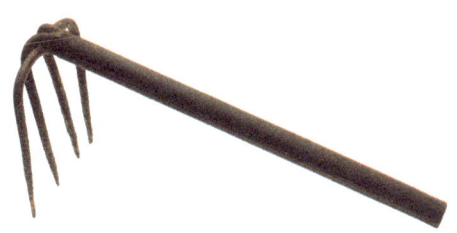

图1-17　四尺钉耙

18. 双头药锄：小头宽6.7厘米，大头宽10.2厘米。工作中根据实际情况，变换选择大小合适的锄头（图1-18）。

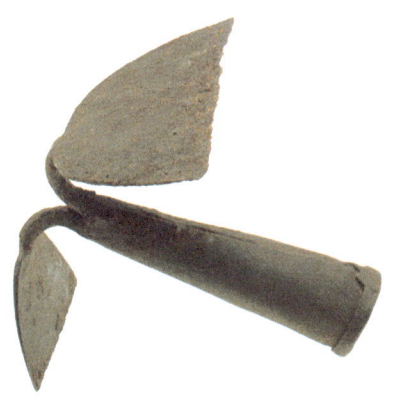

图1-18　双头药锄

19. 修枝铲（双刃树锄）：总长22厘米，刃宽12厘米。用于铲取树枝类或果实类，如女贞子等（图1-19）。

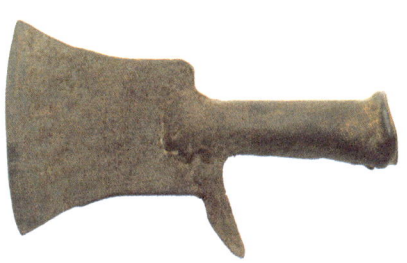

图1-19　修枝铲（双刃树锄）

20. 天南星种植工具：底部呈三角形似犁，顶部三角形围成桶状（图1-20）。

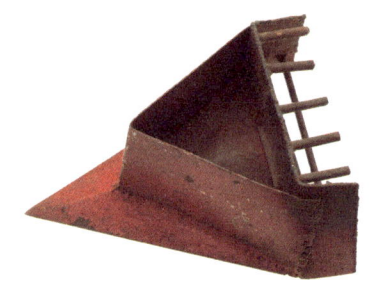

图1-20　天南星种植工具

二、中药穗类采集工具

1. **古代石镰标本**：古代石镰标本，长8.5厘米，宽4.5厘米。使用时有时会在半边缠绕绳物，以免磨手（图1-21）。

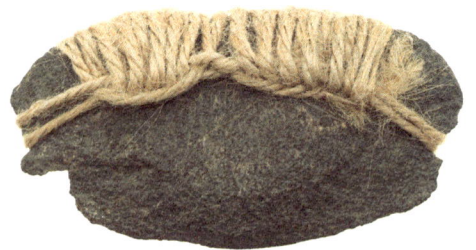

图1-21　古代石镰标本

2. **石器时代的石镰**：石器时代的石镰，有打孔，可以系绳索，便于使用（图1-22）。

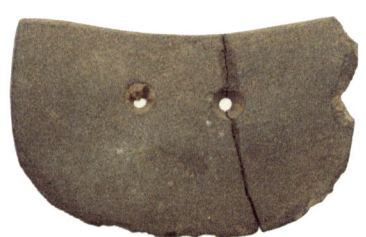

图1-22　石器时代的石镰

3. 蚌镰：石器时代由蚌壳打磨而成的蚌镰，中有孔（图1-23）。

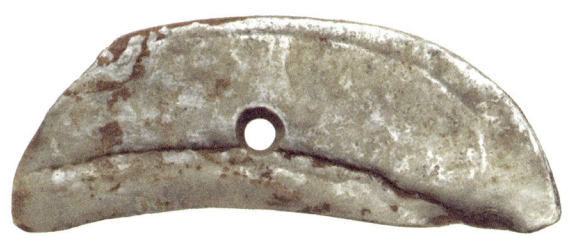

图1-23　石器时代的蚌镰

4. 青铜手镰：战国至汉代时期青铜手镰残件的正反面，上有双孔。一面有条状纹理，形成刃部的细齿，刀刃的这种特点在中华人民共和国成立后依然有所传承（图1-24）。

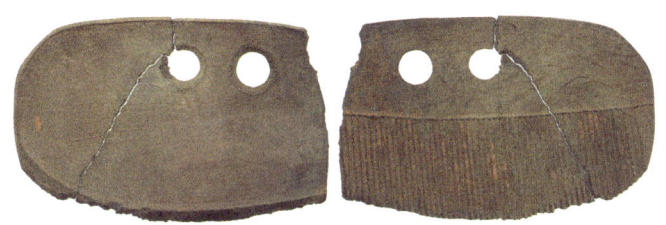

图1-24　青铜手镰残件的正反面

5. 掐刀：刃部宽10.7厘米，刀背最厚处为3.31毫米，重62克。大约出现在中华人民共和国成立初期（图1-25）。

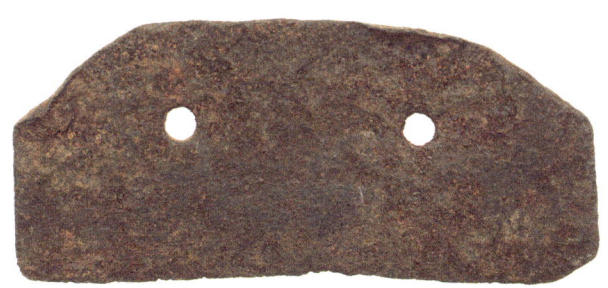

图1-25　掐刀（一）

图1-26的掐刀与图1-25的大小相似，为适应不同人的使用习惯，打孔部位偏向两侧边缘。

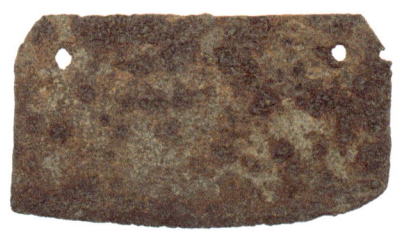

图1-26　掐刀（二）

图1-27的掐刀，柄部宽8.3厘米，刃部宽8.6厘米，柄至刃部距离5厘米，最厚处3.28毫米，重64克。它是在安国市搜集到的中药荆芥穗的传统采集工具，也叫爪镰、手镰、把式、捏刀子，目前已经没有人制作这种刀具了，看得出，其型制几乎与战汉时期的刀具完全一样。刀身上端有2个孔，用以缝制棉麻皮革等，防伤手。

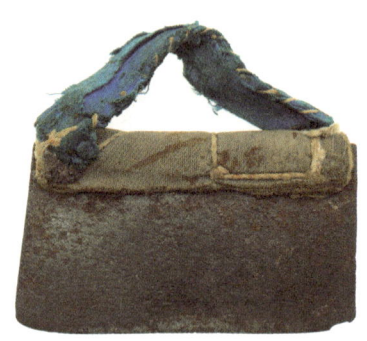

图1-27　掐刀（三）

北方在栽种土豆的时候，用这种刀掐土豆芽，把带芽的部分掐下来栽种在地里，就可以长出土豆来了。

目前有的地区依然用这个掐谷穗、高粱穗等。使用时，食指与中指或其中一指穿过绳索，抓拿到果穗时，往身体方向稍用力即可割断，放到另一只手上，循环往复。也可以一手捏刀去割断的同时，另一只手去摘取果穗。

这种工具目前已经很少见了，人们现在用剪刀来完成相应的工作了。

掐刀在使用时，可以双手配合，一手抓住果穗，另一只手捏着刀片割取即可。

图1-28中的掐刀，可以单手操作，掐刀柄部宽7厘米，刃部宽

9厘米,柄至刃部距离8厘米,最厚处2.12毫米,重95克。套在食指和(或)中指上,手握药穗向内拉拽即可掐断药穗,交付到另一只手继续掐,循环往复即可。

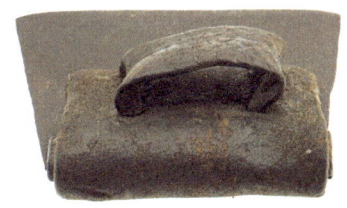

图1-28　掐刀(四)

三、干漆采集工具

《中华人民共和国药典(2020年版)》(以下简称《中国药典》)规定,干漆为漆树科植物漆树的树脂经加工后的干燥品。一般收集盛漆器具底留下的漆渣,并将其干燥。

在化学漆没有大面积盛行的时代,民众上山采集漆树的汁液自制油漆,为了区别于化学漆而称其为"土漆",常用在民用建筑、日用家具等处。

随着社会的发展,目前漆树已经逐渐消失,而上山采集土漆的人更是少之又少。几千年来,中医所用的干漆,是来自国产的真正土漆,但是这种土漆正逐渐消失,取而代之的是进口漆,虽然也是来自大自然,但是树的种类不详,安全性、有效性有待进一步验证。

图1-29为过去上山采集油漆时携带的一组工具,盛装有割刀、接盘(蛤蜊瓢)、盛漆竹筒、掏勺等器物。

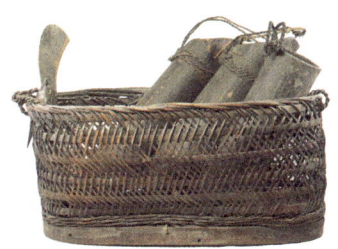

图1-29　整套采漆工具

图1-30的割刀，使用时需要在漆树上割出特定的形状，当漆树受伤后，局部会有汁液流出。

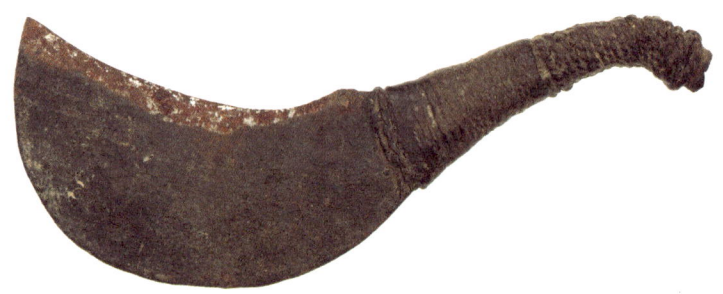

图1-30　割刀

在漆树杆割好的部位下方，安装好接盘，用于盛接流淌下来的漆树汁液。盛接漆树汁液的接盘，使用的是蛤蜊瓢。图1-31为蛤蜊瓢内面与外表面。

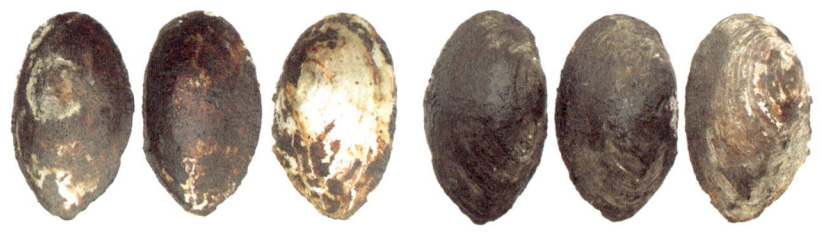

图1-31　蛤蜊瓢内面与外表面

将每个接盘内的汁液统一倒入竹筒内，有时为了携带方便，上树取汁液时，将竹筒系挂在腰间（图1-32）。

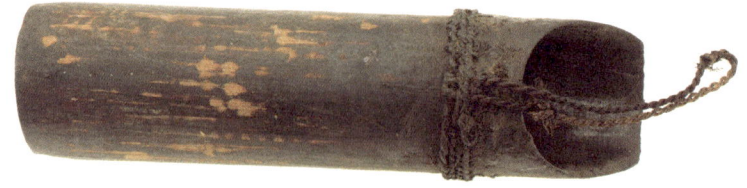

图1-32　竹筒

竹筒内的漆树汁液倾倒时，需要使用掏勺将其掏取干净，不留残余。掏勺长度约40厘米（图1-33）。

第一章 | 器具文化——传统技艺的物质见证 |

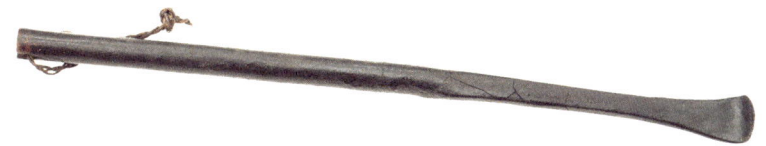

图1-33 掏勺

掏勺柄部由于常年使用,被动涂上了漆树的汁液,日久年深,有了一定的厚度,并且龟裂。

最传统的国产土漆——掏勺柄部表面的干漆药材(图1-34)。

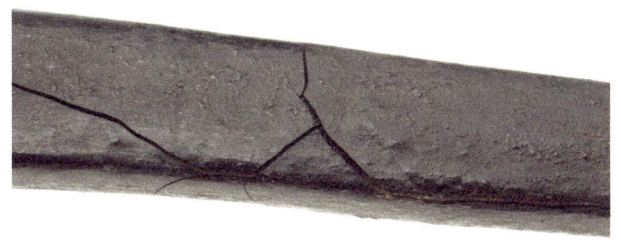

图1-34 干漆药材

四、药材铁砧子与井生财

西汉王莽所夺取的是刘氏皇权,而当时繁体字的"刘"带有"金"字旁,并且,当时发行的五铢钱的"铢"与"钱"等字都带有"金"字旁,王莽夺取了刘氏政权,自然不愿意看到与刘氏相关的任何事物,于是下令,以"泉"代"钱",并且铸造钱币名曰"货泉""布泉""小泉直一""大泉五十"等。从此,在实质意义上,泉就有了"钱"的含义。

于是,以"泉"作"钱"即被广泛使用并流传下来,后世的文人更是因为"泉"较"钱"字风雅淡泊,所以,喜欢以"泉"为"钱"。

"泉"本身就有水的意思,"泉"又同"钱"字谐音。所以,水也就成了财富的象征。

"井",《康熙字典》中记载"穴地出水曰井"。因此,民俗中井里面全是水,水又同泉,泉又同钱。这样,井也就有了聚集财富的意思了。所以,民间故事里经常有"井生财"的故事,并且有好多个版本,也就不足为奇了。

图1-35为铁砧,收集于中国四大药都之一的河北省安国市(旧称祁州),为过去药商劈砍或打碎药材所使用。砧子呈长方形,长25.6厘米,宽20.7厘米,高5.5厘米。包浆熟透,浑厚自然。顶面平坦,底部铸造一阳文"井"字。两面都可以用,特别是带有"井"字的一面,加工籽粒类药物时可以约束球形的果实或种子乱滚,颇为实用。

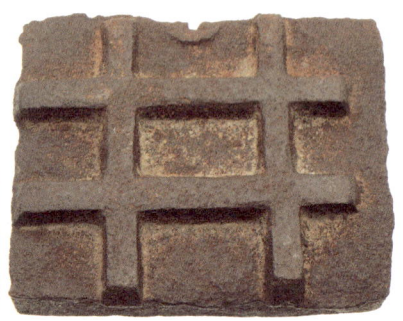

图1-35 铁砧

五、采集加工工具

1.山药搓板:大家平时看到的山药片多为非常规矩的圆形。其实,山药如果想切成规矩的圆形,是不容易的。传统是使用搓条板(图1-36),将山药搓成长圆条形,再切片,就是现在药房中常见的用光山药切成的圆形山药饮片。

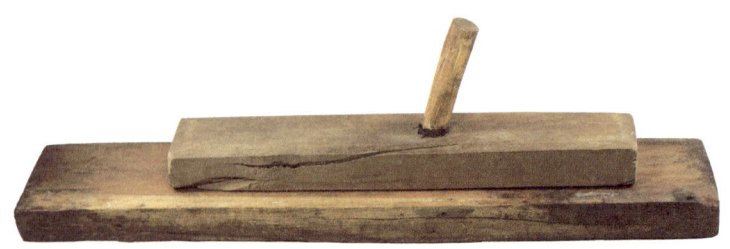

图1-36 搓条板

山药（熏硫品）被搓圆后，图1-37中下面2片依然可以看到被强行搓圆后的接缝。

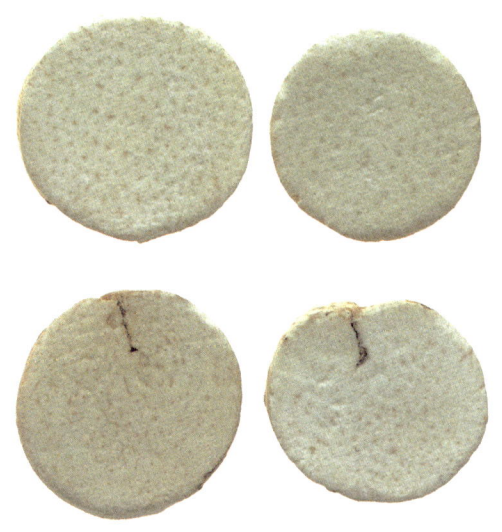

图1-37　山药（熏硫品）

2. **铁篦子**：劳动人民自己发明的铁篦子，角铁上焊接有十几厘米长的铁钉形成一定间距，用于采摘菊花（图1-38）。

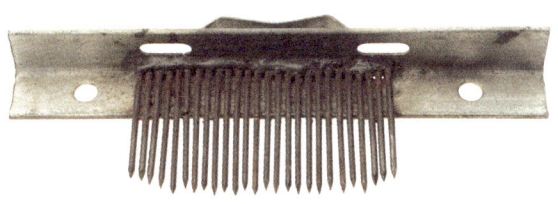

图1-38　铁篦子

3. **铁斧**：全铁焊制的铁斧，劈砍药材所用（图1-39）。

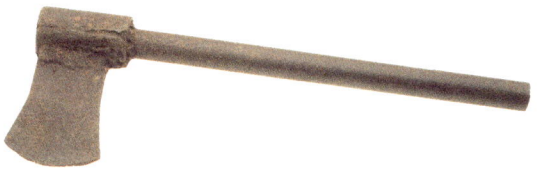

图1-39　铁斧

4. **茯苓刀**：与一般民俗所用菜刀基本相似，只是刀身宽大，横长 28 厘米，上下宽 21 厘米，切制茯苓所用的工具（图 1-40）。

图 1-40　茯苓刀

5. **铁剪刀**：用于修剪药物的铁剪刀，宽大厚重，多用于剪除芦头、支根等（图 1-41）。

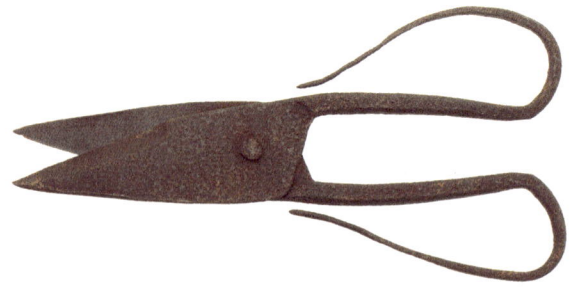

图 1-41　铁剪刀

6. **双刃斧钺**：用于劈开药材（图 1-42）。

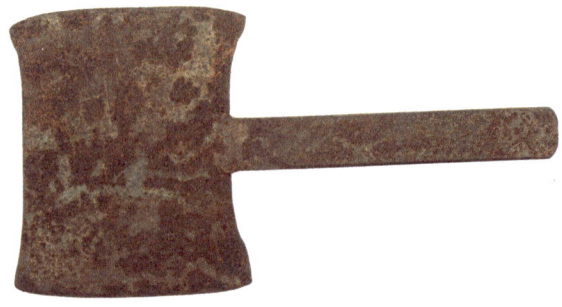

图 1-42　双刃斧钺

7. 胆类药材的采集加工工具：图1-43。

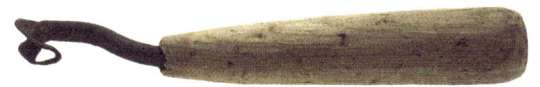

图1-43　胆类药材的采集加工工具

8. 槟榔刀：也有人称为手铡。槟榔产地习用的一种切制槟榔的刀具，也有人使用它来切除党参等药物的芦头（图1-44）。

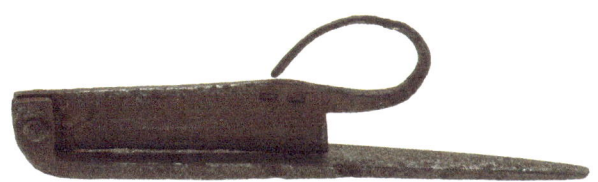

图1-44　槟榔刀

图1-45为清代民俗画中，走街串巷卖槟榔小贩所使用的刀片较宽的刀具器型。

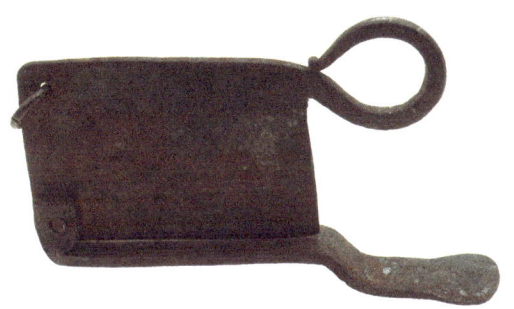

图1-45　槟榔刀

9. 黄芪刀：用于切制黄芪斜片，形如指甲或柳叶。刀身平直的刃部已经磨损成凹形，刀身多带有铁丝挡（图1-46）。

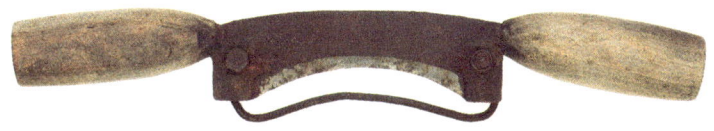

图1-46　黄芪刀

10. 削皮刀：产地用于削去知母外皮（图1-47）。

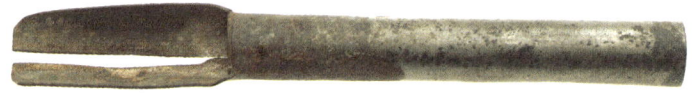

图1-47　削皮刀

11. 刮皮刀：用于刮去山药等药材外皮（图1-48）。

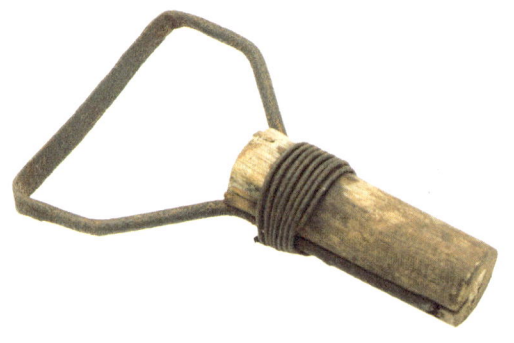

图1-48　刮皮刀

12. 捕虫器：高约12厘米，直径约9厘米，圆框与柄为铁质，其他为铜丝编制，用于捕捉蝎子、蟋蟀等药物（图1-49）。

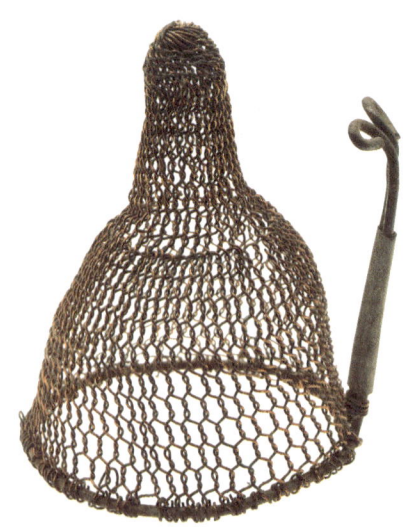

图1-49　捕虫器

13. 铜锥：长约16厘米，用于锥刺蒸煮过程中的药材，查看是否蒸煮透，如白芷、川芎、天花粉等（图1-50）。

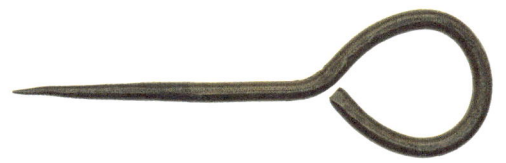

图1-50　铜锥

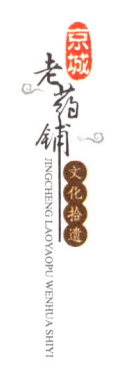

第二节 炮制工具

一、京帮传统镑刀

镑法是中药炮制方法之一。传统的镑法是用特制的镑刀将软化好的动物角质类药材刮成薄片或薄屑的方法。如镑羚羊角、镑犀角、镑水牛角等。

镑前,一般先将角类药物用温水浸泡,或蒸热,然后镑之。

图1-51为传统老镑刀。中段是直径5.5厘米的粗铁管,两端各安装木柄。铁管中间焊接一片与铁管成直角的刀刃,刀刃还有焊接两片、三片的,各随习惯。镑药物的时候,用台钳钳住药物,药角根部一端的操作者作为主力,用力推镑,药角尖部的另一端操作者作为助手,主要是辅助把持药角平衡。

随着社会的发展,工业化的推进,目前已经有了很多可以直接粉碎的机械设备了,传统的器具逐渐退出了历史舞台,静静地成了历史。

角类药物,少量自用的时候,有人用玻璃碴刮取,笔者认为用新锉锉成粉更好些,如果用旧锉,锉下来的药粉带有铁锈色,会影响药物的品质。

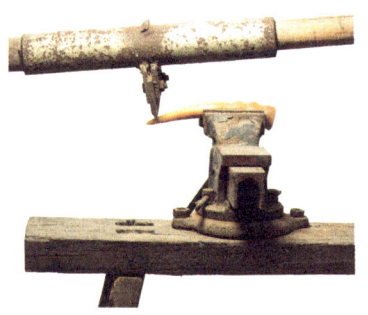 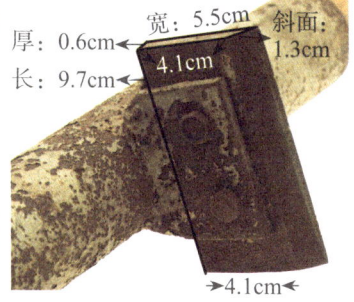

A.京帮炮制所用的镑刀　　B.镑刀刀片大小示意图

图1-51　镑刀

图1-51中所用角为水牛角雕琢而成,仅做演示。

为了便于大家复制,现将在老药工处搜集到的传统镑刀参数标示如下:

焊有镑刀的铁管总长度32厘米,直径5.5厘米,钢管壁厚度0.5厘米。

镑刀两端木柄之间的距离为99厘米。

图1-52左侧为刨刀平面,右侧为刨刀斜刃面。

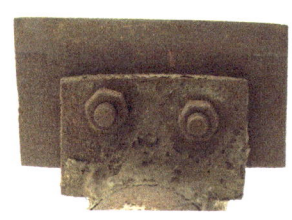 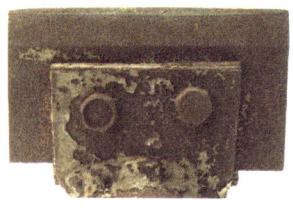

图1-52　刨刀平、斜刃面

实际操作时,图1-51角根部(右侧)负责用力推镑刀,角尖部(左侧)为助手,主要维持镑刀杆的方向和平衡。

镑,老药工过去口音都读作pǎng,查字典多为bàng音,供大家参考。

过去的镑法已很少使用,所以对于工具的需求基本没有,这类器物目前已很难见到。

目前,为了演示古法,人们开始使用木工里的蜈蚣刨来作为传统镑法的操作工具。

木工用的蜈蚣刨与药工用的镑刀，形制几乎完全一样，只是木工的蜈蚣刨，刀片多不开刃（镶嵌的钢片，多不开刃），而药工镑药的镑刀，刀片都是开刃的，刀锋锋利。

图1-53为木工用的蜈蚣刨。

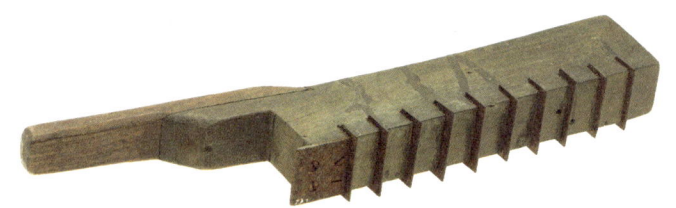

图1-53　蜈蚣刨

二、京帮老药工磨刀技巧

过去，老药工磨刀也是有讲究的，从磨石的选材，到磨刀的手法，一旦出现错误，对刀的锋利程度及使用寿命都有很大影响，并且影响饮片的切制质量。

首先，磨刀石的选择需要软硬适度，太软则磨出的刀刃不锋利，太硬则伤刀刃，影响刀的使用寿命。

《办理易晰》中记载，磨刀的时候，对于刀而言，平时使用刀刃的中间部位用力较多，两端部位平时用力较少，所以磨刀的时候要求中间部位需少磨，否则时间稍久，就会造成刀刃中间凹、两端高的局面，使得中部的刀刃失去刚性，导致切制中药时刀口不清爽利落，片形不佳。

同时，在磨刀的时候，多在磨刀石的两端磨刀，中间少用。磨刀时将刀刃稍稍探出磨刀石的边缘。本来较为方整的磨刀石，因为两边使用较多，中间使用较少，时间一长，就会形成中间高、两端低的形状。所以，在清代《办理易晰》中这样记载"故谚有之曰：刀石磨得两头低，走尽天下无人欺；刀石磨得中间坳，天下走尽无人要。则其可知也"，所以过去药行人员带着一把刀，一块磨石，外出找活儿的时候，人家一看磨刀石，就知道这个人是否有专业的老师教过，是否有传承（图1-54）。

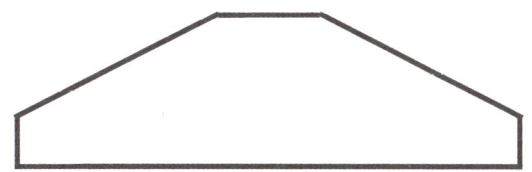

图1-54 中间高、两端低形磨刀石

在当时被认为是错误使用磨刀石的情况：中间凹、两端高。磨刀时刀没有探出磨刀石的边缘而是两边向内用力磨，结果刀石形如马鞍（图1-55）。

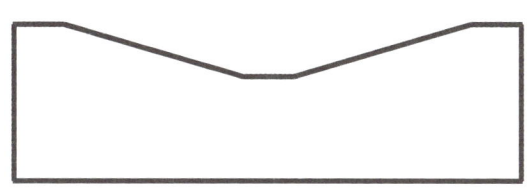

图1-55 中间凹、两端高形磨刀石

书中提到中间高两端低是磨刀石该有的情况，不确定该使用方法目前是否还传承。不过目前中间凹的情况倒是非常普遍。

现实中的磨刀石经常会被磨成马鞍形（图1-56）。

图1-56 马鞍形磨刀石

磨刀的时候，刀刃需要探出磨刀石的边缘。

实际工作当中，有时磨刀石较小，或有人就习惯只是使用磨刀石的一端，时间一长，磨刀石变成了一面斜坡的形状。

木质底座，磨刀石镶嵌在木座中部，磨刀石面平整，向一侧倾斜（图1-57）。

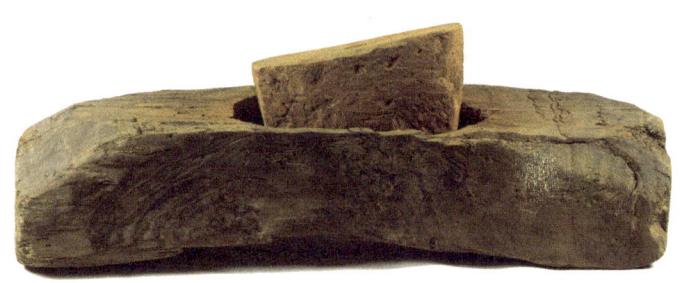

图1-57　木质底座磨刀石

作者专程去河北省安国市药材市场，拜访八十多岁高龄的老药工周炳年先生，老先生现场演示了磨刀技巧，老先生讲，过去关于药刀，有句话叫"无铁不成钢"，是说药刀不是纯钢的，而是钢必须附在铁上。药刀是在刀刃带有斜面的一侧铺钢，磨的时候只能磨刀刃的斜面，另一面是铁，千万不能磨，否则容易伤刀刃，影响刀的锋利程度和使用寿命。

这里介绍一下访谈周老先生时总结的磨刀技巧，药刀只磨与刀桥不接触的一面，磨刀时需要将刀刃斜面与磨石呈一定的角度，并且被磨的面与磨刀石接触，得磨平，不能把刀刃的斜面磨出弧度。磨至刀刃的另一面稍有卷刃时为刚刚好，用手轻轻平抚，感觉有"倒刃"，就是平时所说的卷刃。

图1-58中左手执刀，右手拇指试刀刃是否有倒刃。

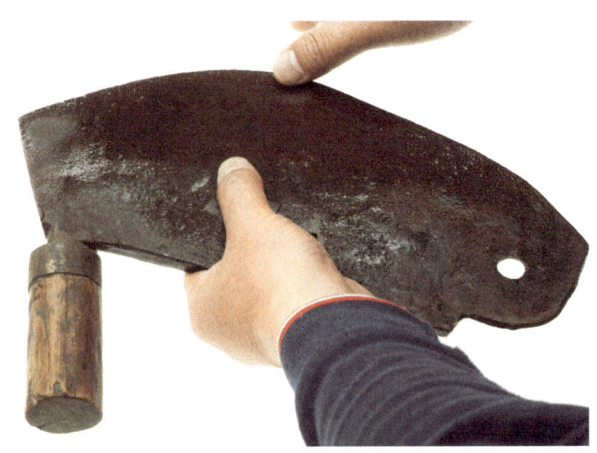

图1-58　试刀刃

图 1-59 为倒刃（卷刃）示意图。

图1-59　倒刃示意图

当刀板与刀床组合安装完成后，需要将刀刃紧贴刀床上提，卷曲的刀刃被理顺复正，此后切药则刀口锋利耐用。此时的刀才算可以正常切制使用，这时的药刀才锋利好用。

药刀有平刃面与斜刃面。药刀在斜面的刀刃部位铺上优质的钢材进行锻造，另一面较平的为铁。所以过去常说"好钢使在刀刃上"，确实如此。有诗赞曰：

磨刀诀

但取铺钢斜面攻，

头尾多磨顺砺中；

缓坡出石两端矮，

刃卷刀成翻口锋。

注："但取铺钢斜面攻"，是说药刀刀刃斜面是铺钢的一侧，刀片的另一面基本全是铁，具有斜面刀刃的一面，刀刃部位为钢，磨刀时只能磨这一侧。

"头尾多磨顺砺中"，是说刀的两端可以稍用力多磨，中间部位要少磨、轻磨，在磨两端的时候，中间部位捎带着就磨砺了。

"缓坡出石两端矮"，是说磨刀的时候，药刀与磨石呈现一个比较小的角度，同时刀刃需要探出下面磨刀石的边缘，即磨出到石头之外，这样时间一长，一般原呈方形的磨刀石，一端就会出现一个向下的坡度了，如果磨刀石较大，另一端也如此使用。

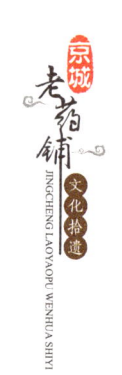

"刃卷刀成翻口锋""刃卷刀成"是说药刀需要磨至刀刃卷起才算合格,此时用手平抚药刀平面侧的刀刃位置,会有倒棱的感觉,而翻口锋,是指磨好的铡刀,安装到刀床上,固定刀鼻,在使用前,需要提刀向上,使刀平面部分紧贴刀床向上移动,这样卷曲的刀刃部分会重新复正,经过这一步操作的药刀,才能开始正常使用。

规范的操作下磨出的刀,刃口"形如龟背",也就是刀刃是有一个正常弧度的,如果将刀刃磨成了中间凹两端高的马鞍形,则会严重影响药刀的锋利程度,切制的饮片片形不佳,并且影响药刀的使用寿命。

看得出,过去的老药工,举手投足皆学问。很多工作经验、方法、技巧,因限于当时的社会条件无法更好地广为人知。如今,我们通过书籍文献继续传承,希望往后学者能够守正创新,从中获取有价值的内容继续服务于社会。

三、古今京帮药铡刀

(一)药帮

见刀识帮:学术界过去有"见刀识帮"的说法。如果以省为帮的话,目前常说的有京帮、川帮、江西帮(包括樟树帮、建昌帮),京帮、江西帮都有自己的特色刀具,而川帮使用的药刀,从目前所掌握的资料来看,与樟树帮使用的药刀刀型基本一致。

中药尚有"十三帮"的说法,据相关文史记载,正式提到"十三帮"见于清同治四年(1865年)《河南彰德府武安县合帮新立碑》的记载:"……凡客商载药来售者,各分以省,省自为帮,各省共得十三帮,而河南彰德府之武安帮独阙",后来成立了武安帮。而此时的药帮,主要内涵是表达其各自的经营特色,如关东帮卖人参,江西帮卖枳壳等,与药学技术没啥关系,更没有"见刀识帮"的说法。后来人们以讹传讹,认为中药有十三帮,每帮各有一把自己特色器形的切药刀,这种认知是没有依据的。

中药十三帮,仅限于安国药材市场在清代的某一个时期而已,全国各地药材市场众多,各药材市场也多有自己的药帮人员,但是与安国的十三帮几乎没有任何关系,比如说武安帮,近代的武安帮曾经垄断了整个东北的药材市场,他们从安国进货后就回东北经营了,不会继续南下到四川、江西等地,所以四川、江西本地药材市场也会有药帮,但是没有武安帮。

另外,通过走访老药工,多年切药的老药工也没听说过"见刀识帮"的说法。药帮被赋予技术内涵大约是20世纪七八十年代的事情。虽然如此,但全国各地从业人员所使用的药刀器形还是有所不同,这一点在清代就有记载。下面作者将自己多年从全国各地收集到的药刀整理如下,供业界参考。

(二)药刀

1. **底座**:用于安置、固定药刀,利于药刀操作。药刀一般都有底座,多为木质,也有的是在石头上嵌入木块以安装药刀。

2. **刀鼻**:药刀前端带孔的部位,形如鼻,习称"刀鼻"。全国各地叫法习惯不同,也有将刀脑部件称为"刀鼻"的。

3. **刀鼻头**:亦称为刀脑,为药刀前部的支撑部位。整体略呈长三角形或锥形,上部中间多分叉,将药刀与刀床前端置于分叉内,以木销或铁销固定。为了不伤刀鼻,以木销为宜。

4. **刀销**:将刀身、刀脑、刀床组合后固定并连接在一起的小木棍或铁棍。一般直径约1厘米,长数厘米。

5. **刀床**:又名刀梁、刀桥。放置药物便于切制,其顶部多呈平面,形如床。有的则是中间裂开,将刀片置于裂隙中,如后面提到的江西赣江地区的铡刀,该刀床形如桥梁,称之为"刀桥"或"刀梁"更恰当。

6. **刀片**:用于切药的主要部分。又名刀板、刀身、刀叶子等。

7. **挡板**:有防止药材打卷,保持切制药片平整的作用,立于药刀的斜面一侧。过去有的药刀带有挡板,目前基本看不到这种设置。

8. **挡木**:用于遮挡饮片的木条称为挡木。

9. **平面**:药刀分为两个面,与刀床相接触的面没有刀刃,整体较为平坦,称为平面。一般多为右手执刀,刀鼻向前,刀床在操作者左侧,此时刀片的左侧面即为该刀的平面。

10. 斜面：药刀不与刀床接触的一面，下缘被打磨形成斜坡形成刀刃，称为斜面。

11. 一字刀：刀刃平直呈一字型，称为一字刀，见后文中的浙江刀。

12. 月弓刀：刀刃呈弧形外凸，如月似弓，故名月弓刀。药刀大多为此种形制。

13. 浪岩刀：刀刃部位由于磨损导致外凸的弧形内凹，形如波浪，故名浪岩刀。

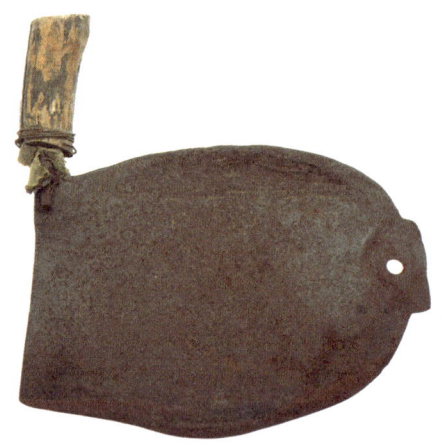

图1-60　浪岩刀

为了便于理解，现以中华人民共和国成立初期安国农机具厂生产的药刀为例（图1-61）。

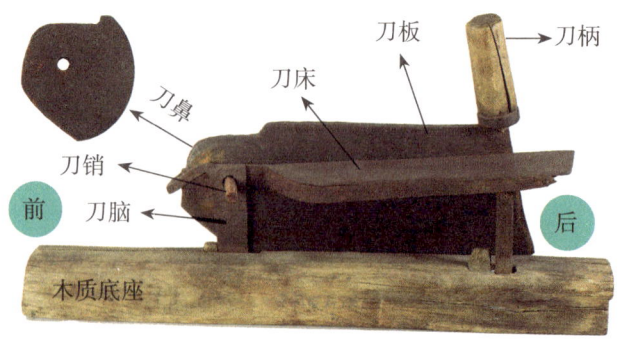

图1-61　药刀

（三）安国刀

曾作为同仁堂主要药源基地的安国，当地繁荣的中药材交易催生出相关产业，药刀需求量较大，所以安国有数家有名的药刀铺。据安国当地老药工回忆，当时"福盛炉"的药刀非常知名，其中以"南福盛"为正宗，同时出现了多家仿制的字号。20世纪20年代初期，"福盛炉"的药刀特点是刀鼻外形如鲇鱼，习称"鲇鱼头"，如按药帮划分，"鲇鱼头"是京帮药刀的典型制式。

《吕氏春秋·孟冬纪》中有记载："物勒工名，以考其诚。工有不当，必行其罪，以穷其情"。由此可以看出，此时"物勒工名"是为了明确生产者，如果产品出了问题便于追究责任。后来，人们在商品上打上自己的款识，则体现了匠人对品牌与技艺的自信。

据河北省安国市老药工周老介绍，药刀打上字款，是表示本店铺对自己的产品负责，如果使用过程中出现了意外损坏，可以拿着这把破损的刀去更换新刀。

以下为"福盛炉"与其后期所演变为"药刀王"的历史。

通过查阅《天津文史资料》（2001年，第4期，总第92辑），同时拜访安国市老药工得知，安国地区早些年有名的药刀是"福盛炉"锻造的药刀。福盛炉字号的老板因战乱于1938年逃到了天津，字号为"忠福盛"药刀炉，因为老板姓王，药刀质量又非常好，所以人们就称其为"药刀王"，老板也因此在其刀身上錾刻"刀王"款识。

福盛炉（药刀王）锻造药刀所用的材质为旧钢轨，刀片采用粘钢技术，刀片不是十分平整，而是有一定的隆起，过去称之为"堂"，刀片、刀床、刀鼻（本书中称为"刀脑"）组装校对一致，称为"搬堂合口"，测试钢口硬度则是用锉刀锉磨听试声音而检验质量的好坏。因其淬火均匀适度，不崩不卷，能切各种软硬不同、大小形状各异的药材，如切制的白芍饮片，薄到可以透过白芍看到对面的人。

1. 清代"福盛炉"药刀（斜面），河北祁州（安国）"福盛炉"药刀，平面錾刻"王记生、南福盛"字样（图1-62）。

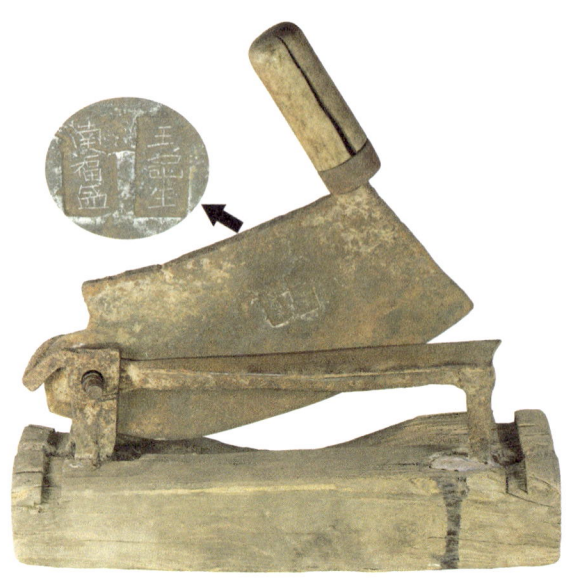

图1-62　福盛炉药刀

需要注意的是，图1-62平面的一侧錾刻款识为"王记生"，而有的药刀錾刻款识为"王生记"。

2.清代，祁州（安国）"福盛炉"药刀，刀身平面一侧錾刻"南福盛、王生记"字样（图1-63）。

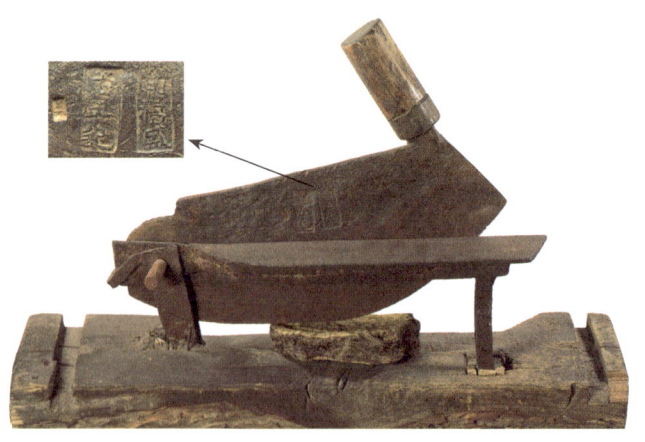

图1-63　"南福盛、王生记"款识

3.19世纪末、20世纪初，祁州（安国）锻造的药铡刀，双款识，錾刻2个"生"字（图1-64）。

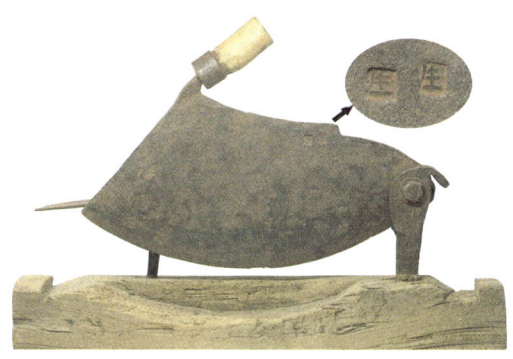

图1-64 双"生"字款识

4.20世纪初期,福盛炉东家避战乱于天津,药刀款识自此更名为"药刀王"(图1-65)。

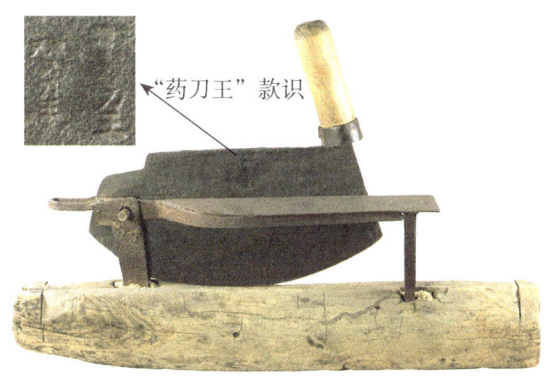

图1-65 "药刀王"款识

5.中华人民共和国成立初期,安国农机具厂生产的药刀(图1-66)。

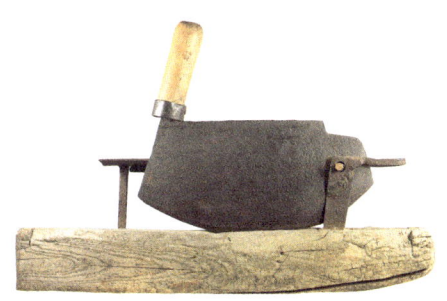

图1-66 安国地区生产的药刀

6. 中华人民共和国成立初期，为了防止切制的药片卷曲而失去平整，在药铡刀旁边立一个挡板（图1-67）。

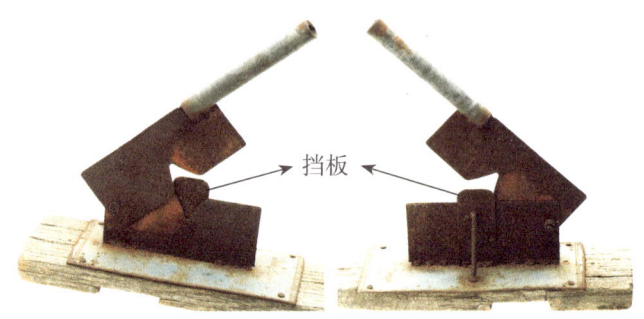

图1-67　带挡板药铡刀

7. 安国地区，手工打造的小铁铡刀，刀床为厚钢板，稍带豁口，刀板稍带弧度，柄较长（图1-68）。

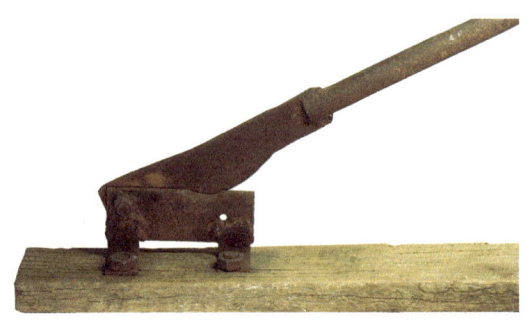

图1-68　带豁口小铁铡刀

8. 左手专用切药刀：铡刀总长30多厘米，当刀鼻向前、刀柄指向身体时，刀刃在身体的左侧，这种专供左手使用的切药刀极少见（图1-69）。

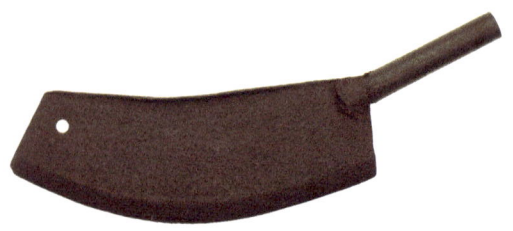

图1-69　左手专用切药刀

第三节　调剂工具

一、京城调剂所用的内票、外票及门票

清代至中华人民共和国成立初期,北京乃至全国各地在调剂抓方时,基本都是对每一剂处方中的每一味药进行单包,患者抓药回家,打开药包,如果方中有10味药,则该药包里有10个小药包,每个药包的外面写有该味药的名称,有的药包里面还有小药签,药签上印有本小包药物的名称、功效、主治等,有的药签上还画有药材、饮片。

一般来讲,药签多为几厘米大小的纸签,因使用时被包在药包内,故又称"内票",上面简单印有药物功效、主治等,有时绘有药物基原;外票则直接用于包裹饮片或成药,大小通常为16～20厘米,印刷的图文一般较大较多,包饮片类的除了写明药物名称、产地、性味主治、药材、饮片甚至基原等内容外,常刻绘多种吉祥图案;门票一般指的是主要用于包汤药的大纸张,一般近似正方形,边长为30～40厘米,大体内容有堂号、地址,以及服务内容、经营特色等。

（一）单包药物

图1-70中的天冬、熟地、紫菀皆为单包,收集于张家口蔚县（蔚县,紧邻北京,曾属直隶省口北道）,标本为1945年采集,天冬、熟地、紫菀、杜仲、附子等所有的药物都是单包的。

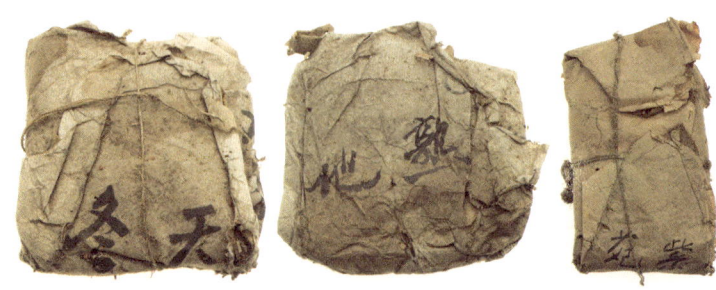

图1-70 天冬、熟地、紫菀单个包装

（二）内票

有的药铺，则是将一种6～7厘米大小的药签摆放到20厘米见方的包装纸上，调剂完成后将小药签连同药物一同包好，最后将所有小药包统一打成一个大包发给患者，患者回去可以根据处方知道自己的药物是否被药师抓错。因为这种小药签被包在里面，所以当时这种小药签被称为"内票"（图1-71）。

有的包装纸则较大，可以直接包饮片或成药，因为说明书不被包在里面，而是直接显露在外面，所以，此种药物说明书被称为"外票"。此类外票大小一般为16～20厘米。

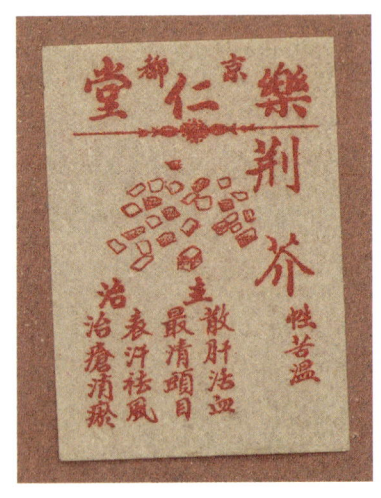

图1-71 内票

（三）琪卉堂

就是组成今天白塔寺药店前身之一的百年老药铺。图1-72为琪卉堂的外票，包装饮片或成药时所用，大小约16厘米见方。有时根据实际情况，包装时内里还需要衬一两张纸，增加药包的耐破损性。

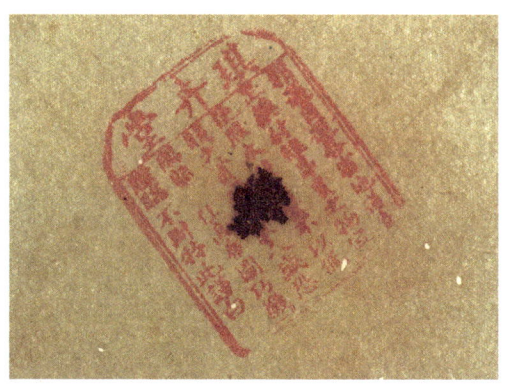

图1-72　琪卉堂外票

（四）琥珀外票

中华人民共和国成立初期，北京地区还延续着处方中所有药味都单包的传统。即使不单包，也会将与药味对应的药签放入药包内，以便患者回去查对。

图1-73为琥珀的外票。边长约16厘米，直接用于包装药物。过去的成药说明书也常用作包装，亦称为"外票"。

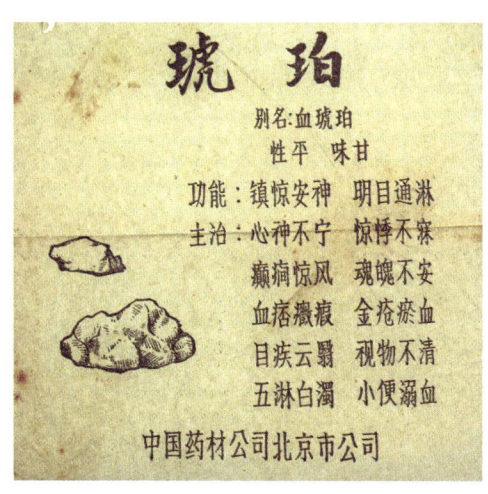

图1-73　琥珀外票

(五)保赤万应散药盒

图1-74为京城雅观斋薛家保赤万应散的药盒,外面包裹的纸张,打开后大小约20厘米见方。

一般此类纸张称为外票,上面所印制的文字多少不定,多为企业地址、药品名称、功能与主治等内容。有的文字则较多,如同今天的药品说明书。

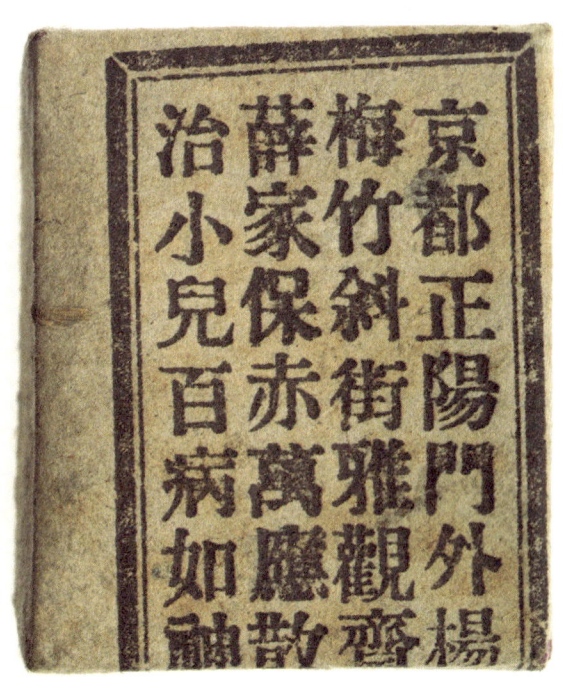

图1-74 保赤万应散药盒

(六)乐仁堂毛笔处方

图1-75为中华人民共和国成立初期的乐仁堂毛笔处方,不算药引,共计13味药,调成一剂。

调剂时,处方中的13味药物都分别单包,然后用大包装纸包成一个一日剂量的汤药包。如果这个处方需要调剂7剂,也是如此操作。

第一章 | 器具文化——传统技艺的物质见证

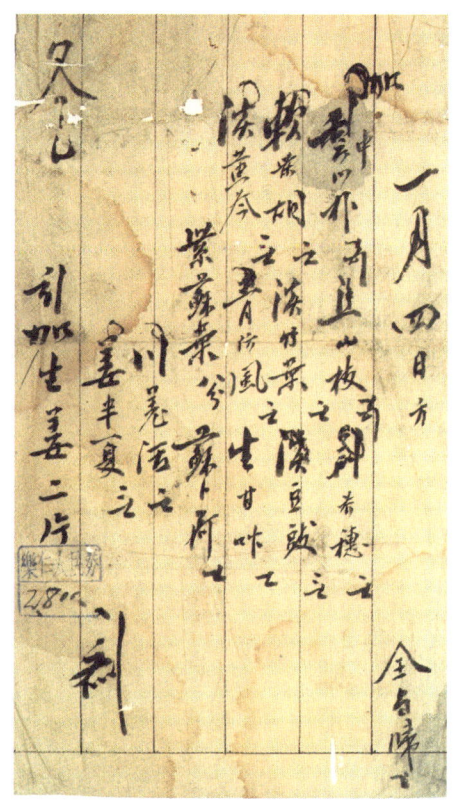

图1-75 乐仁堂毛笔处方

(七) 乐仁堂的外包装纸

此类包装纸分多种规格,根据所要包装的药物量而酌情取用。这种包装纸当时习称为门票,大小为30～40厘米。

乐仁堂在中华人民共和国成立初期的门票(包装纸),大小约40厘米见方,文字内容如下(图1-76)。

京都乐仁堂乐家老药铺:吾乐家自清康熙壬午岁于北京开设同仁堂以来,所售各种丸散膏丹汤剂饮片,按症购服无不效验如神。盖购货选料不惜重资,督工修合一遵古法,三百年来深传海内外人士极口所称道。本堂主人仰承遗绪,推广博爱之心,先设乐仁堂于旧都,复分设于天津、山西太原、河南开封、石家庄、保定等地,举凡选材制造无不精益求精,与众实有不同,总期救病利人,上符先人济世之心,并以招示来兹,俾垂久远,利之厚薄非所计也。

赐顾诸君幸鉴察焉，本堂经理谨启。

货色出门　概不退换。

分设北京，西单牌楼北大街路西。

天津第一区梨栈大街路西、东北城角官银号路西、北门外大街路东，开封相国寺后街路北，太原柳巷街北口路东，保定西大街路北，石家庄大桥街路南。

门票多印刷有方形戳记，各家内容大体相似。方形戳记顶端为纸张的一角，这样在包装完成后可以使文字正好方方正正地显现在药包的显著位置上。

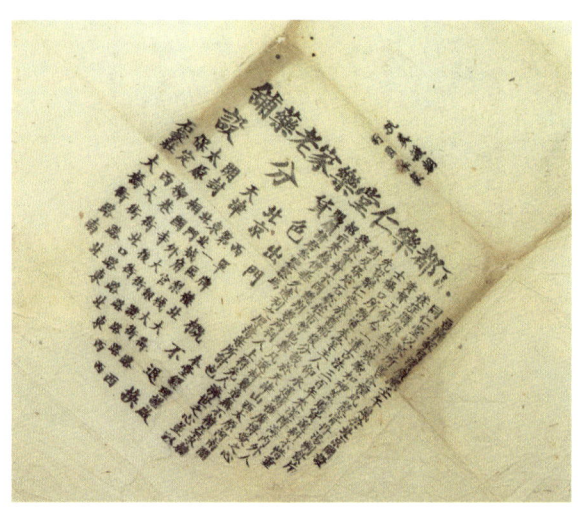

图1-76　中华人民共和国成立初期乐仁堂门票

（八）同春堂老药铺门票

图1-77为清代北京同春堂老药铺在山东章丘分店的门票。四周空白被排版时裁剪掉，以节约版面空间。其实际形式类同乐仁堂门票，内容如下：

北京同春堂老药铺，

药料出门，概不退换。

本堂是百年老铺，虔修诸门应症膏丹丸散，各种药酒，自办各阜地道药材，遵古炮制洁净饮片，赐顾者请认明招牌便是。开设于山东章丘县普集镇大街迤南。

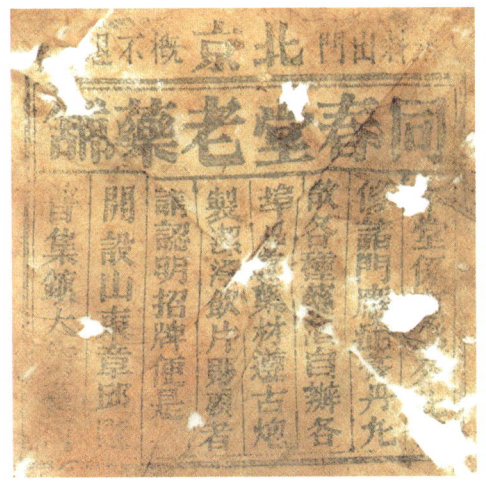

图1-77 同春堂老药铺门票

二、存世内票看北京中药特色

前文提到内票的特点及作用,从内票中也大概可以看出当时北京地区的用药特点。

(一)用药道地

如"广橘红""广陈皮",产地均为广东一带。

(二)依法炮制

如"陈皮",要求切丝(图1-78)。

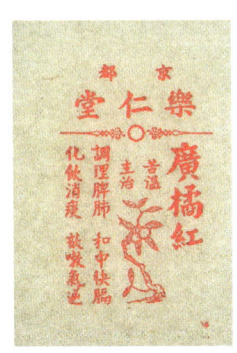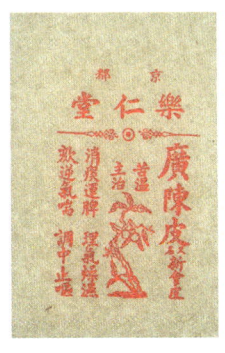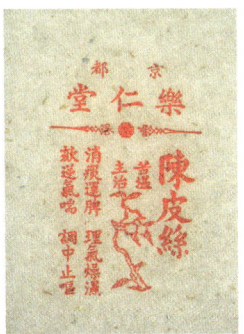

图1-78 广橘红、广陈皮和陈皮丝内票

(三)药用新陈

有些药物正常使用,有些则用鲜,有些则用陈,各有法度。

如枇杷叶正常调剂使用,有时也使用鲜药:鲜枇杷叶,有时还是用陈药:陈香橼(图1-79)。

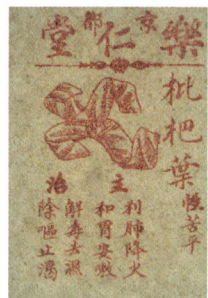
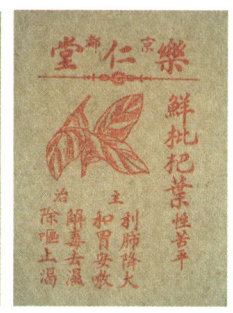
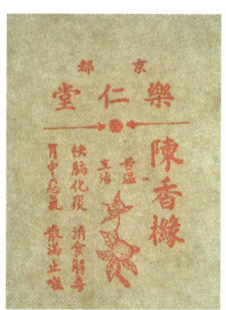

图1-79 枇杷叶、鲜枇杷叶和陈香橼内票

(四)片形精美

图1-80中左侧的云茯神片内票,除了要求道地产区外,药签(内票)上的图案也非常有借鉴意义。因为在目前标准中,尚无茯神的木心大小及在茯神中所占比例的规定。因此,过去的药签图画,在一定程度上反映了当时的药物质量情况,值得我们去重视。

图1-80中部的杭白芷内票,从中可以看到已经失传的刀工技艺。当时,北京地区"乐仁堂"药铺所用白芷饮片的片形,就是先横切成段,再纵切成片,令人耳目一新。

图1-80中右侧内票的槟榔,则是目前药学技术人员显示技艺技能的常用品种。京帮饮片的"祁州四绝"之一,是百刀槟榔,见本书第二章第一节相关内容。

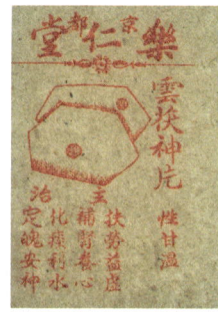
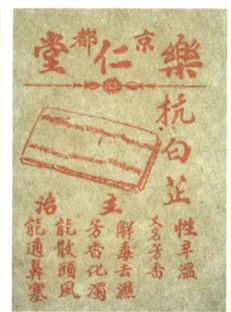
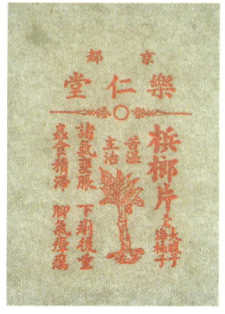

图1-80 云茯神片、杭白芷和槟榔片内票

（五）其他

1.在存世的乐仁堂内票中，尚有对药物成熟度进行限定的"嫩桑枝"，对炮制火候要求的"焦槟榔"，对品质要求的"紫油桂"，对入药部位要求的"泽兰叶"等等，充分体现了京城对于药物质量的严谨要求。

图1-81为20世纪初期同仁堂乐氏分支"京城永仁堂"的内票。

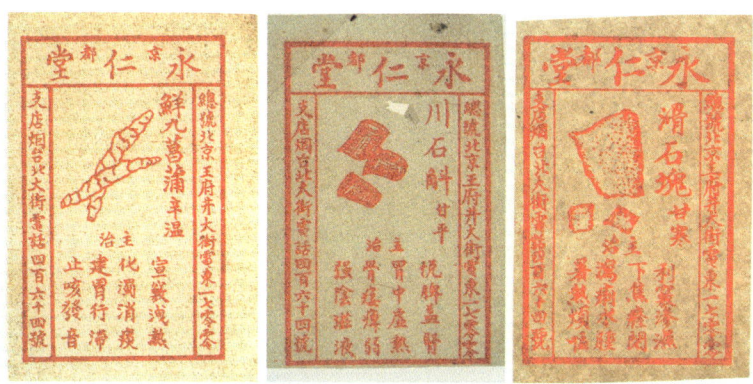

图1-81 鲜九菖蒲、川石斛和滑石块内票

图1-81左侧为"鲜九菖蒲"内票，指的是"九节菖蒲"的鲜品。这对于考证"九节菖蒲"的种、属有重要的借鉴意义，即在20世纪初期，北京地区所使用的"九节菖蒲"，是阿尔泰银莲花的根茎。

图1-82为20世纪初期，乐寿堂"金钗石斛"内票，以及京城永仁堂"前胡"和"莱菔子"内票。

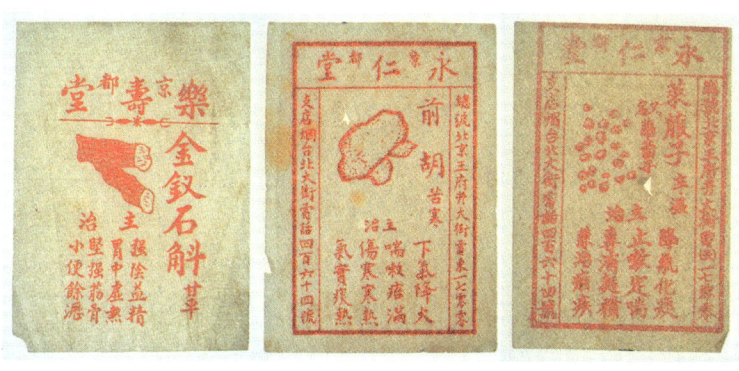

图1-82 金钗石斛、前胡和莱菔子内票

2. 图1-83为永仁堂内票，其中法半夏、杏仁的内票为20世纪50年代的，粉甘草的内票为中华人民共和国成立初期的。

法半夏，又名京夏，体现了北京地区的半夏炮制特色，有专属名称"京夏"。当时北京炮制的"京半夏"行销全国，属于北京炮制特色品种之一，见第二章第一节第六部分相关内容。

粉甘草，突出对甘草的质量要求，需要"粉性足"。

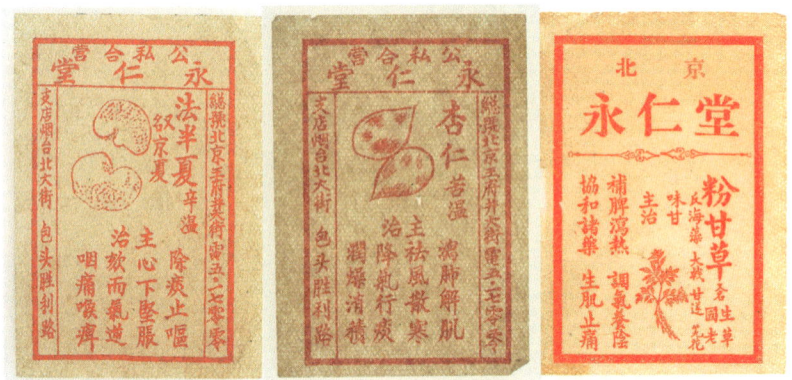

图1-83　法半夏、杏仁和粉甘草内票

1959年的《北京市中药饮片切制经验》中记载甘草的炮制品有"粉甘草、皮甘草、甘草节、炙甘草、甘草梢"等5种规格。

其中记录了"粉甘草"的炮制方法：取原药材，拣净杂质，用水浸泡，在春、夏、秋季，大约泡1小时。捞入筐内盖严，闷约12小时，及时切片，厚约6厘米，晒干即得。

"甘草梢"的炮制方法：将泡好的皮甘草的梢部或细条，切片，厚约5厘，晾干，即得。

这里要注意的是，粉甘草中的"厚约6厘"与甘草梢中的"厚约5厘"指的是当时的度量衡。中华人民共和国成立之初，1毫米=3市厘。

3. 图1-84为中华人民共和国成立初期的内票。过去，一般较大的药铺都有自己的雕版和印刷。而较小的药铺，则买这种印刷厂统一印制的内票。强调用药部位：甘草梢；强调气味质量：苦桔梗（因为当时还有"甜桔梗"在同时使用）；强调采收季节：霜桑叶。

第一章 | 器具文化——传统技艺的物质见证 |

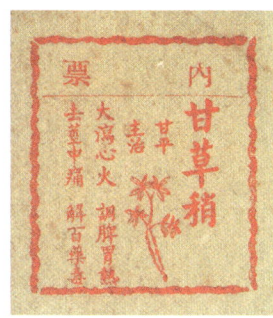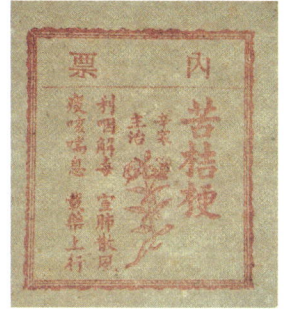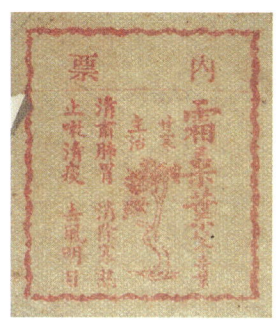

图1-84 甘草梢、苦桔梗和霜桑叶内票

4. 图1-85为青蒿、麦冬、陈皮内票。

北京地产药材：北京同济堂的青蒿内票上记载有"青蒿，产自京南"字样。

选材道地：麦冬，产自杭州；陈皮，产自福建。

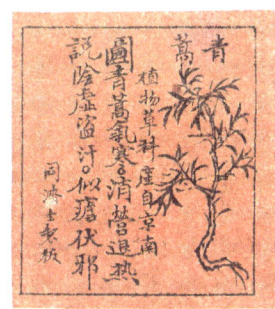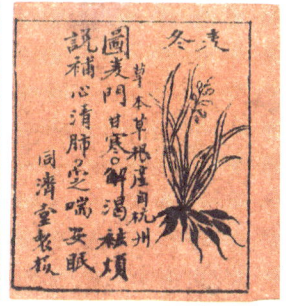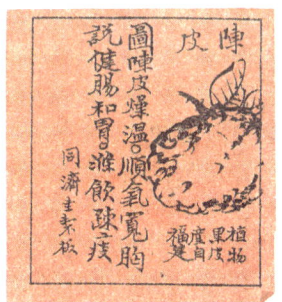

图1-85 青蒿、麦冬和陈皮内票

5. 图1-86为柴胡、当归、地骨皮内票。

北山柴胡："柴胡，产自北山"。北山地理位置众多，此处当指北京的北山，大体相当于今天的延庆一带，至今尚有野生柴胡。但是后面尚有"牡蛎，产北山"的记载，所以同时盛产柴胡、牡蛎并且都供应北京的北山具体为哪里目前尚不得而知。

选材道地：当归，产自西秦；地骨皮，产自甘州（今甘肃张掖市）。

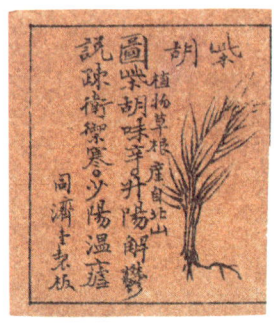 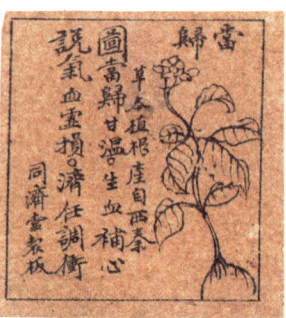 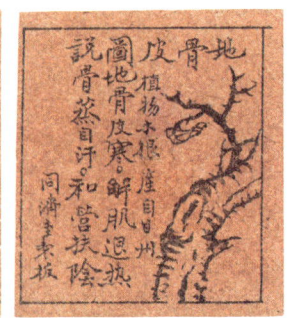

图1-86　柴胡、当归和地骨皮内票

6.仁一堂生牡蛎，保元堂（东单）白蒺藜，大和堂（阜成门）浮萍草（图1-87）。

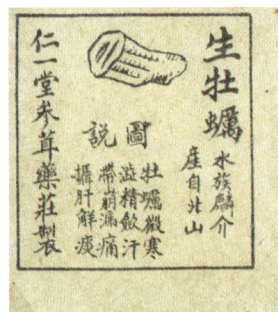 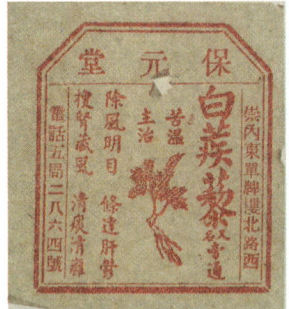 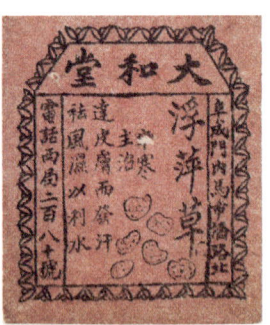

图1-87　生牡蛎、白蒺藜和浮萍草内票

7.20世纪初期同济堂"竹茹"，中华人民共和国成立初，北京市药材公司"川黄连"，中药材经营处"天花粉"（图1-88）。

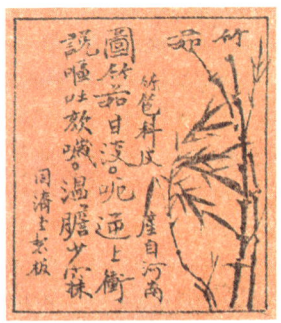 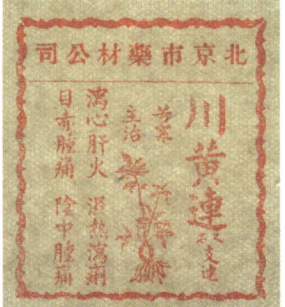 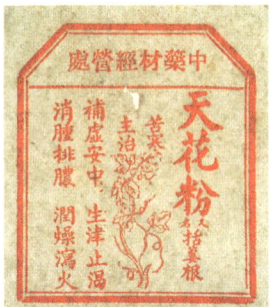

图1-88　竹茹、川黄连和天花粉内票

三、戥秤奥义

从古至今，大体上从春秋战国一直到1979年初，无论历史时代如何变迁，无论斤的重量如何变化，在中医药领域里，一斤始终为十六两。

因为老秤是十六两为一斤，半斤就是八两，所以俗语里常说的半斤八两，意思是差不多、都一样。

关于老秤一斤为十六两的原因有多种说法，笔者梳理如下：

（一）星宿说法

这种说法尚无文献记载，但是却非常流行。古人根据天上的星宿，北斗七星（贪狼、巨门、禄存、文曲、武曲、廉贞、破军）加上南斗六星（殉星、妖星、义星、仁星、将星、魔星），再加上福禄寿三星，一共是十六星。将其设置到秤杆上，为人们所熟知的斤两。

称量物品时，如果少给别人一两，就会折损自己的福分，如果少给别人二两，就会折损自身命运里的"俸禄"，少三两就会折损自身的寿命。

过去，秤砣上也常常铸有"公平"或"出入公平"的字样，都是在告诫人们做事要讲诚信，不能缺斤少两。

说是秤星，具体表示斤两重量的时候，其实并不是一个星，而是一组星。

同时还要注意，从右向左，第一颗星为定盘星，正常情况下，提起秤纽，将系秤砣的线绳移动到定盘星位置，此时秤杆必须是平衡的，校验无误后的秤才能使用（图1-89）。

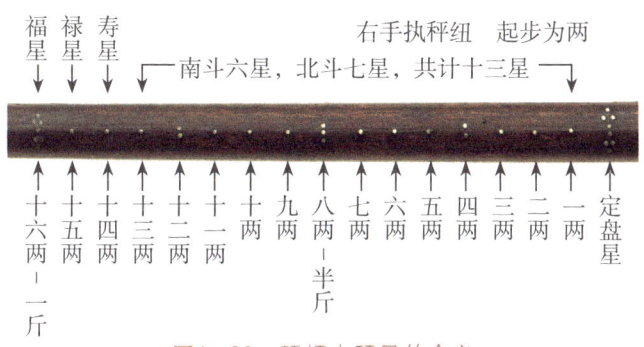

图1-89 秤杆中秤星的含义

（二）天下公平说法

相传，秦统一六国后，秦始皇在大臣们商定度量衡时说了一句"天下公平"，于是大臣们根据"天下公平"这四个字的笔画数，将一斤设置为十六两。

此说应为后人所赋予，"天下公平"四字如果用当时的篆字书写，很难写出十六画来。

图1-90为秤砣（权），鼓丁纹，上有阳文"公平"字样。

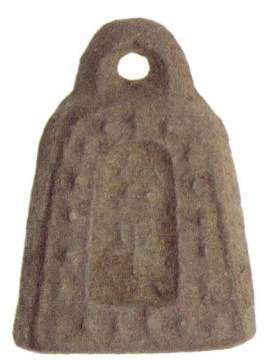

图1-90　"公平"字样秤砣

（三）天下太平说法

此说与"天下公平"如出一辙，但此说法是确有文字记载的。

图1-91为清代光绪十六年（1890年），京城聚宝堂发兑的《增补算法九九全编》，书中记载了过去斤两的来历。

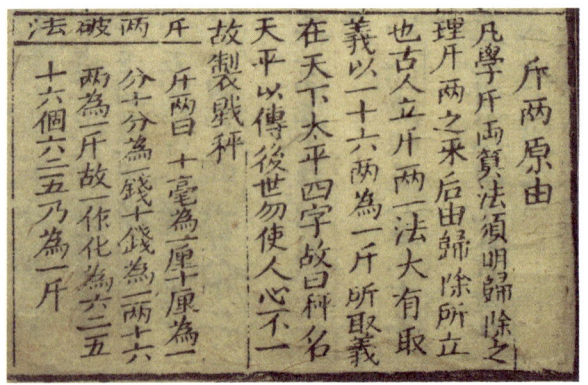

图1-91　《增补算法九九全编》中"斤两"缘由

"斤两缘由,凡学斤两算法,须明归除之理,斤两之来,后由归除所立也,古人立斤两一法,大有取义,以一十六两为一斤,所取义在'天下太平'四字,故曰秤名'天平',以传后世,勿使人心不一,故制戥秤。"

还明确记载了秤之所以又被称为"天平"的原因,及一十六两为一斤,是取义"天下太平"四字的笔画。此说亦为后人所附会。文化在发展过程中,总会有人不断去发明、创造和完善。不管怎样,一斤为十六两的具体缘由,毕竟有了文献记载。

图1-92中的清代杆秤,秤杆上镶嵌有"天下""太平"字样。秤砣阳文铸有"天下太平""公平交易"字样。

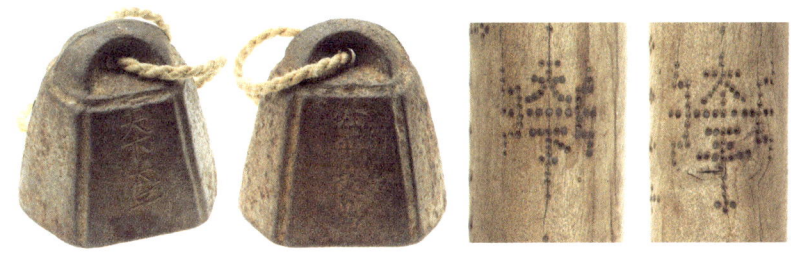

图1-92 "天下""太平"字样秤杆和"天下太平""公平交易"字样秤砣

(四)时空说法

《汉书·律历志》中记载,"铢者,物繇(由)忽微始,至於成著,可殊异也。两者,两黄钟律之重也。二十四铢而成两者,二十四气之象也。斤者,明也,三百八十四铢,《易》二篇之爻,阴阳变动之象也。十六两成斤者,四时乘四方之象也。钧者,均也,阳施其气,阴化其物,皆处其成就平均也。"

四时乘四方为16,所以古人定16两为1斤,这是斤的由来。一年有24个节气,古人定24铢为一两。铢与两相乘,以应卦象之数。古人所做的一切,都是按人天相应的理念设置的,由此可见一斑。

(五)纽分天地人

清代光绪十六年,在京城聚宝堂出版的《增补算法九九全编》扉页中有棣首先生,在其前面的桌面上放置着度量衡器具,有钩秤,合(音gě)筒,斗,尺子。其中,秤上有3个秤纽,从秤钩向秤砣方向分别标注为"天、地、人"(图1-93)。

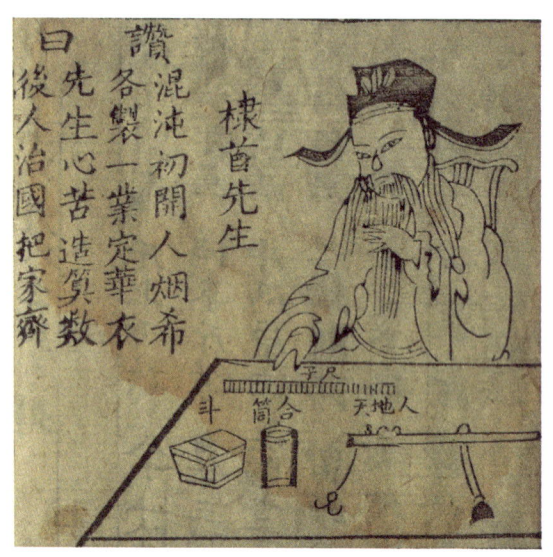

图1-93 《增补算法九九全编》扉页

老秤,秤纽从后端向前端定位为"天地人"。当用"人"纽称量时,缺斤少两比较少,这是在欺人,如果用"地"甚至用"天"纽称量,此时如果出现误差则会较大,这就是在"欺天罔地"了,古人认为欺骗天地神明,后果不堪设想。这种设置理念,与在秤杆上设置的"福禄寿"三星的理念相似。

古代还有四排星四个提纽的杆秤,而20世纪初期以至中华人民共和国成立后的杆秤,大多为两排星二个提纽。

秤的设置,闪烁着古人的智慧,体现了古人"敬畏自然、人天相应、以德为本"的理念,这些理念,无论过去,现在,还是将来,都有其积极的社会意义,能够让人在使用该器物的时候,知道自己在做什么,该怎么做。

(六)戥子

前面说的都是秤,下面聊聊戥子。药房使用时,被称为药戳子。其实,过去也是称量其他贵重物品,如金银、玉石、珠宝等所常用。结构由戥杆、戥砣(因为多为金属制作,所以也常写作戥铊)、戥纽(亦可称为戥毫)、戥盘等部件组成。

戥子与秤，一般可以理解为小的是戥子，大的是秤。那么多小才叫戥子，多大才可以叫作秤呢？

戥子，在药铺主要用于称量贵细药物，而平时商业上多用于称量金银玉器之类的名贵器物。所以，戥子的量程非常小，称量更加精准。一般以钱、分、厘为开始的测量单位。而秤，则是以斤、两为测量单位。

换句话说，钱、分、厘之间是 10 进制的，所以大家看到的戥子，都是以 10 个格为一个单位。而一般的秤则是以两为起步，所以大家看到的秤一般是以 1 两为起步，16 两为一斤的秤。更大的磅秤，则开始就是以斤为单位，量程更大，秤杆可达两米左右。

1. 铜杆、铜砣、铜盘三纽戥：图 1-94 所示的戥杆、盘、砣都是铜质的，清代衡制，这种全铜质的戥子非常少见。骨质戥杆容易弯曲，铜质戥杆不易弯曲，更加耐用。缺点是戥杆越沉重，称量时的反应就越不灵敏，精度也就越低。戥杆越细、越轻，则称量时的反应越灵敏，精度也就越高。存世的老戥子一般多为骨杆、木杆，中华人民共和国成立后的产品常见塑料杆。总之，各有利弊，从使用角度讲，木质秤杆的性价比更高一些。

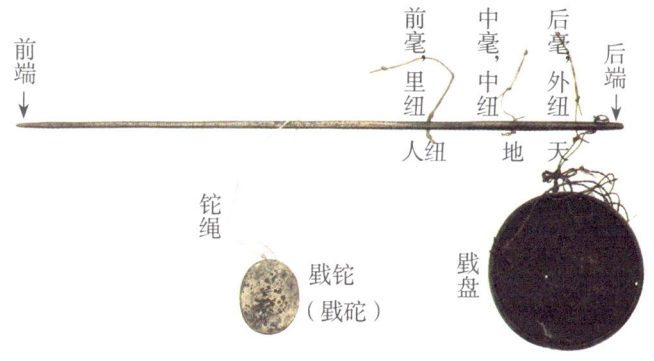

图 1-94　铜杆、铜砣、铜盘三纽戥

2. 骨杆二毫分厘戥：清代衡制，二毫，骨质杆长 70.6 毫米（比普通烟卷还要短），最粗处直径 3.7 毫米，戥杆全长仅仅 7 厘米，秤砣以古钱代，可精确至 0.1 克（图 1-95）。

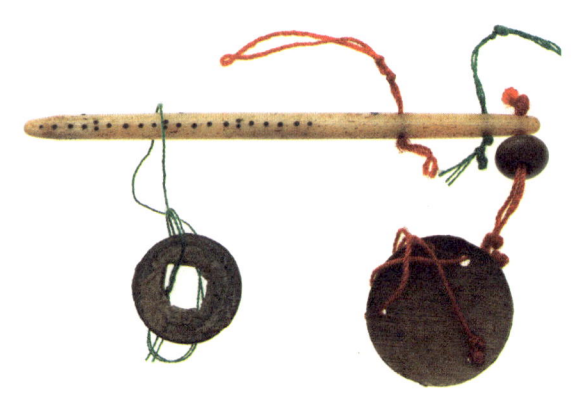

图1-95 骨杆二毫分厘戥

3. 同数字戥子：因为店铺较忙时，柜台上有多杆戥秤，秤砣很容易弄混，导致称量不准。于是从20世纪初期开始，戥秤制作完成时，制秤师傅会在砣、盘上分别打上相同的数字。如图1-96，秤砣上錾刻为8004，秤盘上也是8004，表示这杆戥秤是完整的一套，可以正常使用。所以过去调剂人员拿起戥秤时的第一个步骤就是检查戥砣与戥盘上的数字是否一致，这已经成了行业的规范操作之一。

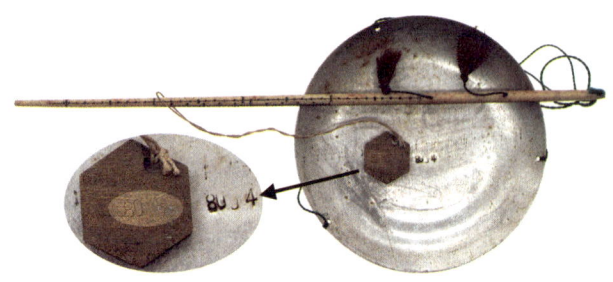

图1-96 同数字戥子

四、中药计量传统读写

过去中医处方所写的斤、两、钱、分、毫、厘等内容，多来源于古代书法，再通过历代千千万万的医生们自己的发明创造，从而出现了形形色色的写法。其中"一分、一钱半、一两、一斤"有多种写法，但是万变不离其宗（图1-97）。

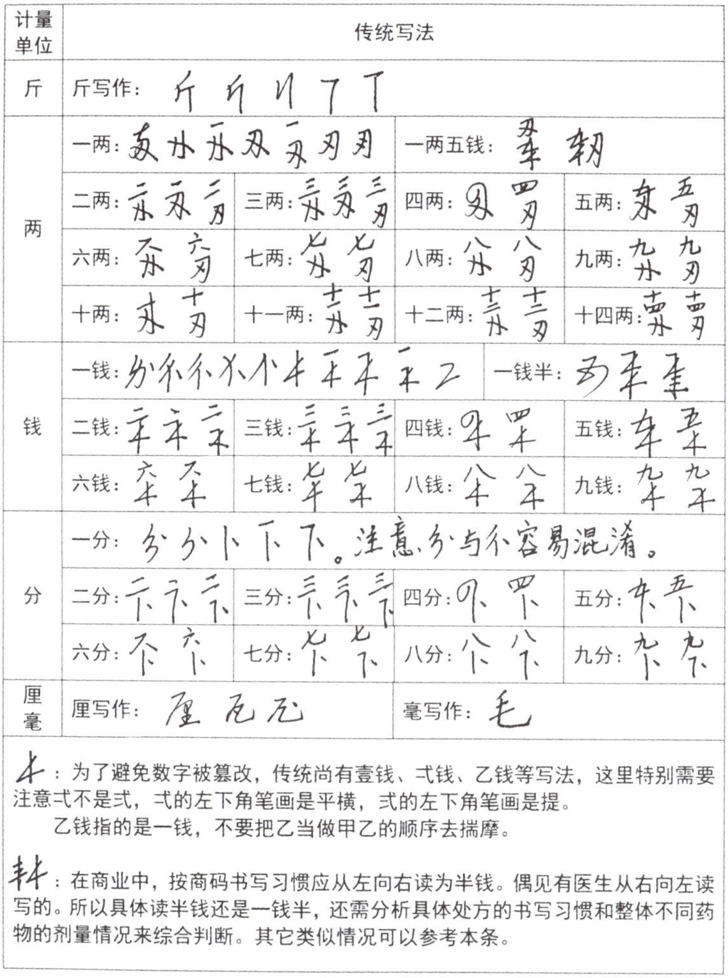

图1-97 中药处方计量单位书写基本样式

特别需要注意的是:"二分、三分"容易被认作"一分、二分",同理,"二钱、三钱"容易被认作"一钱、二钱","二两、三两"容易被认作"一两、二两",甚至有的医生就是那么写的。这个时候就需要对整个处方进行分析,梳理处方医生的书写习惯再加以判断。

医生有时候写中药计量"钱"还会借用草书写法,毕竟过去都是毛笔书写处方,所以带有毛笔书写的一些书法特点。图1-98为"钱"的两种写法,也时常出现在处方中,或在医药经营领域里使用。

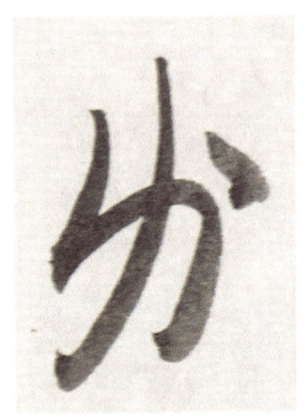
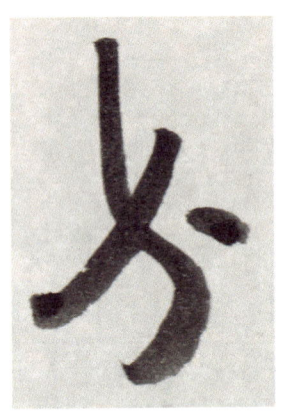

图1-98　钱的两种写法

　　图1-99读作"半钱"还是"一钱半",需要根据处方书写规律来判断。一般情况下,过去是从上到下、从右到左地读取。但也有例外,具体需要根据该处方的书写习惯,结合药物剂量与临床使用情况综合判断。

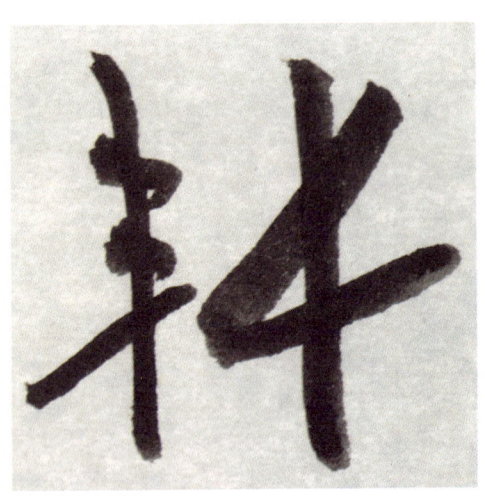

图1-99　半钱或一钱半的写法

　　实际商品经营中,还有用商码(苏州码)的。

　　但是,在使用商码计数时,度量衡读数一般是从左向右读取。

　　需要注意的是,无论是"一钱半"还是"半钱","半"经常会速写作"丰"字。

处方赏析：

图1-100为20世纪初期北京鹤年堂处方，背面3个圆形戳记分别显示日期为1927年6月11日、12日、13日。

处方药味：嫩桑枝六钱，鲜石斛六钱，木瓜二钱，朱茯神四钱，鲜佩兰三钱，粉丹皮二钱，生薏仁五钱，化橘红一钱半，海风藤四钱（先煎），扁豆衣三钱，首乌藤三钱，石菖蒲一钱。鲜荷叶一小张。炒谷芽三钱。

强调鲜的有"鲜石斛、鲜佩兰、鲜荷叶"，强调成熟度的有"嫩桑枝"，强调生熟的有"生薏仁、炒谷芽"，强调道地的有"化橘红"，强调质量的有"粉丹皮"，强调特殊加工炮制的有"朱茯神"等。

通过图1-100中"石菖蒲一钱"的写法可以推测出，木瓜是二钱而不是一钱。其余类同。

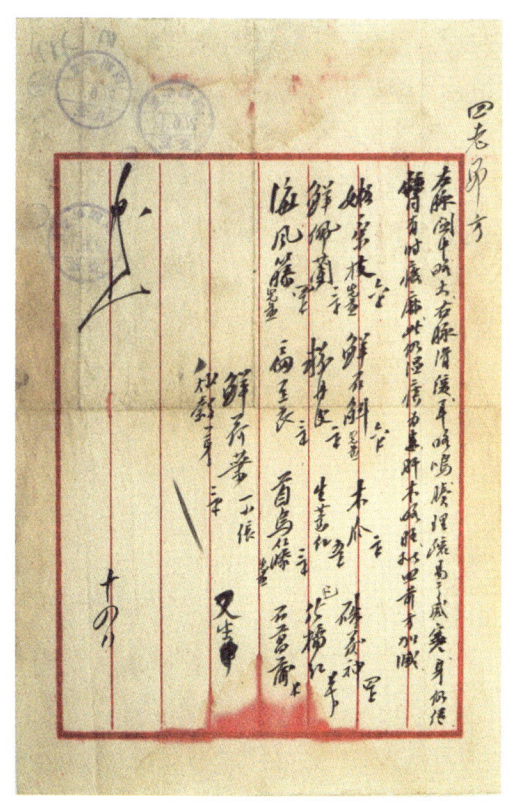

图1-100　20世纪初期北京鹤年堂处方

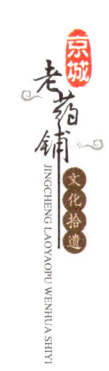

五、调剂的"五不上斗"与"审慎"

(一)五不上斗

作为调剂,首先要把药物添装到药柜的药斗里。刚参加工作的时候,老药工教我们做中药调剂工作,处理采购来的中药饮片,需要做到"五不上斗",根据回忆大体如下:

中药五不上斗:

(1)药不净选不上斗。

(2)药不炮制不上斗。

(3)发霉虫蛀不上斗。

(4)毒剧贵细不上斗。

(5)名实不符不上斗。

五不上斗的具体内容,各地表述稍有差异,但实质内容大体相似,今天的管理与过去差不多,甚至更加复杂。

(二)审慎

调剂抓方,经常需要用一个重物压住处方,防止处方移动影响调剂,这个重物目前多习惯叫"压方",文房常称其为"镇纸、镇尺"。

过去,压方在医生的手里叫"慎沉",有"慎重思考,沉着落笔"之意,在药铺的调剂人员手里则叫"审慎",有"小心审查,慎重调剂"之意,同时也有叫"鉴方"的。医药行业所用的这种"审慎""慎沉",多为长木条,两端截面多呈方形,表面经常书写有堂号及药性、汤头等内容。工作时可以压处方,平时可以方便学习。

《清末外销画》(*Old style medicine in Peking*)(医士及各种药摊)主要描绘的是清末京城医药行业状况,其中就有调剂人员在调剂中药时,以木条压处方的场景。

作为医生,压方用来镇压处方,利于书写,而药房的调剂人员,压方主要用以压住处方,避免自然风或调剂人员来回走动时的气流把处方带走,同时,为了避免调剂时抓错药。

过去处方是从上到下,从右到左书写,每当调剂完一列时,就用压方压住遮挡该列,以便调剂下一列药味,这样可以避免药味抓错。

图 1-101 的压方上书写有"藿香正气丸"汤头。

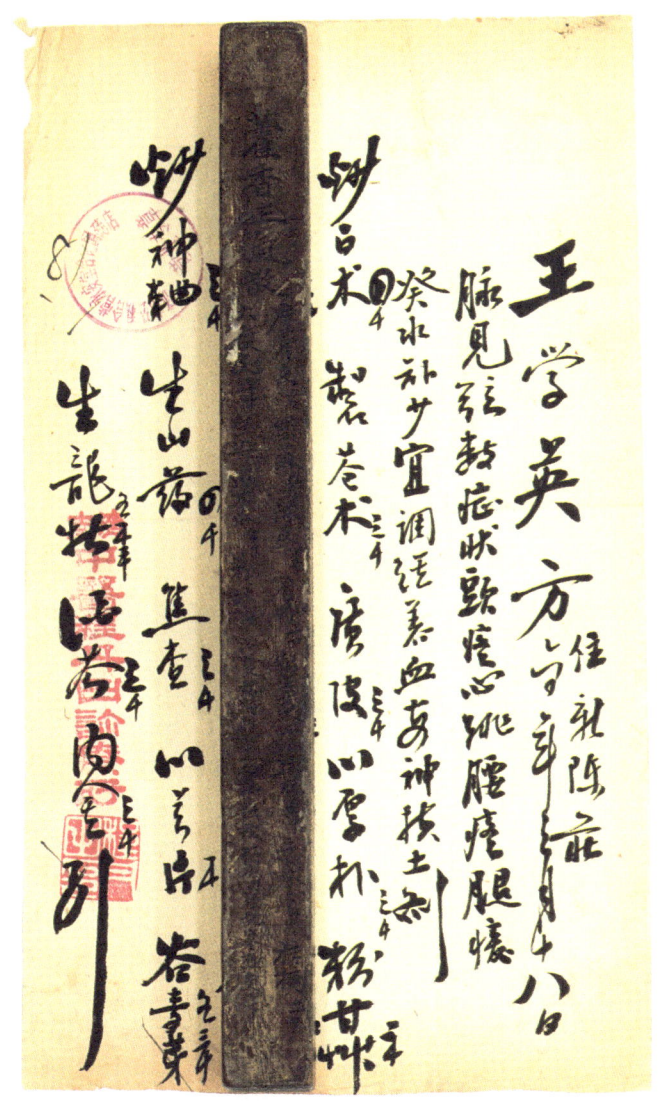

图1-101　写有"藿香正气丸"汤头的压方

第四节 制剂工具

制剂工具有铁碾、铁船、药碾子，明末清初时期，铁碾的碾腿部与碾身结合部位有鸡爪状放射条纹，船身有云状纹理。用于碾压粉碎中药（图1-102）。

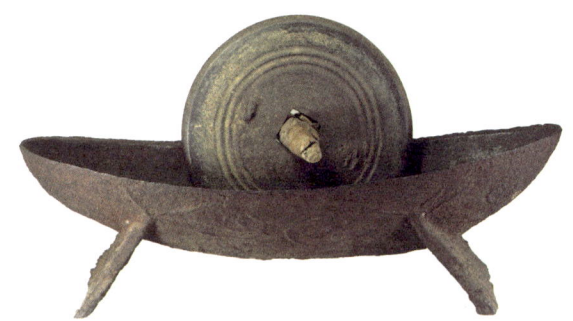

图1-102　明末清初时期的铁碾

铁碾船，顶面观呈长方形，与《陆羽茶经》所记载的木质碾茶船外形相似（图1-103）。

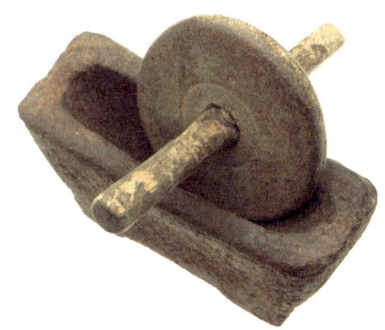

图1-103　铁碾船

石碾（图1-104）与石磨（图1-105），用于碾压磨碎药物。

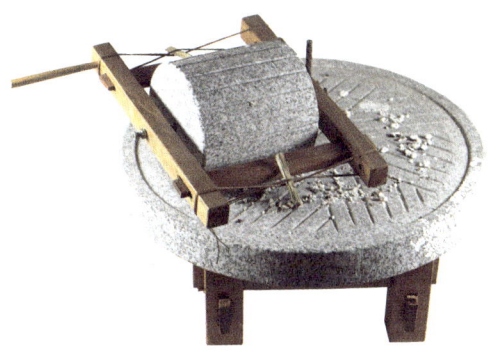

图1-104　石碾

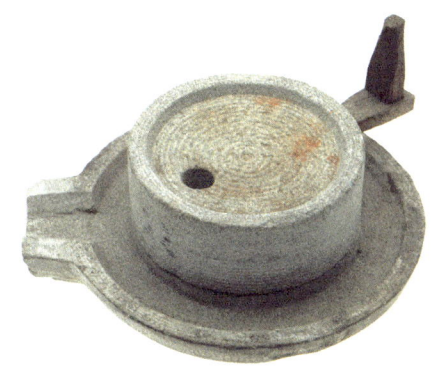

图1-105　石磨

铁质擂钵，又名药臼、铁臼、打桶、冲桶、药冲子，一物多名。用于捣碎药物（图1-106）。

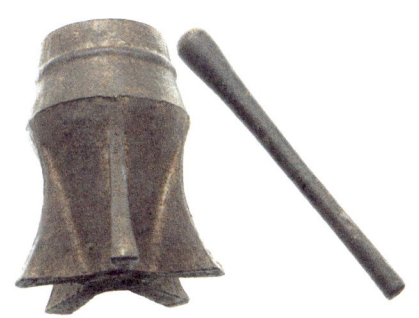

图1-106　铁质擂钵

石质擂钵，包浆浑厚，整体色黄。某些古法忌用金属的药物便用石质擂钵捣碎（图1-107）。

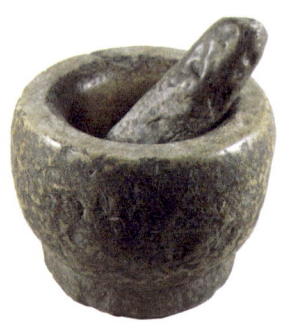

图1-107　石质擂钵

清代青花缠枝莲乳钵，常用直径为20厘米左右，多用于研磨矿物类药物及搅拌混合（图1-108）。

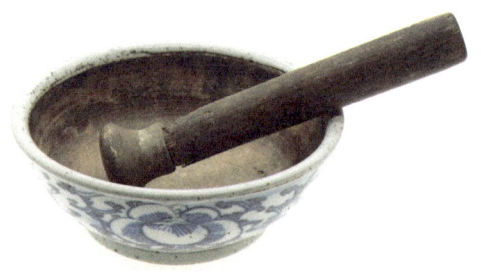

图1-108　清代青花缠枝莲乳钵

水飞钵，直径约30厘米，带有流口，水飞药物时便于液体流出（图1-109）。

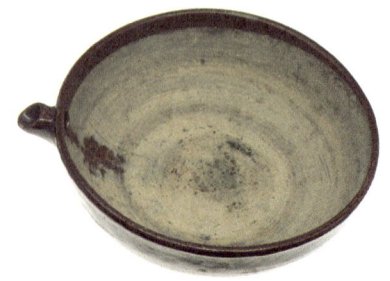

图1-109　水飞钵

搓丸器，用于搓药丸。根据丸道的宽窄不同，可以搓制不同规格的药丸（图1-110）。

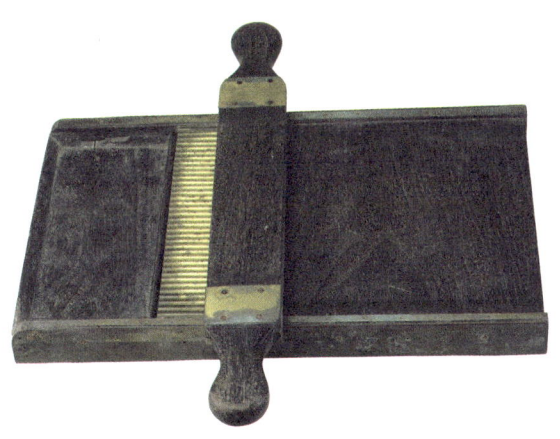

图1-110　搓丸器

数丸板，用于药丸粒数的计数（图1-111）。

图1-111　数丸板

煎药壶，陶质。传统常用其煎煮中药，经济实惠（图1-112）。

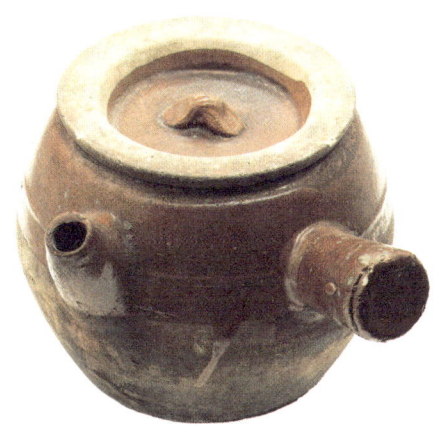

图1-112　陶质煎药壶

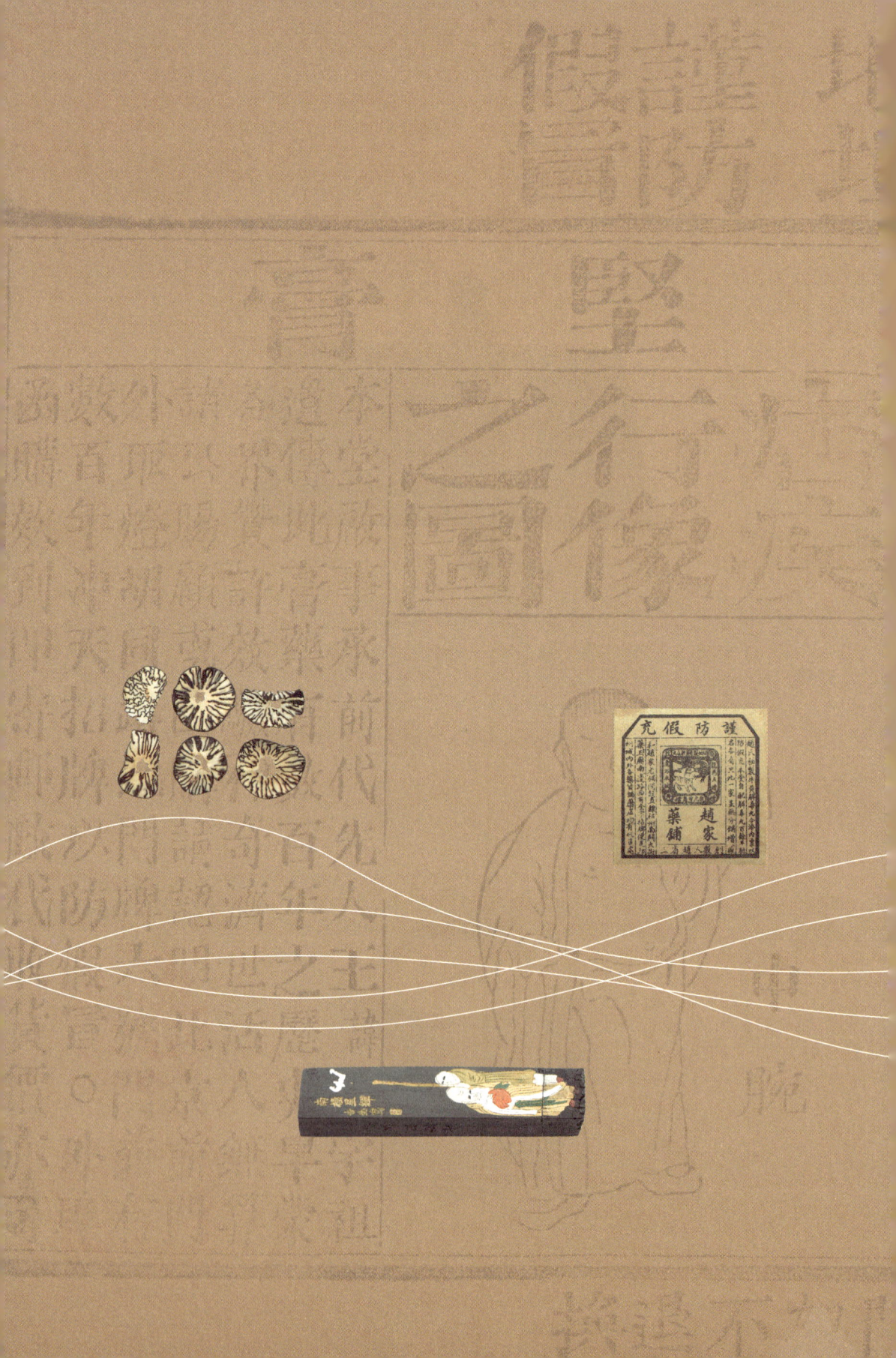

第二章 京药传承
——道地药材与经典成药的魅力

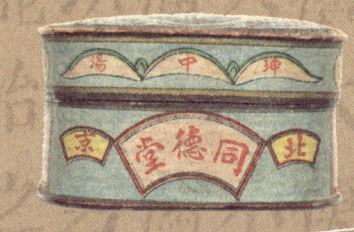

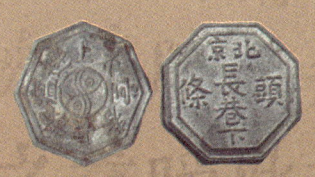

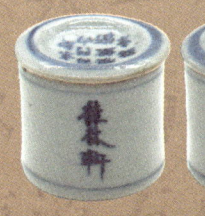
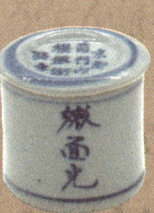

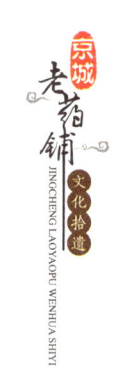

第一节 药材饮片

一、祁州四绝与京帮刀功

（一）百刀槟榔

百刀槟榔，一个杏子大的槟榔，能切出来100多片，中央电视台等多家媒体曾多次报道的中药炮制技艺绝活来自安国。安国老药工周师傅多次给欧美友人表演过安国的百刀槟榔切制绝技，我们来到周师傅家，当时他虽已八十岁高龄，但依然兴致勃勃地为我们讲解当年切槟榔的往事。

槟榔浸泡不分春夏秋冬，对时间季节没有要求，不过夏天浸泡时间短，需要一周左右，冬天浸泡则需要半月左右。旧时，若赶上连绵雨天，便不能切其他药材。因为一般药材切出来不及时干燥会发霉变质，而槟榔质地硬而致密，吸水量小，不易变质，即使连绵十天的雨天，槟榔也完好如初，除了边缘有点翘，对质量却没有妨碍。所以，店家会在雨天安排工人切制槟榔。

槟榔一般来自菲律宾、中国台湾，好槟榔称为大白，一麻袋重100千克左右，质量差的有70～80千克。槟榔质地致密，切片前必须浸泡几十小时，直至水不再发红，等待其中的有毒成分减少后再用。

切槟榔的时候，需要掐子，一次只能切1个，右手搬刀，还要把槟榔放到掐子上，刀床左侧有斜板，切制槟榔需要带齿的长柄抓子压着固定，然后随着刀切，斜板不断向前移动，抓子也跟着向前移动。1斤槟榔大约50个，熟练的老药工每天能切11～12千克。

槟榔能切100刀吗?据安国老药工周丙年介绍,百刀槟榔是虚说。传统切制槟榔,一个槟榔切出来围着圈见边,才算合格,过于追求薄,就会出马蹄片,四外见边为片,一侧见边一侧不见边为马蹄片,不合格,这种情况被称为"空刀"。因边缘不完整,算废片。刀法娴熟切起来刀刀不放空,一刀挨一刀,体形圆的大个槟榔一般可以切60刀,再大些的槟榔可以切出完整片形80片左右,所以百刀槟榔是为了凸显技艺高超而命名。目前,讲究的是"槟榔不见边",所以可以切出百刀以上(图2-1)。

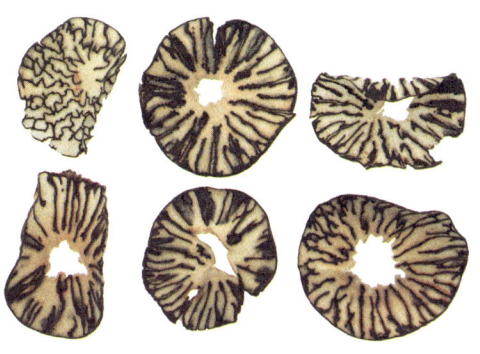

图2-1　百刀槟榔

(二)刨花犀角

安国作为天下第一药市,不但中药品种齐全,举步可得天下药,而且对每味中药的加工炮制极其讲究。镑制犀角就是名满天下的"祁州四绝"之一,尽显加工技艺之精妙,体现了安国药工对角类中药材的加工智慧。动物的角又大又硬还坚韧,切、砍、劈、剁、锯,好像都不能奈何这些动物长年累月长成的角。但是药工又是如何让它们变成白如雪,轻如云,纹路清晰的丝条呢?有经验的老药工在处理过程中用了什么样的神奇工具,又是如何操作的呢?现在我们来揭秘传说中的镑制犀角。

天然犀角是极其珍贵的中药材,是清热凉血、泻火解毒的圣药,名贵的安宫牛黄丸中就有其身影。犀角是非洲犀牛或亚洲犀牛头上的角,根据种类不同,长角的数目也不同,犀牛角从皮肤中长出来,质地坚硬,不易被劈开。犀牛角和其他药材加工技术有所不同,因为价格昂贵，片子切得厚，不但造成经济损失，而且会降低药效。为此，安国药工研制成特制的"镑刀"来解决这一技术难题。

因为犀牛角数目急剧下降，中国作为《濒危野生动植物种国际贸易公约》成员国，支持禁止犀牛制品交易的禁令，1993年，中国政府颁布了禁止使用犀牛角的禁令。

图2-2为几十年前标本室的老标本，仅供参考。镑制好的犀角，轻薄如纱，晶莹剔透，形如刨花，称为"刨花犀角"。

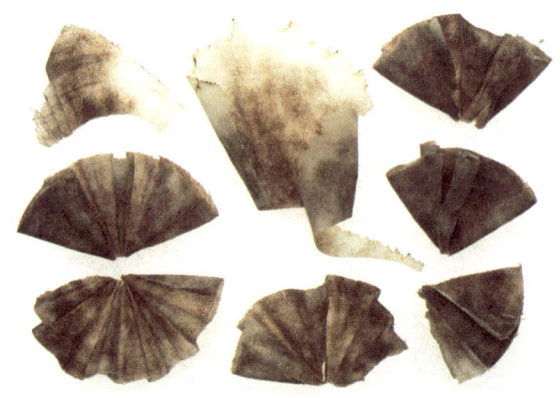

图2-2　刨花犀角

（三）蝉翼半夏

蝉翼半夏是祁州四绝之一，刀法娴熟，刀工精湛。如珠如豆的半夏，经过浸泡、水煮、切制，所得饮片薄如蝉翼，透明光亮，轻如羽毛，展示了祁州切制的高超技艺。下面是老药工介绍的半夏处理技巧，让我们跟随老药工来学习传说中的蝉翼半夏的加工方法。

1.**浸泡**：大小分档后，进行浸泡，地点选在阴凉处，不可暴晒。春、秋季节10天左右，夏季7天左右。清水泡，每天捞出来换2次水（捞出换水是个体力活），夏天要换3次水，以防止腐烂变质。泡至品尝微麻辣为度，太麻则毒性太大，无味则药性全失。

2.**煮药**：泡货完成后，用水煮，火力要均匀，水量要多，避免糊汤，煮时按照比例10∶3加入白矾，这样可以使片子明亮，煮到透心，取出备用。

3.**切片**：摊晾至半干，进行切片。

处理好待切的半夏用布覆盖，防止干燥。切制时，前方放置一个盛装半夏的盒子，捡取大小相近的半夏，把半夏放在刀床，先切一刀，使底部平，切的时候争取切面最大化，然后再捡取一个，同样依次摆好，眼睛只盯着盒子里面的，然后挑选大小相近合适的半夏，右手捡取后，左手接过摆放整齐，十几个固定好，左手用抓子抓住半夏，右手均匀下刀，手起刀落，唰唰有声，熟练的药工并不低头，眼睛四顾休闲，刀下自有半夏片片如雪纷纷落下，切到后边，调整一下抓子，继续切完即可。干燥后的半夏薄如蝉翼，轻如鸿毛，放手心中轻吹一口气，半夏片随风飘扬，煞是好看。

图 2-3 蝉翼半夏，质地轻、脆，放于书本上可以透过字迹。

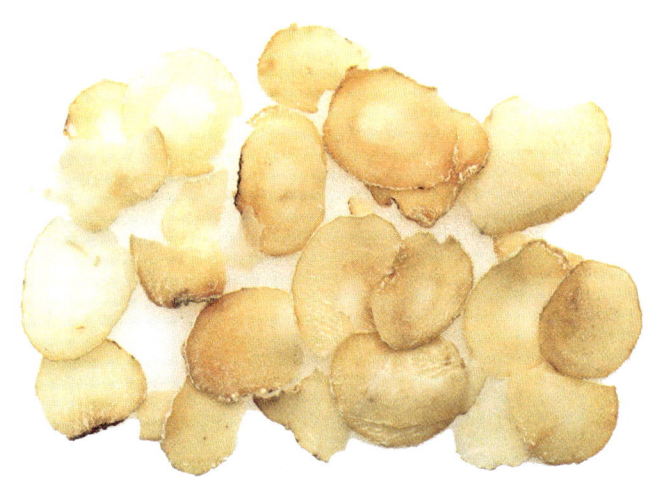

图2-3　蝉翼半夏

（四）云片鹿茸

云片鹿茸是"祁州四绝"的重要技艺之一，加工好的鹿茸片，状如云片，薄如绢帛，放在舌尖，慢慢融化。云片鹿茸体现了祁州中药匠人高超的操刀技艺、精湛的切制水平和精益求精的技术追求。

下文是作者拜访汉草堂刘振法老师傅时的交谈内容，整理如下。

1.**选材**：要求鹿茸质地要嫩，断面需致密。一般用驯鹿，直径3厘米左右的上半段为佳，或者梅花鹿顶端部分，一般不会选马鹿。

因为马鹿茸直径较大，断面网眼较粗，切菲薄片容易出现空心，所以其不适宜作为云片鹿茸的原料。

2. **浸蒸**：一般需要以酒浸泡一周左右，浸透后，隔水蒸到内外均匀一致即可。

3. **缠扎**：需要用到事先拉扯过的棉白布条，以求达到紧实的目的。缠扎时从顶端开始，每缠绕一圈，较用力勒一下，保证每一圈都最紧，上下整体紧度一致，放到阴凉干燥、少通风的地方，自然蒸发掉水分，一般需要2天左右，以体察手感软硬舒适为准。

4. **切制**：切制使用特制刀具，其形如板凳，中有空洞，装刀时刀刃向上，调整好间距，有经验的刀工师傅装刀全凭感觉。切片时，一般用胶布缠手，手持木柄夹住鹿茸，前后均匀用力，即可切出薄如云片的鹿茸片。

5. **摊晾**：铺好宣纸，将切好的鹿茸片，逐片摊开小心放置在宣纸上，摊开时注意不可重叠，大小分开。铺好后，在上面覆盖一张同样大小的宣纸，并用重物压实。24小时后便可取出平整、菲薄、入口即化的云片鹿茸成品（图2-4）。如果不是作者亲自品尝，真的不敢相信鹿茸居然还能入口即化，确实匪夷所思。

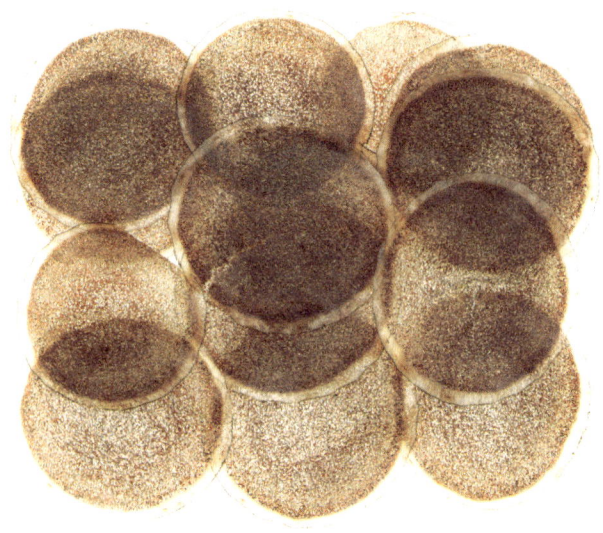

图2-4　云片鹿茸

二、失传的北京特色炮制：马钱子

常有人说，大毒治大病。马钱子作为古今的毒剧药之一，其治疗疾病的效果有目共睹，而如何制毒增效，则是历代人在全国各地千辛万难、如履薄冰的临床实践中，逐渐摸索出不同的炮制方法，使其由剧毒药变成治病救人的良药。

我们先看一下过去部分医药文献中对于马钱子的记载，以便比对。

明代《本草纲目·草部第十八卷·草之七·番木鳖》中记载："番木鳖，彼人言治一百二十种病，每证各有汤引。或云以豆腐制过用之良。或云能毒狗至死。"

清代《外科全生集·卷三·诸药法制及药性·番木鳖》中记载："番木鳖，水浸半月，入锅煮数滚，再浸热汤中数日，刮去皮心，入香油锅中煮，至油沫尽，再煮百滚，透心黑脆，以铁丝筛捞出，即入当日炒透土基细粉内拌，拌至土粉有油气，入粗筛，筛去油土，再换炒红土粉拌一时，再筛去土，如此三次油净，以木鳖同细土锅内再炒，入盆中拌罨一夜，取鳖去土，磨粉入药，独有木鳖之功，而无一毫之害。能搜筋骨入骱之风湿，祛皮里膜外凝结之痰毒。取煎之油，俟煎膏药入用。"

纵观《外科全生集》的炮制方法，基本为"水浸，去皮心，油炸，去油，土炒"等几步。而其后的《水曹清暇录·卷七·大狮子丸》所记载的炮制方法，省去了油炸，重在土炒，并且重点强调了火候的重要性。

近代医学大家张锡纯在其《医学衷中参西录·医方·十三·治肢体痿废方·振颓丸》中记载了马钱子的临床应用及炮制方法如下："振颓丸，前证之剧者，可兼服此丸，或单服此丸亦可。并治偏枯、痹木诸证。"

人参（二两）、于术（二两炒）、当归（一两）、马钱子（一两，法制）、乳香（一两）、没药（一两）、全蜈蚣（大者五条，不用炙）、穿山甲（一两，蛤粉炒）

共轧细过罗，炼蜜为丸如桐子大。每服二钱，无灰温酒送下，

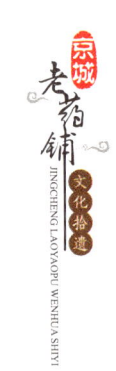

日再服。

马钱子，即番木鳖，其毒甚烈，而其毛与皮尤毒。然治之有法，则有毒者，可至无毒。而其开通经络，透达关节之力，实远胜于他药也。今将制马钱子法，详载于下。

法：将马钱子先去净毛，水煮两三沸即捞出。用刀将外皮刮净，浸于热汤中，旦、暮各换汤一次，浸足三昼夜取出。再用香油煎至纯黑色，擘开视其中微有黄意，火候即到。将马钱子捞出，用温水洗数次，将油洗净。再用沙土，同入锅内炒之，土有油气，换土再炒，以油气尽净为度。

马钱子为健胃妙药。马钱子性虽有毒，若制至无毒，服之可使全身瞤动，以治肢体麻痹（此为兴奋神经的作用）；若少少服之，但令胃腑瞤动有力，则胃中之食必速消。此非单凭臆想，实有所见而云然也。

沧州朱媪，年过六旬，素有痫风证，医治数十年，先服中药无效，继服西药麻醉脑筋之品，虽见效，然必日日服之始能强制不发。因诸药性皆咸寒，久服伤胃，浸至食量减少，身体羸弱。后有人授以王勋臣龙马自来丹方，其方原以马钱子为主药，如法制好，服之数日，食量顿增，旬余身体渐壮，痫病虽未即除根，而已大大减轻矣。由斯知马钱子健胃之功效迥异乎他药也。

特是龙马自来丹，马钱子伍以地龙，为治痫风设也。若用以健胃，宜去地龙，加炒白术细末，其健胃之效益著。遂拟定其方于下：

"炒白术（四两，细末）、制好马钱子（一两，细末），二药调匀，水和为丸一分重（干透足一分），饭后服五丸，一日再服，旬余自见功效。"

通过前文，看得出马钱子作为治病救人的良药，其炮制与使用历代皆有发挥。

现将清代乾隆年间北京地区所流传的马钱子炮制方法详述如下，仅供业界科研教学及临床的同仁们参考。

据清代《水曹清暇录·卷七·大狮子丸》中记载：

"大狮子丸，又名七粒丹，用马钱子一味，拣大而光彩者，不拘多寡，将淘米水浸一百日，逐日一换，浸过百日，再以井华水每日淘洗三次，用木棍搅洗，洗完用清水浸之，如是者又七日，将铜刀刮去有毛粗皮，务要净尽，最忌铁刀。剥开去其仁，内外俱洗涤至洁，再以铜刀切成细丝，晒极干，取罗过细黄土，拌药，入铜锅内细炒如古铜色为度。太过则药性失，若不及则性太猛，火候最要合宜。用铜心石磨磨成细末，箩过另用。

数斤羊肉熬极浓汤，原方系用全羊汤，今多用羊肉熬极浓汤亦可。用滤汤调荞麦粉成糊，拌前药末为丸如高粱米大小，夹饭服之，每于饭时，先吃饭一碗，随服药七粒，再吃饭压之，服至三五日即有效，一两月后则饭量大加，精神顿异，步履轻健，百病不生。

此方主治：健脾胃，益气力，去风湿痼疾。凡有痼疾者皆愈。如本无疾，则精神更佳，但忌螃蟹、鳝鱼、烧酒、雄鸡。服七粒至三日，若不甚见效，则加至九粒，如又不效，加至十一粒为止。

比部周员外位庚所传，据云屡验神效。"

文中记载的马钱子炮制与临床使用方法，古代其他医药专著中均无相似或完整详尽的记载，属于北京地区的特色经验。

文中还详细记载了马钱子的炮制过程、所用辅料、炮制时间、炮制火候、炮制用具、操作方法、制作成糊丸的详细过程及注意事项等，具体到功效主治与宜忌，甚至注明了处方来源。这种表述方式，与如今的《中国药典》中对中成药的表述方式极其相似，不得不感叹古人用心之至。

文中讲道"原方系用全羊汤，今多用羊肉熬极浓汤亦可"，显然该药在当时颇为流行。而马钱子在文中所记载的功效，也被今人所验证，无论是清代还是20世纪初期，以至于目前，依然有些医生在治疗特定疾病时，将马钱子当作强壮药物来使用。

文中还明确提到了"剥开去其仁"，此处可能是指除去马钱子的心形子叶，马钱子经过浸泡数日，剖开后可见如小树状的心形子叶，图2-5可供参考。

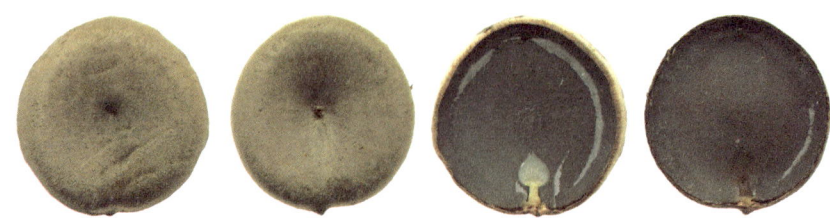

图2-5　马钱子外面及内面心形子叶

生品的两面,平行剖开,可见心形子叶。图2-6放大可见,马钱子边缘有浓密的绢状茸毛。

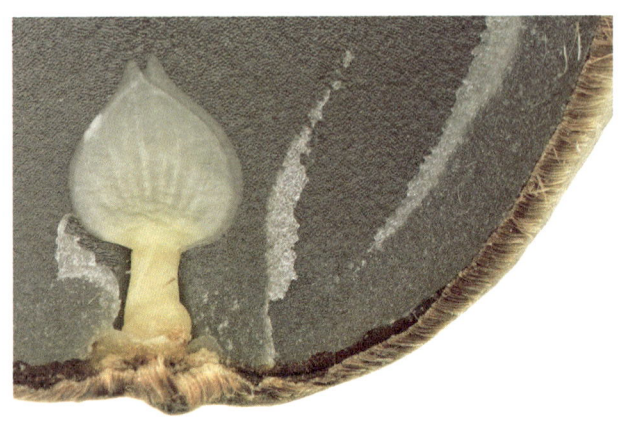

图2-6　马钱子绢状茸毛

《水曹清暇录》的作者汪启淑(1728—1799年),为清代著名藏书家、金石学家、篆刻家,曾任工部郎中,后擢兵部郎中。官职大体相当于今天的司、厅级,而方药来源于一位员外(清代员外郎大体为副司、厅级),由此可知,该方当时是作者下属敬献的。因此可以认为,该方药的炮制与制作,即便不能说传自内府,但至少是流行于当时的上层社会。该文献记载的马钱子炮制方法及临床应用,对于今天的科研及临床,依然具有重要的参考价值。

三、清代"人中黄"实物

人中黄,虽出身龌龊,却是治病救人的良药,因此,古代医药学家多有论述。

清代祁州(安国)所制造的"人中黄"外包装,上有"人中黄弍桶"字样(图2-7)。

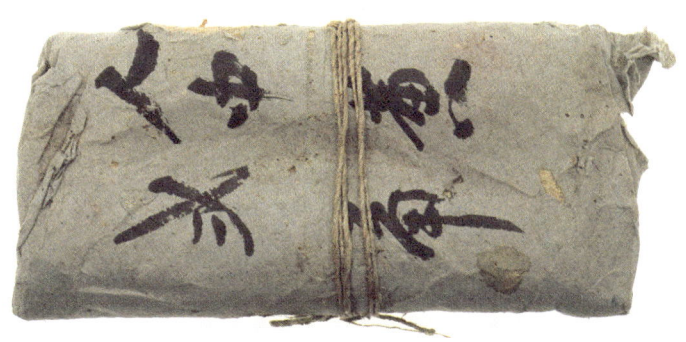

图2-7　人中黄

图2-8所示为清代人中黄,盛装于去皮竹筒之内,两端无节,红色纸标上印有"祁州喜春堂自造人中黄"字样。

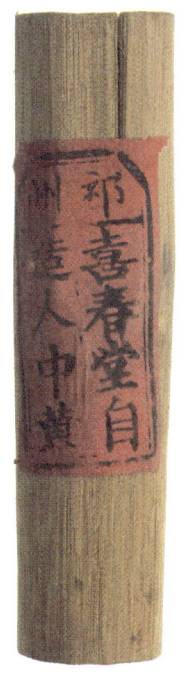

图2-8　祁州喜春堂自造人中黄

竹筒两端,以松香封固(图2-9)。

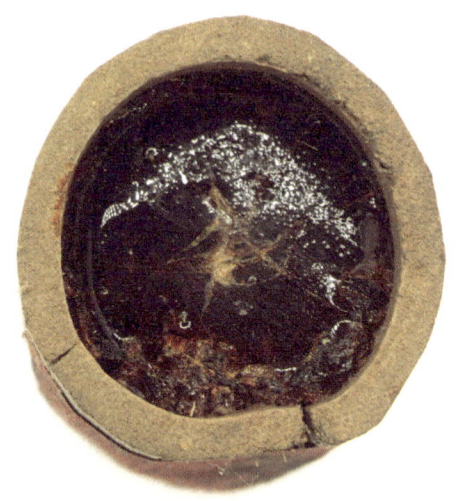

图2-9 松香封口

祁州南关一带的"四合堂"人中黄,一端有竹节自然封闭,另一端用纸塞封堵(图2-10)。

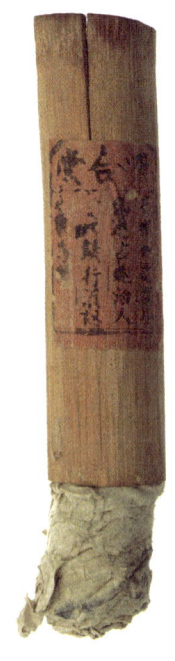

图2-10 "四合堂"人中黄

祁州"四合堂"人中黄竹筒,其内所盛装的"人中黄"明显为复方,不单纯是甘草,尚有其他数种药物(图2-11)。

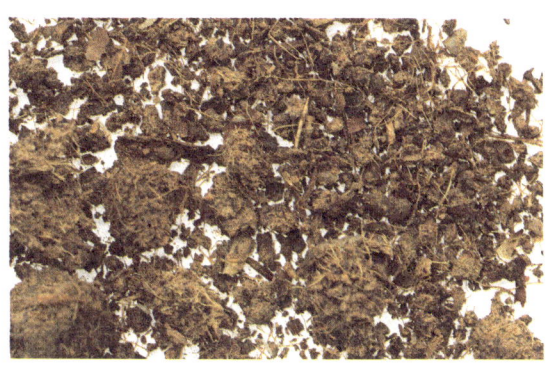

图2-11　复方人中黄

中华人民共和国成立后,《北京市中药饮片切制经验》(1959年版)亦有收载,内容如下。

人中黄:

【炮制法】　取甘草串末,过马尾罗。再装入粗竹筒内(为六尺长,装满筒即可),将竹筒的外皮刮掉,上口塞固,烫蜡封严。于冬季立于粪坑中,上口露于外边约2尺,用铁丝绊固,防止碰倒。次年立春取出,用水冲掉外边污物。将竹筒中甘草末倒出,经日晒,夜露约七天。再过马尾罗一次,用白面打糊和匀,用三钱的丸药模子印块,晒干即得。每100斤甘草末,用白面20斤。

注:所用竹筒应检查勿破裂,勿漏水。

【功能主治】　本品清热解毒,消食降火。主治五脏实热,骨蒸痨热,瘟毒食积,热病发狂。

作为治病良药,七八十年代的处方中尚可见到,目前商品虽有,却已罕有使用者,且市面商品良莠不齐,真假难辨。

四、附子轻舟与丹皮封刀

(一)附子轻舟片

现在常说白芍飞上天,据文献记载,在过去京帮中流行的说法是"附子飞上天"。

作者收集到20世纪初期蔚县（蔚县曾归属北京直隶）的制附子片，是将附子纵切两半并挖去心部，炮制后再切顶刀片。

饮片边缘全黑，颜色透明，非常薄而轻，外形如小舟，故名"附子轻舟片"（图2-12）。

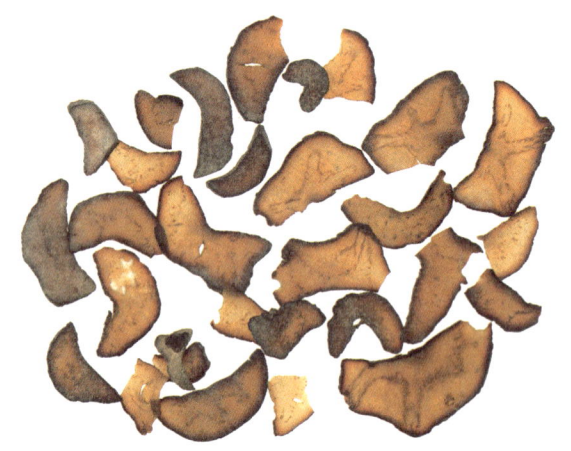

图2-12　附子轻舟片

附：北京附子炮制方法

（1）黑附子片：取黑附子瓣，置于锅中。加水煮约1小时，取出。稍晾后，再闷至内外湿度一致。切片，厚约2厘，晒干即得。

（2）川附子片：取川附片，簸净杂质即得。

（注：附子由于炮炙方法不同，分为黑附子和川附子2种。其炮炙系由产地做成。）

（3）过去本市所用的黑附子片，系由产地直接运来的。盐附子，其加工方法：取盐附子，用清水浸泡。夏季每天换水3次，春秋换水2次，冬季换水1次，泡约14天，至盐分泡净为止。然后将泡好的附子，置于锅内，同黑豆、甘草水煮透，检查切开，用口尝至不麻舌为止。取出，弃去黑豆、甘草，再将附子刮去皮，劈开两半，培于柴灰中，干燥后，即为黑附子瓣。

每100斤附子，用黑豆10斤、甘草5斤。

（4）处方写京附子、炙附子、黑附子、炮附子、熟附子，皆付黑附子片；写川附片、淡附片、川附子片，皆付川白附片；写生乌头，即付盐附子。生乌头有大毒,配方时应注意。

【功能主治】 本品回阳救逆,补火暖肾,除湿散寒。主治大汗亡阳,四肢厥逆,湿寒麻痹,心腹冷痛,风痰麻木。

上文附子炮制方法摘自《北京市中药饮片切制经验》(1959年版),其中,附子切制为2厘,注意,当时的2厘不是2厘米。中华人民共和国成立初期,1毫米等于3厘,所以2厘的厚度约相当于0.66毫米,几乎接近目前规定的极薄片。可见附子片确实非常薄,而目前《中国药典》要求黑顺片切0.2～0.5厘米厚,其薄厚差距可见一斑。

(二)丹皮封刀

1954年的牡丹皮标本,在河北蔚县收集,外包装上的红色印章已渐渐褪色,印有"保生堂货真价实"字样。

另一面是由毛笔墨书写的"丹皮"。由于时间较久,颜色已经偏暗。虽名为丹皮,其实都没有去木心。这里重点看刀功,牡丹皮切制得非常薄,每一片几乎都在半毫米左右(图2-13)。

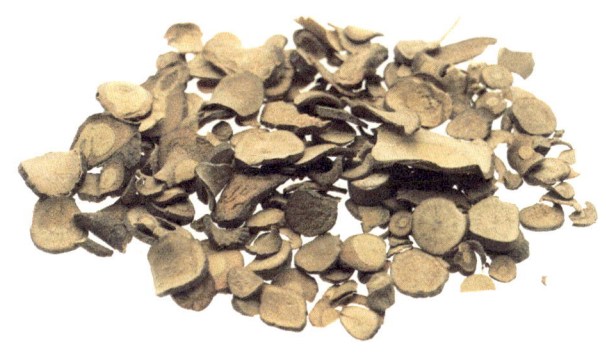

图2-13 牡丹皮

因为牡丹皮怕热,需要在低温时切制,才能不失色气。因此,切制牡丹皮,都是选择接近年关时切制,切完牡丹皮后,企业就放假了。因为年前切完牡丹皮以后,就不再动刀切制其他药物了。所以,当时行业习称其为"丹皮封刀"。

附:牡丹皮(丹皮,粉丹皮)在《北京市中药饮片切制经验》(1959年版)中记载如下:

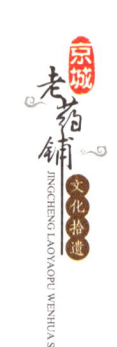

【炮制法】取原药材，拣净杂质，去掉骨心。用水洗净泥土，捞出，闷约8小时。切片，厚约2厘。晒干即得。

五、京城特色中药炮制"九转胆星"

清代，作为帝都的北京，当时朝廷编撰了官版的中医学教材《医宗金鉴》，在《御纂医宗金鉴·卷七十五·编辑外科心法要诀·杂症部·金疮·三黄宝蜡丸》中有"天竹黄，无真者，九转南星代之"的记载，说明当时的太医院是有"九转南星"（即九转胆星）的，具体是北京地区炮制供应的还是外地进贡的尚不得而知。

《太医院秘籍膏丹丸散方剂·卷二》之"抱龙丸""壬水大金丹"中亦有"九转胆星"的记载。

清代《凌临灵方·热入营分》《环溪草堂医案·卷四·痰疬马刀失荣》中分别记载有"京胆星"。

20世纪初期，名医曹炳章在其《增订伪药条辨·卷四·兽部·杜胆星》中提到"杜胆星，伪名京胆星，或云即江南土制，色有花点，不黑，质极硬，不软。不知何物伪造，误人不少"，同时，曹炳章老前辈自言"曾手制至三年，其色犹黄白，至九年才褐色耳"。显然按照当时的社会条件下需要制作九年才能炮制完成九转南星，名称亦应由此而得。

文中提到的"杜胆星"，这里的"杜"，可以理解为"当地、本土"的意思，如土鸡，土狗中的"土"，都有本地的意思，引申为自家做的，亲自督造，质量有保证。

所谓九转，就是需要折腾九次，需要九年。最后以胆汁炮制的天南星其实就是"胆南星"，只是因为其年份较长，质量较好，而被冠以"九转南星"。

有关九转南星，在北方伪满时期，成药制剂依然传承清代的习惯，三黄宝蜡丸的制剂方中有记载："天竺黄二两一钱，如无真者，以九转南星代之"（图2-14）。

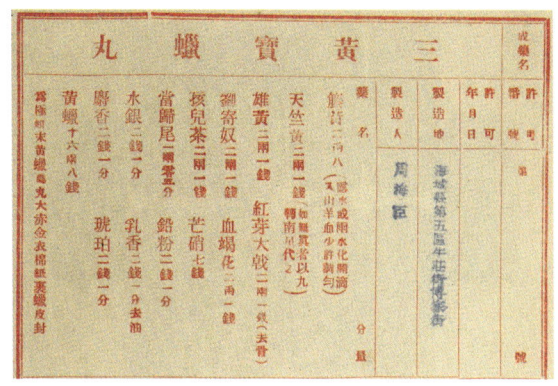

图2-14 三黄宝蜡丸制剂方

诸多文献都有记载，胆南星的炮制与当时的京城（今北京市）有关。

"九转胆星"在《北京市中药饮片切制经验》（1959年版）有所记载，其中"胆南星（胆星）"记载有3种炮制方法，其中第二种方法即为"九转南星"，现摘取相关内容如下：

【炮制法】方法二：取生南星轧成面，每100斤加150斤牛胆汁搅匀，装于缸内盖好。将缸埋入地下十分之九，缸口高出地面十分之一。一年后取出，谓之阴转。

再以每100斤阴转南星，兑胆汁18斤12两搅匀，分装于牛胆皮内挂于通风处，谓阳转。

次年取下，以水闷去胆皮，轧成粗末，再以每100斤兑胆汁112斤8两搅匀，再装入牛胆皮内，挂通风处阴干。

次年再以每100斤兑胆汁100斤搅匀，放于胆皮内。

如此反复操作，但胆汁量逐减，至第五年胆汁量为87斤半，第六年75斤，第七年62斤半，第八年50斤，第九年37斤半，复挂于通风处，经年即成九转胆星。

每100斤南星面，用胆汁693斤12两。

文中详细记录了北京地区"九转南星"的炮制过程，并且明确指出，"所制胆星入药前均需再炙一次，炙法：取炙胆星轧面，每100斤加黄酒50斤，泡约3天。俟其软化搅拌均匀，置笼屉内蒸透，微晾后搓成条，再切成段，长约5分。晾干即得。"（图2-15）

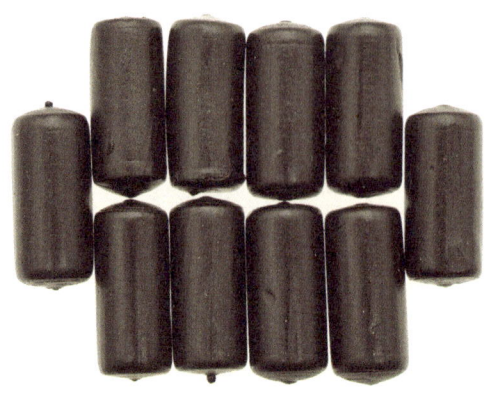

图2-15　胆南星（京）

并且记录了所用的牛胆皮的炙法：“胆皮炙法：取原牛胆，倒出胆汁，把胆皮分揭为两层洗净，内层薄皮，晒干储存备用。用时再以温水泡开。若层厚且多油脂，可刮下炼取其油供制肥皂用。”

原文记载“九转胆星”的功能主治为“本品清热化痰，利膈健胃，除风镇惊。主治内热神昏，痰涎壅盛，急热惊风，四肢抽搐，口眼㖞斜，痉挛癫狂”。与《中国药典（2020年版）》的“清热化痰，息风定惊。用于痰热咳嗽，咯痰黄稠，中风痰迷，癫狂惊痫”在表述上略有差异。

图2-16为中华人民共和国成立初期宁波采购批发站的销货凭单。左上角第一个药签即为“京胆心”，即“京胆星”，看得出，在中华人民共和国成立初期，京胆星尚作为商品在全国销售。

浙江省供銷合作社
中藥材經營管理處 寗波採購批發站寗波市營業部

銷貨凭單　№ 000221

地區　　户名　　195 6 年 9 月 14 日

合計金額（大寫）　　¥

户名	No. 000221 (1)		户名	No. 000221 (2)		户名	No. 000221 (3)	
品名	數量	單價	品名	數量	單價	品名	數量	單價
京胆心			南星					
金額			金額			金額		

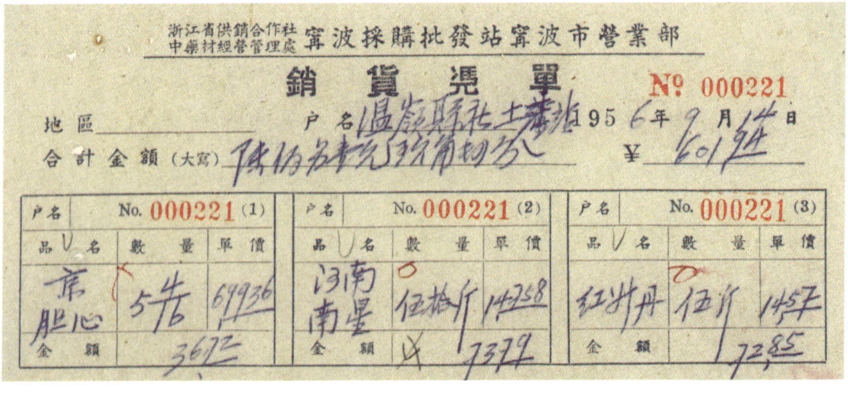

图2-16　胆南星（京）销货凭单

六、京半夏

（一）京帮半夏传承

19世纪末、20世纪初，当时存世的半夏制剂，有苏州、上海地区的戈制半夏，上海地区尚有瓣香庐崔氏冀制半夏曲、王大吉半夏曲、德轩氏章制半夏饼等，四川缪复泰的法制半夏曲（中华人民共和国成立后被收入部颁标准内，名为保宁半夏曲）在当时亦有影响，另有其他如半夏霜、半夏露、半夏饼等半夏产品，它们大部分行销全国，特别是"戈制半夏"更是广为人知。而当时的北京，则流行本土的"法制半夏"。

如南庆仁堂的法制半夏仿单（说明书）内容如下：

法制半夏

专治中风痰火咳嗽喘急，诸般痰疾，此药大能清肺理胃，除火化痰，顽痰、湿痰、结痰能开，清上焦之火，除胸膈之痰，清头目、止哮吼，顺气宽中，大有奇效，有中风不语、不省人事者，每服数粒，井花水①送下，以手摩腹上，一炷香时即醒能言。其余痰症，早晚每服十粒，大便解出，黏稠如胶。久服痰根尽除，永不生也。

南庆仁堂药铺开设北京前门外大街珠市口南路东

电话南分局一二六〇

---

①注：原文"井花水"，亦作"井华水"，指清晨初汲的井水。北魏贾思勰《齐民要术·法酒》曰："秔米法酒：糯米大佳。三月三日，取井花水三斗三升，绢筛曲末三斗三升，秔米三斗三升。"石声汉注："清早从井里第一次汲出来的水"。明代李时珍在其《本草纲目·水二·井泉水》〔集解〕引汪颖曰："井水新汲，疗病利人。平旦第一汲，为井华水，其功极广，又与诸水不同"。

目前，存世的相关文献显示，同时期尚有北京同仁堂、北京复瑞参茸号等多家药铺药堂在炮制出售"法制半夏"。南庆仁堂说明书中所记载的法制半夏功效与《中国药典》中记载的法半夏非常相似,所以初步判断南庆仁堂的法制半夏在炮制辅料中也使用石灰。

另外,北京地区及其他省份,尚流行有"京半夏"。从20世纪初期北京《复瑞参茸号售货价目表》的记载来分析,北京地区的"京半夏"与"法制半夏"实为一物。但是,其中很可能存在"同名异物"的情况,即名词概念上可能是一个东西,但是各家药铺在具体操作上都有自己的炮制方法,从所用的辅料到制作工艺,相差可能会很大。比如,《医灯续焰》中记载的"法制半夏"是以"半夏、明矾、生姜"为主,辅以"朴硝、猪牙皂角"制作而成。

图2-17为20世纪初期,陕西西安著名百年老店"藻露堂"的"法半夏"内票,明确了当时该堂所用的"法半夏"又名"京夏"。

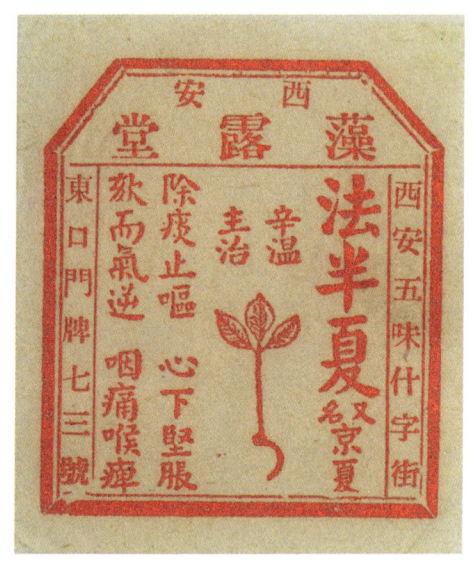

图2-17 藻露堂"法半夏"内票

公私合营时期北京永仁堂的内票也有"法半夏又名京夏"的记载,原图影见本书"内票"章节。

在《复瑞参茸号售货价目表》书中开始简介的时候,写的是"京制半夏:京制大半夏,每斤叁圆贰角,贰圆肆角"。

而其后的药物药性解释,则为"法制半夏:药性,味辛温,体滑,性燥,能去湿痰,通阴阳,健脾胃,解表开郁,下逆气,止烦呕,行水气，润肾燥，一切痰厥头痛，咳逆眩晕，眉棱骨痛，胁痛胸胀，反胃吐食，痰虐寒热，皆能治之，为湿痰之主药，或煎剂用之皆宜。生半夏则有毒，能救暴卒五绝。轧面吹入鼻中立活。凡中风痰绝内闭，服之神效，因有毒，不轻用。今照韩飞霞十法炮制，毒去力缓。产于山东济宁为佳”。图 2-18 为原书文字被重新排版。

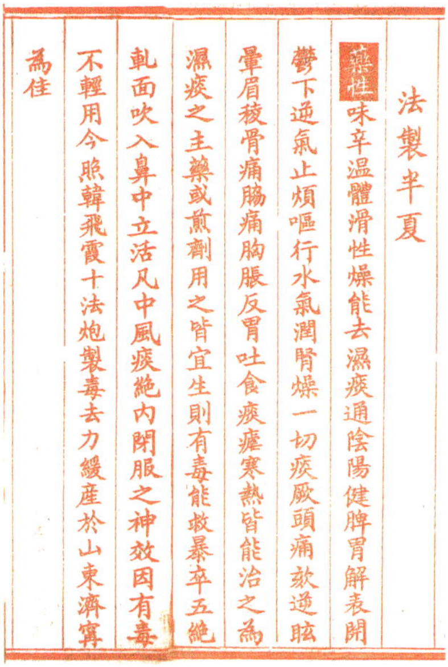
法製半夏
藥性 味辛温體滑性燥能去濕痰通陰陽健脾胃解表開鬱下逆氣止煩嘔行水氣潤腎燥一切痰厥頭痛欬逆眩暈眉稜骨痛脇痛胸脹反胃吐食痰瘧寒熱皆能治之為濕痰之主藥或煎劑用之皆宜生則有毒能救暴卒五絶軋面吹入鼻中立活凡中風痰絶内閉服之神效因有毒不輕用今照韓飛霞十法炮製毒去力緩産於山東濟寧爲佳

图2-18　法制半夏药性解释

元末明初名医韩懋（音 mào），号飞霞子，故世人又称其韩飞霞，其著作《韩氏医通》中记载有法制半夏：“法制半夏，以姜、矾制辛，即能大嚼是也。佐以南星，治风痰；以姜汁酒浸炒芩、连及栝蒌实，香油拌曲略炒之类，治火痰；以麸炒枳壳、枳实，姜汁浸蒸大黄、海粉之类，治老痰；以苍术、白术俱米泔姜汁浸炒，甚至干姜、乌头，皆治湿痰。”

法制半夏，在历史上不同的医药文献中多有记载，且方法不一，从前述内容中，可以清晰看出北京地区法制半夏的具体操作及其渊源。目前，该炮制方法所用辅料与《中国药典》内的“姜半夏”所用辅料基本相同。

同时，无论称其为“京半夏”或是“法制半夏”，都得到了当

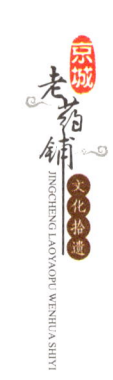

时医家们的认可和推崇。

比如，20世纪初期，著名医学家张锡纯在其《医学衷中参西录·治喘息方·参赭镇气汤》中就记载有"京半夏"的使用且效果非凡。

而20世纪初期，湖南名医邹亦仲亦在其《邹亦仲医案新编·饮邪最盛症》中记载有一段医案，堪称典范，原文如下：

"邹季衡，平生喘满，不轻出户庭，或又感外邪，吐出湿痰，多至盈盆盈碗，日趋消瘦倦怠之象。参苏、枳橘等汤，内将半夏摘去，服食已久，效果毫无。脉象浮缓不数，症专属于饮邪，二陈汤即可解决有余，何以一无人用耳。季衡常法二陈有半夏燥肺，畏之如虎，请另拟方。晓曰：君恙为脾失健运，肺失敷布，水谷精微，脾气不输于肺，肺气不能敷布于脏腑经脉以为气为血，完全聚液于中而为饮为痰也。幸无火热煎熬，痰不稠黏，乃是湿饮易出，此非苓、夏渗湿，饮从何去。如有偾事，仆可独任其咎焉。如是始肯服京半夏一钱，尤要陈之已久者。一剂知，二剂始加夏法进，三剂而饮已全蠲，遂用六君汤善后。伊母感曰：吾儿不死，老身不至鳏独，实君所赐。其实此症易治，并未一费踌躇，可谓得便宜矣。"

这段文字大意是有个患者吃药时，因为害怕半夏有毒，总是把方中的半夏挑拣出去，后来在一位医生的劝说下，使用了陈年的京半夏，结果多年的病症喝了几服药就痊愈。

看得出，北京的炮制品京半夏已经销往湖南地区，并且为当地的名医所推崇，显示了北京地区流行的"法制半夏（京半夏）"的流行程度及其优异的疗效。

我们今天看到这些炮制方法，可能会感觉很寻常，但是看问题不能离开当时的历史环境，那个时期还没有炮制规范，都是自家私密所做，今天公布使得广为人知，我们才会觉得普通。在当时，那些技术和方法可是镇馆之宝、立堂之本，是可以为其药铺创造巨大经济价值的，绝对不会轻易外传。

北京地区的"法制半夏（京半夏）"，其炮制方法一直有所传承。中华人民共和国成立后，该炮制方法被收入《中国药典》，名为"姜半夏"，而《中国药典》的法半夏则是以甘草、石灰炮制的。《中国药典》的法半夏与北京地区19世纪末、20世纪初的法制半夏名虽相似,但物不同,即便是目前北京地区的"法半夏",其炮制方法及所用辅料,与现行版《中国药典》的法半夏依然是有所不同的。北京地区炮制法半夏所用辅料为甘草、石灰、明矾,而《中国药典》的法半夏所用辅料为甘草、石灰,没有明矾。《中国药典》的清半夏为白矾水浸泡,而北京地区的清半夏为白矾水煮,制作工艺相差极大,做出的成品性状具有明显的差异,《中国药典》的清半夏显粉性,而北京地区炮制的清半夏显角质性。

千百年来,华夏大地上的医药工作者,因时、因地、因人制宜,创造出了丰富的炮制技术和方法,这些都值得尊重,有利于我们今天的同仁守正创新,为当今所用。

中华人民共和国成立初期尚有生产并以京半夏为商品进行流通,行业逐渐规范后,相关部门对过去的药物名称进行了规范管理,京半夏之名才渐渐淡出人们的视野。

"南昌樟树国药局"进货单存根,记载有"京半夏,10斤"(图2-19)。显然,中华人民共和国成立初期的"京半夏",作为饮片的主流商品,在当时的樟树药材市场,依然进行批发销售。

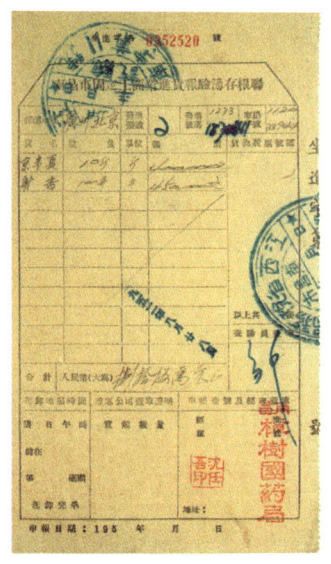

图2-19　京半夏进货单存根

图 2-20 为中华人民共和国成立初期的毛笔字处方，红色印章上的文字为"巴县马王炢，协众药号，时价"字样。

处方内容为：枇杷叶、厚朴、枳壳、酒枯芩、花槟榔、川贝、桑皮、京半夏、霜苍术、陈皮、甘草、南藿梗。

处方内明确使用京半夏。

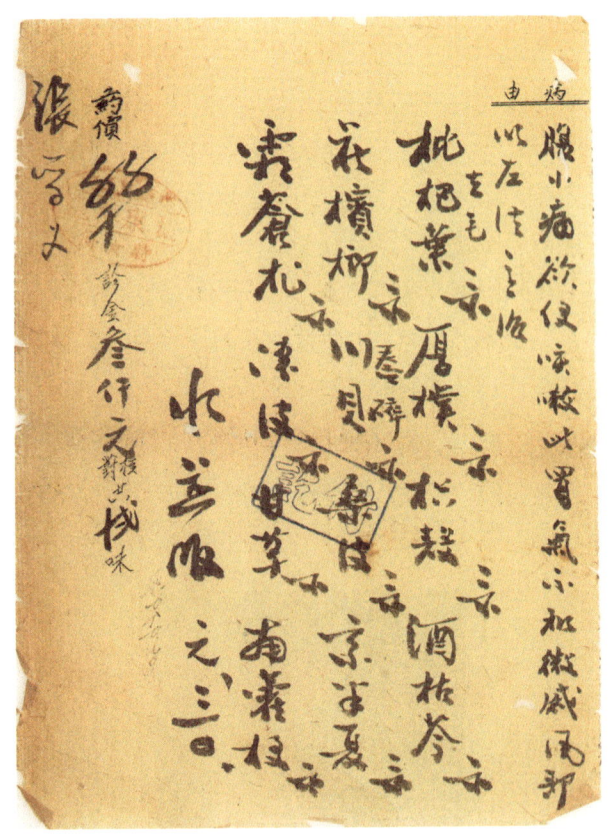

图2-20 毛笔字处方

1963年，四川潼南地区（今重庆市潼南区）的处方中尚有京半夏的记载。

该地区在1963年处方上写有"桂枝，白芍，杏仁，京半夏，尖贝，桔梗，瓜壳，寸冬，五味，防风，秦艽，甘草，生姜，枣子"（图2-21）。方中"半夏"明确用的是"京半夏"。

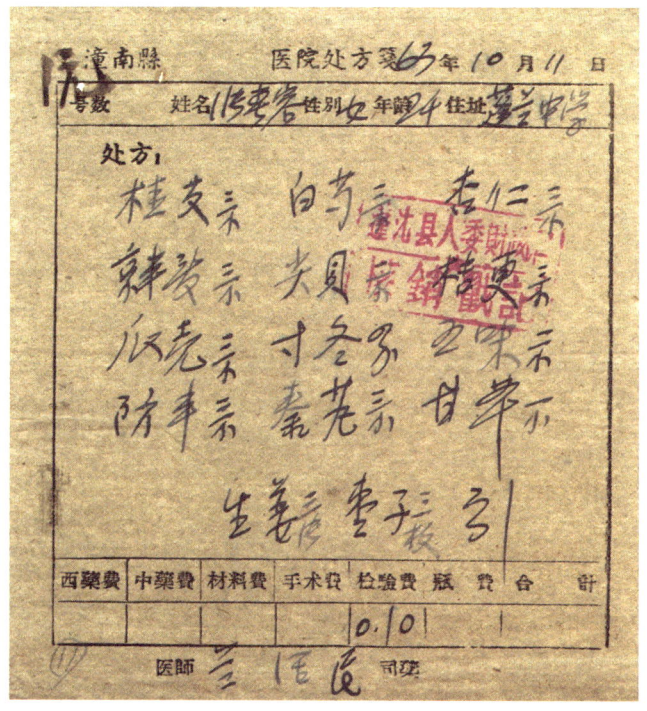

图2-21 使用京半夏的处方

附：北京地区"法半夏"炮制方法，摘自《北京市中药饮片切制经验》（1959年版）

1）北京"法半夏"炮制方法一

取拣净的半夏100斤，用水浸泡勿日晒。在春、秋季大约泡21天，每日换水2次；夏季缩短日期，每日换水3次；冬季适当的延长时间，每日换水1次。根据品质和大小的不同，缩短或延长浸泡时间。泡10天后，如起白沫，可投入白矾，泡1日后，再换水以去除毒质。至切开，口尝无麻辣味为度。取出稍晾。再取甘草，辗成粗块，加水熬汤（熬3次），去尽渣滓。以甘草汁泡石灰块30斤加适当水混合，去石灰渣，倒入前已泡去麻辣味的半夏缸内，继续浸泡。每日搅拌，使其颜色均匀。经约5天后，浸透呈黄色，以内部无白心为度。捞出、阴干即得。

每100斤半夏，用甘草16斤、石灰30斤、白矾2斤。

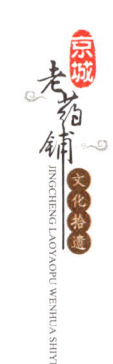

2）北京"法半夏"炮制方法二

取拣净的半夏，用水泡7天，每日换水2次，用白石灰水泡4天。每100斤生半夏，用石灰30斤，每日搅缸倒缸，撇去灰水，用清水泡6天，每天换水2次。再用皮硝、白矾泡3天，每100斤半夏，用硝、矾各2斤。每日搅缸或倒缸，撇去硝、矾水，用清水再泡3天，每日换水2次。再用姜水泡2天。每100斤半夏，用鲜生姜2斤（将鲜生姜捣烂），再用甘草水泡7天。每100斤半夏，用甘草16斤，将甘草轧酥提前4天先泡水，原泡生姜不撇去又加入甘草水，再下白石灰水泡4天。每100斤半夏用白灰15斤追颜色，出缸时将石灰冲洗净，阴干或晒干即得。

3）北京"法半夏"炮制方法三

取拣净的生半夏100斤，置缸内，用水浸泡7天，每日换水2次。然后将白石灰100斤，用水化开，过滤去渣为净灰水，继续泡7天，除去灰水；用清水泡7天，以去除石灰。再将皮硝50斤，白矾25斤，用水溶化，继续浸泡7天；除去硝矾水，用清水再浸泡7天，捞出晒干，成为白半夏。以此白半夏，再行加工，即为法半夏，其操作过程如下：

（1）取炙好的白半夏500斤。

（2）取枳壳22斤8两、五味子1斤14两、广陈皮32斤、川芎1斤14两、甘草25斤、青皮3斤2两、薄荷1斤14两，以上7种，共轧粗末，待煎。

（3）官桂1斤14两、砂仁3斤2两、广木香1斤14两、豆蔻仁15两、檀香1斤14两、丁香1斤14两，共研细末待用。

（4）姜黄10斤，单独轧成细粉，待取。取步骤"2"枳壳等7种药料，置于大铜锅中，加水煮沸，约2小时，倾出煎汁，再加水煎煮2小时，前后共煮4次，用压榨器将药渣轧榨取汁，除去残渣，共得煎液2000斤。将4次煎得的药液，合并搅匀后，分装6只缸中。每缸分盛药液约330斤，趁药液热时，每缸再加入步骤"4"的姜黄细粉约1斤10两，及步骤"1"的炙白半夏，约83斤。放置缸中搅拌后，另将步骤"3"的官桂等药面20斤，分装6布袋，每袋约3斤5两，应用大袋，令药面松散开，便于浸泡，分别加入每缸中，与灸白半夏共同浸泡,约需35天,每天倒缸1次,并搅1次。每次倒缸时,将上层药移于另缸底,原在缸底的药则翻到上层来,以驱散浸泡过程中所生之熟。如天气凉爽,可隔日倒1次。后将灸白半夏完全浸透,内外黄色均匀,以无白心为度。掏出阴干,即为法灸半夏。

处方写:法半夏、制半夏、黄法夏、京半夏,皆付半夏;写姜夏、姜夏片,皆付姜半夏。写清夏、半夏片、清夏片,皆付清半夏。

法半夏的制法,北京有3个方法,各有特点。究属哪个好,尚待研究。这里将3个方法,都予以收载,以供研究参考。

【功能主治】 本品燥湿化痰,降逆止呕,和胃下气。主治脾胃不和,头眩呕吐,咳逆上气,痰涎阻滞,胸膈胀满。

(二)京帮半夏发展

1.清半夏:半夏,产于四川、湖北、河南、贵州、安徽等省。目前,以四川、甘肃、河北等地为主产区。

(1)道地药材:华邈药业通过多年的实践发现,四川地区所产的半夏,其色白,质坚,粉性足,颗粒饱满,大小均匀,半夏特征明显,浸出物含量适中,适合加工法半夏、清半夏和姜半夏;甘肃西和产区的半夏,其个大,色白,粉性足,浸出物含量偏低,适合加工清半夏、法半夏,法半夏炮制加工后粉性好,质地酥脆;河北安国产区的半夏,粉性小,角质明显,浸出物含量较高,适合加工姜半夏。

(2)依法炮制:清半夏为《中国药典》一部中收载的炮制品种之一,其炮制方法是以白矾为辅料炮制而成的。功能为燥湿化痰,用于湿痰咳嗽,胃脘痞满,痰涎凝聚,咯吐不出等症。

现代清半夏炮制工艺在1963年版《中国药典》记载为清水或矾水浸泡后,用矾水煮;到1985年《中国药典》记载为直接用8%的白矾水浸泡半夏,即得清半夏,浸泡法一直沿用至今。

北京清半夏的炮制方法为煮制法:取净半夏,大小分开,用凉水浸漂,浸泡至口尝无麻辣感后,加白矾与水共煮至透,取出,晾至六成干,闷润后切片,晾干即得。

北京华邈药业遵循传统古法,并从来源、产地、制法工艺、外观性状、总酸含量、浸出物等方面进行考察研究，通过对分档筛选、浸泡、煮制、切制、干燥等多环节的严格把控，所炮制的清半夏片形规整，晶莹剔透，令人赏心悦目，得到行业的普遍认可和使用，堪称新时期京帮炮制品种的典范。

北京炮制的清半夏，结合祁州（安国）老药工的精良刀工，切制出了薄如蝉翼的清半夏饮片，从而形成了具有京帮炮制特色的祁州四绝之一的"蝉翼半夏"，具体详见第二章第一节相关内容。

（3）守正创新：清半夏浸煮法经华邈药业多年生产与大量研究，积累了丰富的技术资料，并多次向国家有关部门建议采用北京地区的先进工艺方法。目前，此法已被《中国药典（2020年版）》收载。

2. 甘肃产半夏药材及同批次的炮制品： 甘肃的半夏，形体较圆，块茎上极少再分出小块茎（图2-22）。

同批次生半夏生产出的法半夏，颜色为淡黄色，粉性足，内外颜色均匀一致（图2-23）。

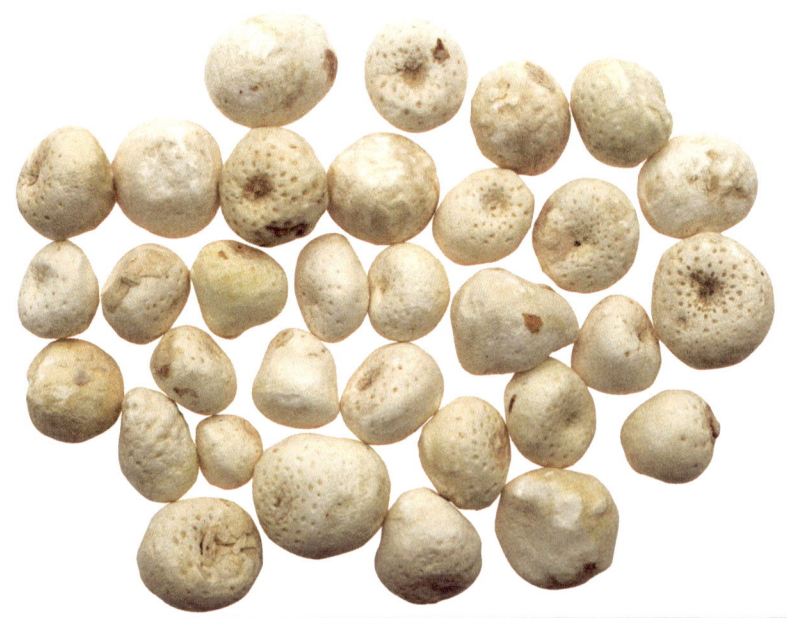

图2-22 半夏（甘肃产）

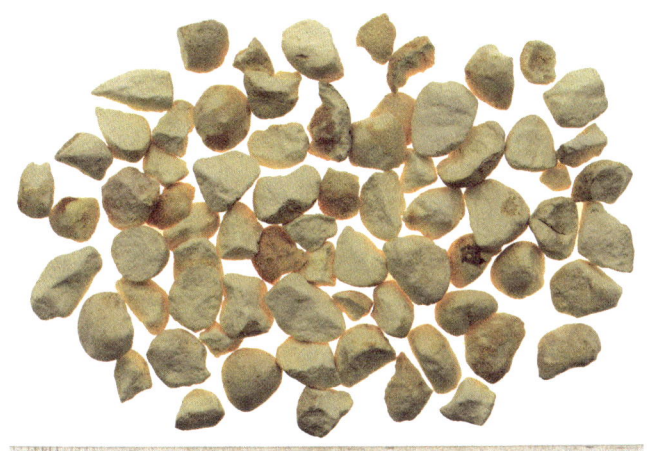

图2-23 法半夏

3. 河北产半夏药材及同批次的炮制品：河北的半夏（图2-24），有的形体较为细长，块茎上有时可见分出的小块茎，常被误判为天南星或虎掌南星。常见半夏有：清半夏（图2-25）、姜半夏（图2-26）、法半夏（图2-27）。

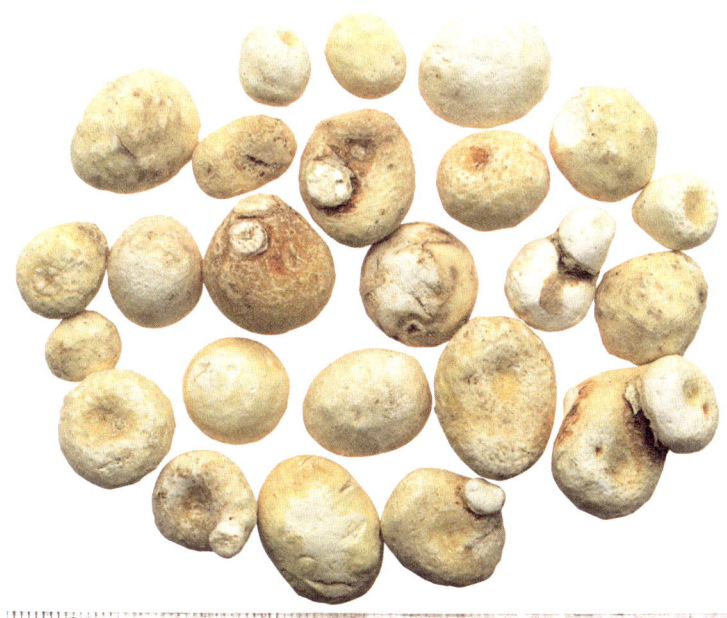

图2-24 半夏（河北产）

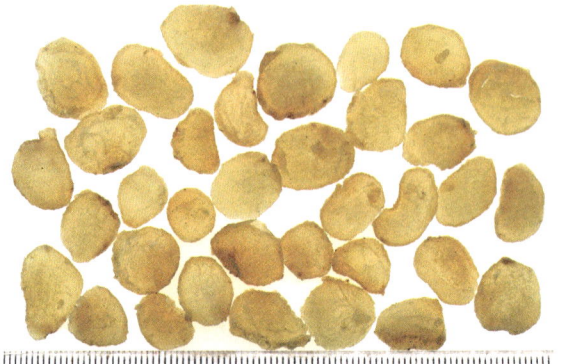

图2-25 清半夏

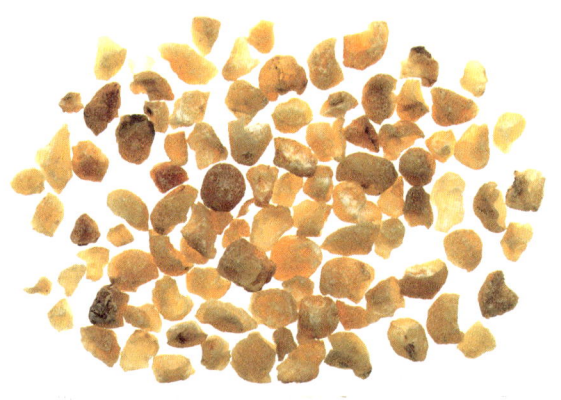

图2-26 姜半夏

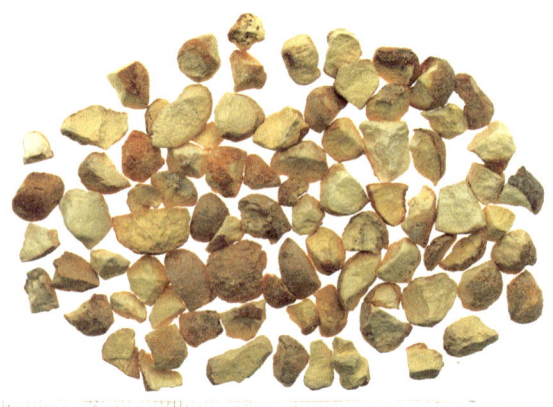

图2-27 法半夏

七、京墨

（一）古墨轶事

墨，古而有之，从出土文物看估计已经有5千余年的历史，有明确史料记载的"邢夷造墨"，迄今也有近3000年的历史。

在华夏文明发展进程中，诞生了很多与其相关的成语典故。如"胸无点墨"被用来形容读书太少，文化水平不高。"引绳切墨"则提示人们做人要刚直不阿。而"近朱者赤，近墨者黑"，更是告诫人们，客观环境对人有很大的影响，最有名的典故莫过于"孟母三迁"。

墨，可以说是尽人皆知，家喻户晓，是古今书画必不可少的用品。同时，还是中医治病救人的良药，集"书画之雅、济世之仁"于一身。

19世纪末、20世纪初，查二妙堂的墨锭"金不换"（图2-28）。

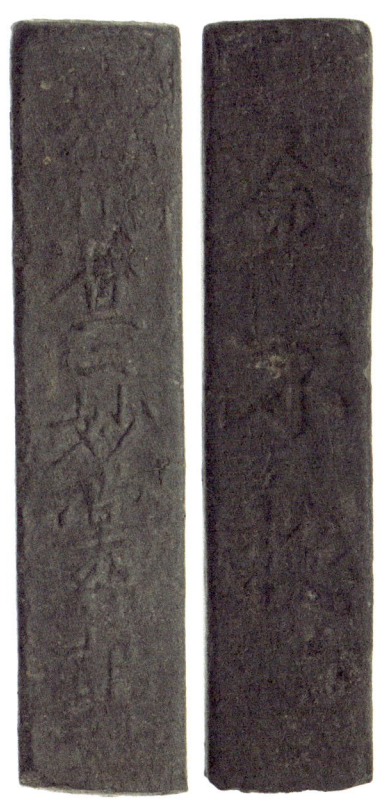

图2-28 "金不换"墨锭

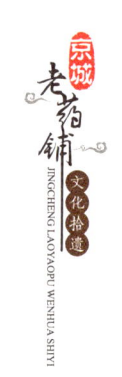

常见古法制墨，是燃烧油类物质。油，主要是桐油，加入一些其他植物或动物的油，或者燃烧松木，收集它们燃烧时产生的浓浓黑烟，经过多重的制墨工序，然后加入动物胶或植物胶汁等。有时，还需要加入香料（调节墨锭的香气）、中药等辅助材料（比如加入紫草，可以使写出的字在阳光下呈现紫红色，使书画的墨色更显艳丽）。同时，加入相关中药，还具有使墨更加经久耐用，所做书画年久不褪色等作用。然后，再经过千万次的捶打，使墨质均匀，再以模具压制而成。燃烧油类物质制作的墨称为油烟墨，燃烧松木制作的墨称为松烟墨。而现代在制墨过程中，常常添加一些不可食用的化学物质，所以现代的墨，轻易不要入药，只有古法制作的墨才能作为中药使用。

（二）济世玄机

古人认为，五行组成了我们的物质世界，其相生关系，用自然现象可以解释为：木生火（钻木可以取火），火生土（火燃烧后的灰烬为土，这里的火，本身也被视为一种物质），土生金（土壤里有金属矿藏），金生水（金可融化为水），水生木（水可灌溉树木）。

相克则是：木克土（树木扎根土里），土克水（水来土掩），水克火（水能灭火），火克金（火能熔炼金属），金克木（金属可以砍伐树木）

因为炭为黑色，在五行属水，血是红色，在五行属火，而水能克火，所以古人认为将药物炮制成炭，可以增加或增强该药物的止血功能，并且经过实践，古人总结出"红见黑则止"的中药药性理论。如将生蒲黄炒成蒲黄炭（炒炭存性），蒲黄的止血功能便得到了进一步的增强。而生姜本为解表散寒药，不能止血，但晒干后炮制成"姜炭"，则具有温经止血的功效。

药物炮制成炭可以止血，而通过制墨过程，古人发现，墨乃炭之凝聚，按照中药的药性理论，墨也应该有止血作用。于是，古人通过临床实践，发现墨同样具有良好的止血作用。

北京一得阁出品的墨锭"南极星辉"（图2-29）。

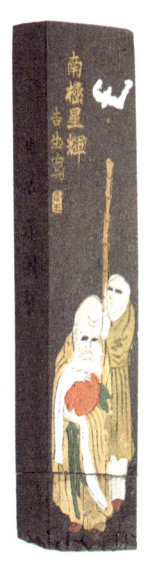

图2-29 "南极星辉"墨锭

墨有松烟墨与油烟墨两大品类,古人推崇的是松烟墨入药。明代李时珍,在其著作《本草纲目》中记载:"墨,能止血、生肌、疗痈肿等诸多功效,入药用松烟墨,以墨质细腻、年限陈久者佳。"

中华人民共和国成立前后的邢台玉合兴墨工厂的圆柱状老墨锭(图2-30)。

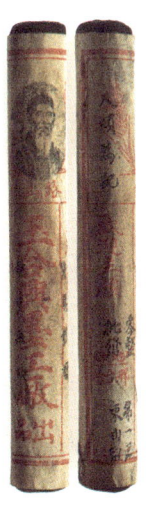

图2-30 圆柱状老墨锭

清代《本草便读》解释了为什么陈墨效果好,提示内服必须经过煅制才能使用。原文提到"墨烟煤合胶水所成,以松烟者为佳,用陈者取其胶性渐脱,火气渐退,然内服总宜煅用,方无胶滞之患,止血者不过红见黑则止之意,毕竟其为辛温散血之品,如血热妄行之证,亦宜慎用"。

中华人民共和国成立初期,北京墨汁厂生产的老墨锭(图2-31)。北京墨汁厂,前身即北京久负盛名的老牌厂家"一得阁"。

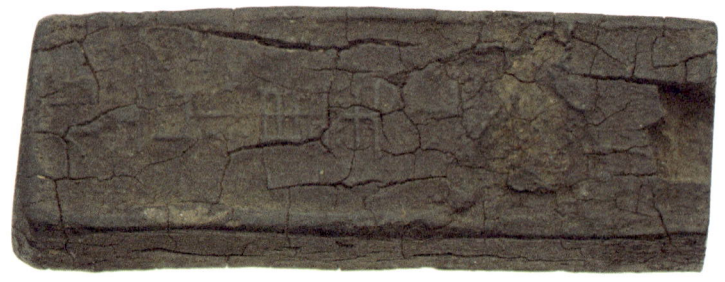

图2-31　老墨锭

《本草求真》更是记载了古代的"瘟疫鼻衄",用墨止血的医疗经验。

目前,墨、徽墨、陈墨、香墨等药品标准还有地方标准在执行使用。

2020年版的《中国药典》第一部中,收载的"小金丸、小金片、小金胶囊、万应锭、万应胶囊、荷叶丸"等中成药依然使用香墨投料生产。

北京同仁堂亳州饮片厂生产的"香墨"墨锭。注意,是香墨,不是京香墨。没有"京"字(图2-32)。

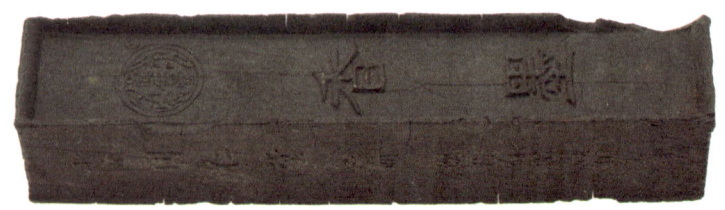

图2-32　"香墨"墨锭

(三)道地京墨

中国几千年的文明,都城不断变迁,带有方向的都城分别有东京(东京汴梁,今指开封)、西京(西安)、南京、北京。而京墨之"京",指的是京城,为国家的首都。唐代《仙授理伤续断秘方》即已有京墨条文的记载,但是当时的京墨,指的是百草霜而非书画之墨锭,宋代《太平惠民和剂局方》中的"南岳魏夫人济阴丹"中用"京墨,煅,醋淬,研",显然这里的京墨就是书画的墨锭了,但南宋时期的京,不一定是现在的北京。

到了1421年,明代永乐皇帝定都北京。从此,京墨之"京",即指北京地区。

明代李时珍,在其著作《本草纲目》中多处提及京墨,同时还记载有金墨。因为,从古到今,墨的生产规格里都没有金墨这个品规,所以,从文献来看,金墨当为京墨,乃音误所致。虽然,古代文献有"墨陈者良"的记载。但是,直到清代《本草纲目拾遗》中才开始有"陈京墨"这一专词。

由清宫太医院医药文献整理而成的《太医院秘藏膏丹丸散方剂》中,更是明确记载使用"京墨"。

近代墨锭,朱色印记"京墨",墨质酥脆(图2-33)。

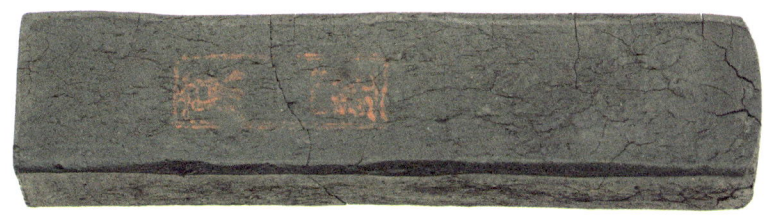

图2-33 京墨

20世纪初期的《中国医学大辞典》记载:"京墨:墨虽多产于安徽歙县,而京都实为文物荟萃之地,往往有数百年之陈物,外多裂纹,颜色枯淡,于吐血及口舌碎烂之证最宜。盖年久则火性胶性均退,成为纯凉之质,以清心经血液之炎热,大有殊功。故俗称陈京墨,为血证良品。"

北京一得阁生产的"金不换"墨锭（图2-34）。年代不详。

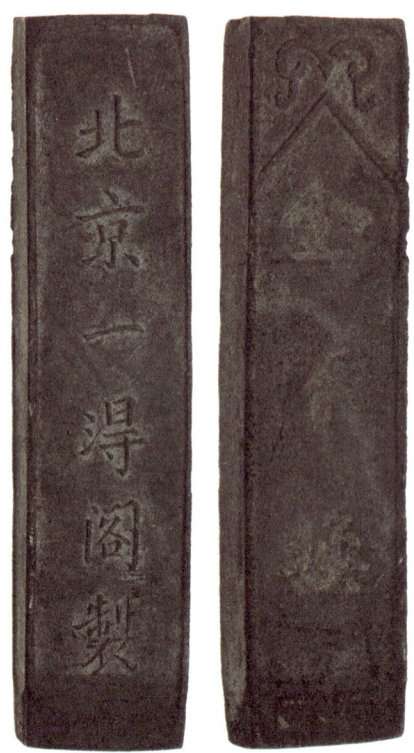

图2-34　"金不换"墨锭

墨作为药用，古人推崇的是松烟墨，油烟墨基本不入药。目前，有的省份将油烟墨也做药用。另外，墨做外用，多为磨汁或打碎、粉碎后使用。如果内服，则需要依法炮制，治病效果才会更好，炮制方法，古人多为煅制。但目前，各地炮制规范中，即便内服，也没有要求将墨煅制的，这一点在临床上，值得广大医药工作者深入思考。

1999年北京同仁堂饮片厂生产的"京香墨"，商标图案及文字涂以朱砂红色，该墨具有书画与药用等多重用途。墨锭背面阳文内容为"本品为松烟加胶液、香料等经特殊工艺制成，以色黑、光亮、气清香者为佳。具有凉血、止血之功效，亦为书写之佳品"。北京同仁堂饮片厂生产的"京香墨"，是本厂生产的（图2-35）。

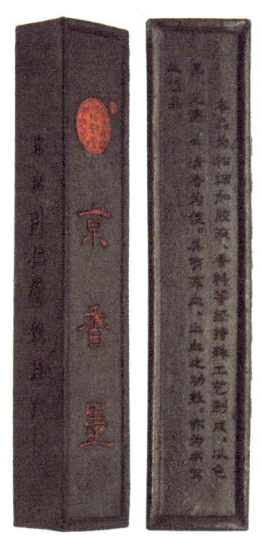

图2-35　北京同仁堂饮片厂生产的"京香墨"

北京同仁堂（亳州）分厂生产的"京香墨"（图2-36）。其正面的商标图案有时被涂以红色，其侧面有阳文"北京同仁堂（亳州）饮片有限责任公司"字样。背面文字内容与北京同仁堂饮片厂生产的墨锭上的文字内容相同。

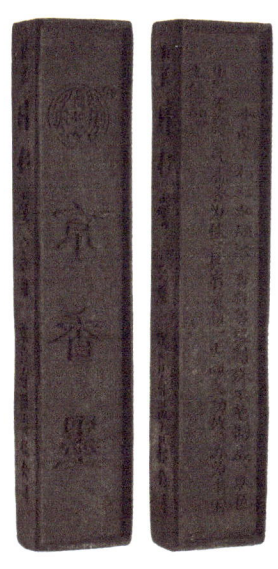

图2-36　北京同仁堂（亳州）分厂生产的"京香墨"

同仁堂所生产的"京香墨",明确了过去传统入药的墨块,就是用来做书画使用的,而并非特殊制作,换句话说,过去传统的松烟墨,直接就可以当作中药使用。

但是目前的很多墨块,生产工艺不详,成分不明,生产过程中经常添加一些不能食用的化工原料,建议大家不要轻易使用。

图2-37为20世纪80年代,北京墨汁厂生产的熊猫青竹墨。

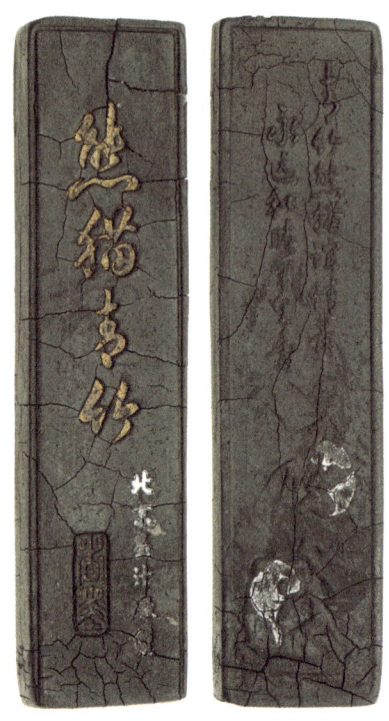

图2-37　熊猫青竹墨

附:传统木质墨锭压制模具

一个木质方框,内部有可拆卸的小方框,方框上下用带有雕刻图文的木塞相互加压,制成墨锭。

图2-38为墨锭模具(水平翻转图),一个方形木塞雕刻有浮云、楼台亭阁和动物图形,另一个加压所用的木塞雕刻有八卦图案,图案下方有文字"卦墨"。

第二章 | 京药传承——道地药材与经典成药的魅力 |

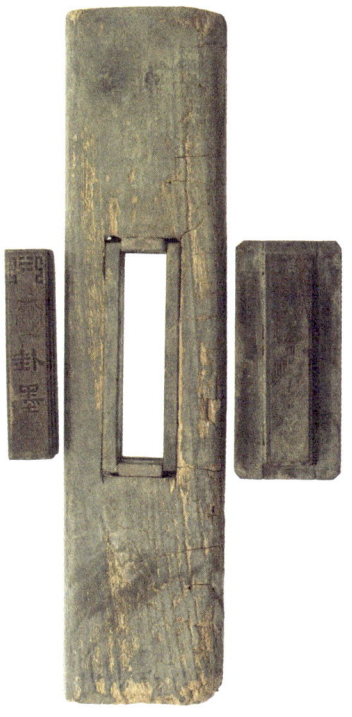

图2-38 墨锭模具

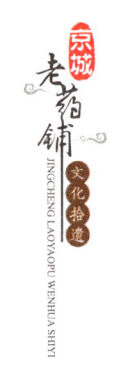

第二节 经典成药

一、丸剂

（一）一小堂"开胸顺气丸"

近代，北京地区一小堂所创制的"开胸顺气丸"，以其疗效确切，行销大江南北，是企业的核心品牌产品。20世纪60年代，该药被北京以经验方收入《北京市中药成方选集》中，并被写入现行版《中国药典》。

北京所收载的药方有2个：

第一方

开胸顺气丸（经验方）

【处方】槟榔（炒）六两，二丑（炒）八两，陈皮二两，木香一两五钱，三棱（炒）二两，莪术（炙）二两，牙皂一两，厚朴（炙）二两。

以上八味，计二十四两五钱。

【制法】 共研为细粉，过罗，茵陈熬水，泛为小丸。

【功能主治】 消积化滞。主治停食停水，气郁不舒，胸闷胀满，胃脘疼痛，红白痢疾，疟疾等症。

【服法】 每服一至二钱，温开水送下。

【禁忌】 孕妇忌服。年老体弱者忌服。服药后过三小时再进食。

第二方（经验方）

【处方】 木香八十两，黑牵牛（炒）一百六十两，黄芩四十两，香附（炙）一百二十两，五灵脂（炒）八十两，大黄一百六十两，莪术（炙）四十两，橘皮八十两，猪牙皂四十两，三棱（炒）四十两。共十味，计八百四十两。

【制法】 共研为细粉，过罗。用冷开水泛为小丸，滑石为衣闯亮。

【功能主治】 消食逐水，调气化滞。主治食积气聚，膨胀痞满，气滞停水，胃脘刺痛。

【服法】 每服一至二钱，每日一至二次，温开水送下。

【禁忌】 年老气虚者及孕妇忌服。

2020年版《中国药典》所记载的"开胸顺气丸"与上述第一方基本相同，内容如下：

开胸顺气丸

【处方】 槟榔300g，炒牵牛子400g，陈皮100g，木香75g，姜厚朴100g，醋三棱100g，醋莪术100g，猪牙皂50g

【制法】 以上八味，粉碎成细粉，过筛，混匀，用水泛丸，低温干燥，即得。

【功能与主治】 消积化滞，行气止痛。用于气郁食滞所致的胸胁胀满、胃脘疼痛、嗳气呕恶、食少纳呆。

【用法与用量】 口服。一次3～9g，一日1～2次。

【注意】 孕妇禁用；年老体弱者慎用。

图2-39为中华人民共和国成立初期的开胸顺气丸外盒，内装纸包的水丸药粒。

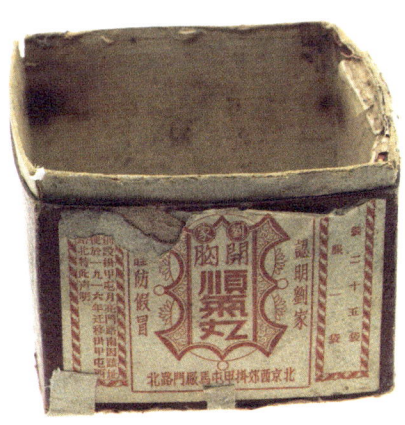

图2-39 开胸顺气丸外盒

图2-40为中华人民共和国成立初期一小堂"开胸顺气丸"邮购广告价目表。

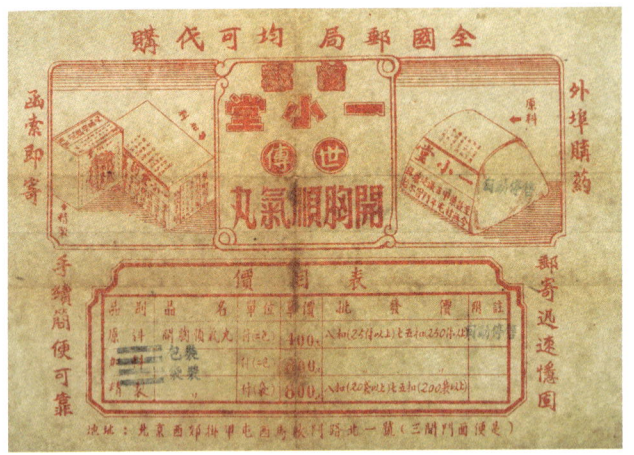

图2-40 "开胸顺气丸"邮购广告价目表

一小堂"开胸顺气丸"药袋的图案设计，非常有传统文化内涵。胸为肺之府，开胸，可以理解为理肺气。所以，画了一个马甲的形象，表示胸肺及药物所针对的部位。中间为刘家字号及药物名称，马甲状衬以葫芦形图案。葫芦，自古就与医药相关。图2-41中葫芦的边缘，绘有菊花花瓣，菊花为秋季之花，脏在秋应肺。整个图案完美地表达了产品内涵，值得欣赏品味，可供其他类似文案参考。

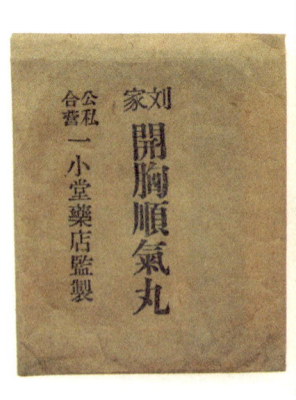 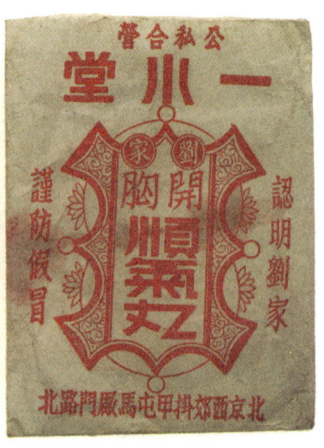

图2-41 "开胸顺气丸"药袋

图2-42为中华人民共和国成立初期的"开胸顺气丸"内包装袋，红色袋里包装的是更小一些的袋，袋内装有水丸。

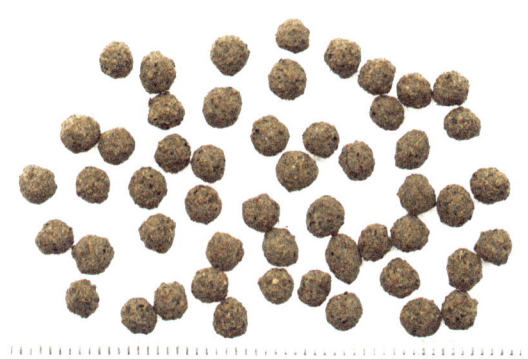

图2-42　开胸顺气水丸

不可否认，一个产品做得好，就会有更多的商家进入。于是，全国各地都出现了不同品牌和厂家的"开胸顺气丸"。因为，一小堂不可能告诉别人自己的秘方。所以，虽然很多厂家都生产这个药，但是处方未必完全一致，以至于中华人民共和国成立初期北京的文献就收载了2个方，相信当时还有更多的药方。

20世纪初期，仿制大户"增盛和赵省三"生产的"开胸顺气丸"。通过该说明书，大体可以了解当时该药的功能主治及宣传策略。文字内容如下：

赵省三拣选地道上品药料精工监制

开胸顺气丸：此丸专治男妇小儿六郁，七情内伤，生冷茶酒厚味，气膨不舒，胸膈膨闷，邪热上攻，痰涎凝滞，头目疼痛，咽喉肿痛，四肢倦怠，呕逆倒饱，嘈杂噎膈，反胃吐食，心腹疼痛，大便干燥，小便淋闭，单腹膨胀，宿食不消，气筑奔冲，痛不可忍，红白痢疾，食水疟疾，又治小儿积滞潮热，误吃铜钱，骨刺等症，又治妇人产后瘀血积聚，经闭不通，鬼胎症瘕血块，疮肿初起，毒气上攻，二便不利，不省人事，皆可服之。此药有痰去痰，有虫去虫，不伤元气，不损脏腑，平和之圣药，量人虚实，老少每服一钱二钱为正，小儿每服二三分，空心白水五更送下，至天明即下，一切多年积块等症，服此二服，万病消除，唯伤寒初起，只服五分，姜汤送下，盖被出汗即愈，大便同温粥服之，①忌生冷油腻酒等物，孕妇与复寒者忌服，不服水土者服之神效，不可久服。

增盛和老药铺设在祈会南关大街金字招牌便是。

一栈在祁会南关大街路西天津日租界广新誉一栈在广东省城内大街广升新开张。

药味：槟榔、陈皮、木香、厚朴、二丑、三棱、莪术、牙皂。

适应证：气郁不舒，胸膈胀满，倒饱反胃，两胁刺痛，大便秘结，小便短少，停食停水，不思饮食，胃脘疼痛，肚坠肠鸣。

注意：孕妇忌服。

电报挂号：9121号

服法用量：清晨饭前两小时用白开水送服，大便后温粥补之，忌油腻硬物。大人每服一袋，体格弱者酌量减少。

防病或久病按以上服量减半。

注意：孕妇忌服。

①注：本意应为大便痛后，以温粥服之。

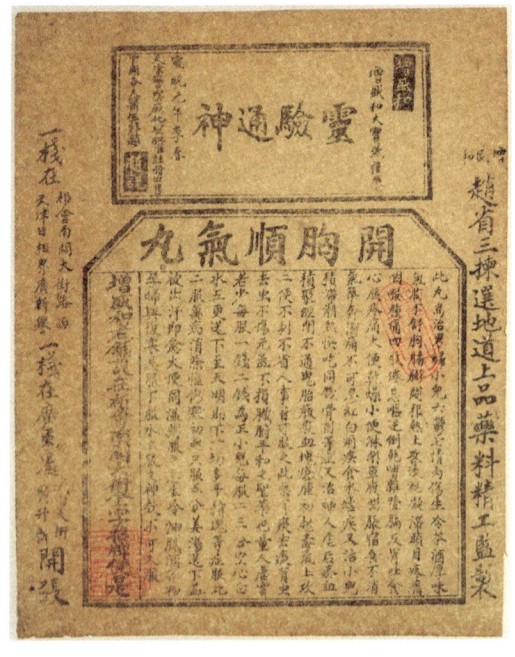

图2-43 开胸顺气丸仿单

（二）同济堂"北麋茸安坤赞育丸"

图 2-44 为北麋茸安坤赞育丸仿单。

此药专治妇女气虚血衰、经血不调、久不孕育、胎前产后诸虚不足，服之则能滋补肾阴、养血添精、温暖子宫、强腰健步、调肝润肺、开郁顺气、健脾胃进饮食，百病不生，实妇科之圣药也，治症开列于后。

一治经血不调：当归二钱，川芎一钱煎汤下。

积聚血块：桃仁、红花各一钱，煎汤下。

胎漏不安：阿胶二钱，艾叶一钱，煎汤下。

血崩：棕炭三钱，糯米一撮，煎汤下。

产后恶血不尽脐腹刺痛：莪术一钱，童便一盅，加姜汁汤下。

产后恶露不行：归尾二钱，桃仁、红花各一钱，煎汤下。

经水闭滞：桃仁、红花各一钱，煎汤下。

赤白带下：茯苓三钱，煎汤下。

生产滑胎：白术二钱，黄芩一钱，煎汤下。

求孕：当归三钱，白术、白芍各一钱，五分煎汤下。

产后血晕：当归三钱，童便一盅，加姜汁煎汤下。

脾胃不和饮食不思：神曲三钱，麦芽一钱，煎汤下。

肝郁不舒：青皮、陈皮、香附各一钱，煎汤下。

阳虚自汗：黄芪、白术各一钱煎汤下。

阴虚盗汗：麦冬二钱，五味子十粒，煎汤下。

骨蒸潮热：无汗，丹皮二钱；有汗，地骨皮二钱，煎汤下。

咳嗽痰喘：桑皮一钱，杏仁二钱，煎汤下。

腿足疼痛行步酸软：四十岁前，牛膝二钱，骨碎补二钱；五十岁后，用牛膝二钱，虎胶一钱，煎汤下。

肿胀：茯苓三钱，腹皮一钱，木香五分，煎汤下。

大便溏泄：白术二钱，煎汤下。

小便赤涩：木通一钱，灯芯五分，煎汤下。

头晕耳鸣：麦冬三钱，陈皮一钱，煎汤下。

气虚肿满：黄芪一钱，煎汤下，或用党参膏冲汤下。

同济堂参茸药材庄开设在北京正阳门外大栅栏街北有招牌便是。

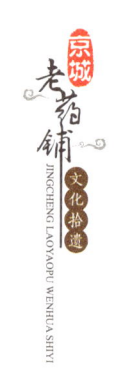

图2-44 北麋茸安坤赞育丸仿单

在过去，药帮林立的年代，北京却是以制作传统丸散膏丹等中成药见长。北麋茸安坤赞育丸，是同济堂的招牌名药，行销全国各地，因其疗效显著，于1961年被北京市收入《北京市中药成方选集》内，其组成为：

安坤替育丸（验方）

【处方】 桑寄生十六两，青毛鹿茸（去毛）九十六两，乳香二十四两，血余八两，艾炭三十二两，紫河车八十具（每具约一两五钱），蚕绵炭八两，大熟地六十四两，杜仲三十二两，茯苓三十二两，桂圆肉四十两，鸡血藤十六两，香附三百八十四两，山茱萸三十二两，鹿角胶二十四两，锁阳三十二两，鳖甲（炙）三十二两，枸杞子二十四两，没药（炙）四十八两，人参（去芦）八两，酸枣仁（生炒各半）六十四两，白薇三十二两，琥珀十六两，元胡（醋炙）三十二两，白芍六十四两，甘草十六两，鸡冠花二十四两，乌药十二两，牛膝五十六两，补骨脂（盐炒）四十四两，当归六十四两，黄柏三十二两，阿胶九十六两，天冬四十六两，藏红花三两二钱，黄芪二十四两，菟丝子十六两，龟板（炙）三十二两，秦艽三十二两，川牛膝五十六两，肉苁蓉二十四两，鹿尾五两，沙参四十八两。

以上四十三味，重一千九百一十两零二钱，均下罐，用黄酒一千九百一十两蒸四昼夜。

川断四十两，川芎四十八两，沉香五十二两，泽泻三十二两，丹参八两，黄芩四十两，赤石脂二十四两，于术四十八两，木香八两，大生地六十四两，苏叶二十两，柴胡二十四两，橘皮五十六两，肉果（煨）二十四两，白术（炒）九十六两，青蒿二十四两，橘红三十二两，远志（去心、炙）三十二两，藁本二十四两，阳春砂九十六两，红花十六两。

以上二十二味，计八百七十二两，不下罐，共研粗末，铺槽搅匀晒干。

【制法】 以上共六十五味，计二千七百八十二两二钱，共研为细粉，过罗。每细粉三百二十两，兑益母膏汁六十四两，再兑蜜为大丸，重四钱，蜡皮封固。

【功能主治】 益气调经。主治妇女气虚血亏，经血不准，崩漏带下，腹痛腰酸，骨蒸潮热，面色萎黄。

【服法】 每服一丸，日服二次，温开水送下。

【禁忌】 忌气恼、生冷。

该方由六十多味中药组成，中华人民共和国成立后其功效被定义为"益气调经"。而在当时，为了适应广大民众的需求，扩大商品销售，商家通过药引的使用，使得该药的治疗病症更加广泛。

（三）"康氏牛黄解毒丸"小议

牛黄解毒丸、牛黄解毒片、牛黄解毒软胶囊、牛黄解毒胶囊都是临床特别常用的中成药，不论是专业人员还是普通百姓，几乎都耳熟能详，其主要成分为：人工牛黄、雄黄、石膏、大黄、黄芩、桔梗、冰片、甘草。而同时，北京地区还有一个非常热卖，曾经在近代广为人知的"康氏牛黄解毒丸"，以其卓越的疗效而被收入中华人民共和国成立后的国家标准中，其组成主要为：人工牛黄、雄黄、石膏、大黄、黄芩、桔梗、冰片、甘草等，功效作用为清热解毒，散风止痛。用于肝肺蕴热、风火上扰引起的头目眩晕、口鼻生疮、风火牙疼、暴发火眼、皮肤刺痒。

这里需要注意，过去用的都是天然牛黄，人工牛黄是中华人民共和国成立后才开始使用。同时更应注意，该药物含有雄黄，不宜

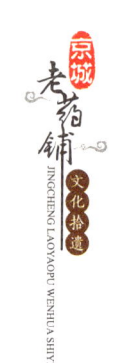

长久或大剂量服用，需要在医生指导下使用。

据北京崇文区（现东城区）的《文史资料选刊·第五期》记载，20世纪初期，北京地区德寿堂创始人康伯卿遵循古法，大胆创新，除了汲取先人之经验，还善于应用西方科学制药之方法，如康氏牛黄解毒丸配方中的雄黄，气味臭秽难闻，以之做成的药丸气味亦令使用者感到不适。于是，康伯卿使用了通过化学合成的结晶品薄荷脑，此举不仅大大提高了自家品牌药物"牛黄解毒丸"的疗效，又起到对丸药中雄黄恶臭气味的掩盖作用，从而达到对蜜丸的矫味作用。

为了信誉，必须保证质量稳定，不偷工减料。因此，德寿堂对"牛黄解毒丸"药料选材非常严格，方中的黄芩、大黄、雄黄、朱砂、山药，气色必须都达到标准方能使用。黄芩大多选自当时的热河承德，因为那个时期的黄芩作为商品主要都是野生品。黄芩为多年生草本植物，入药部位为根，黄芩在野生状态下年限稍长，一般在3～4年以上，黄芩就会开始有枯心，年限越久，枯心越重，投料前必须将其黑色的枯心除净，反复筛除方可投料使用。大黄则是选择质地坚实、具有清香气味，红高粱花色的西宁大黄为标准。雄黄多用苏雄黄。朱砂则必定使用正封朱宝砂。山药选用河南产整枝厚相山药。如此制作的牛黄解毒丸，蜜丸颜色为略微发红的天然牛黄的颜色，否则，制作出的蜜丸为黑黄色，算作次品而不予出售。

中华人民共和国成立后，德寿堂实行公私合营，后来，并入北京中药五厂（有文史资料记载为四厂），目前"康氏牛黄解毒丸"依然在继续生产销售。

20世纪初期，"康氏牛黄解毒丸"的说明书（图2-45）。其主治内容为：

一治咽喉肿痛，一治新旧风火虫牙疼立止；

一治胃火口疮，一治牙宣出血口中秽气；

一治耳聋鼻肿，一治牙痛舌上生疮起刺；

一治偏正头痛，一治眼疾火朦饭后作呕；

一治气瘰咽哑，一治头部眩晕宣肿不仁；

以上各症随时噙化。

一治闷郁结滞，气郁不舒，胸膈疼痛；
一治气患心乱，两胁胀痛，内热作烧；
一治中风不语，口眼歪斜，牙关紧急；
一治猝然晕倒，痰壅堵塞，不省人事；
一治中风痰火，遍身麻木，半身不遂；
一治瘫痪痿痹，语言謇涩，痰迷心窍；
以上各症用温水化服。
一治小儿急热惊风，痰火内热，呕吐乳食；
一治小儿停食结滞，咽喉肿痛，瘟毒浮肿；
一治小儿口疮牙疳，舌上生疮，肚内生虫；
一治小儿伤风受寒，作烧发冷，乳食不消；
小儿之症另有用药法。

康氏牛黄解毒丸在当时的仿单也多次变更，内容稍有变动。

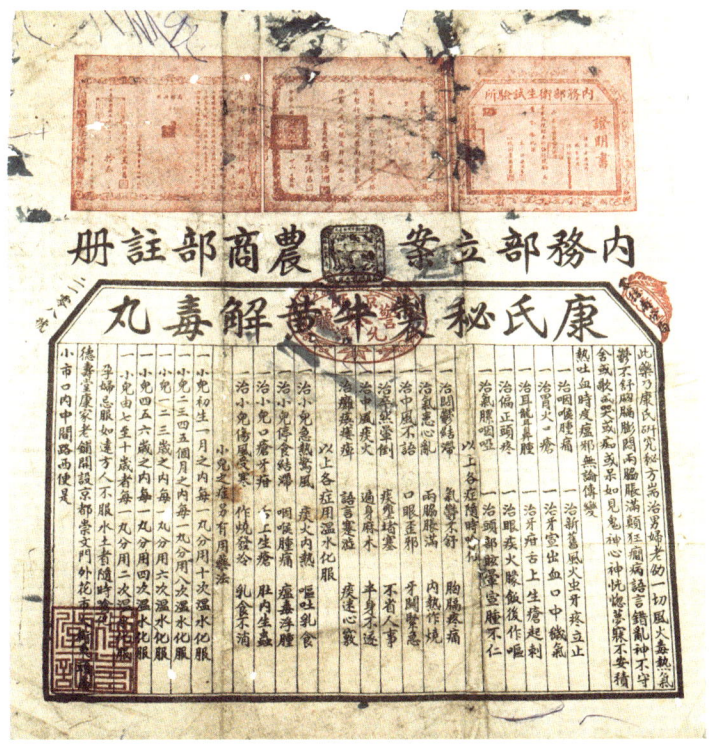

图2-45 "康氏牛黄解毒丸"说明书

20世纪初期已经有了商标注册制度,过去有句话叫"鹤立鸡群",德寿堂注册的商标则为"鸡鹤图案",这回真的把鹤与鸡组合到一起了,并且做了概要的提示。这样,作为商标,不仅具有商品的属性,同时还具有警世、教化的作用。

图2-46为德寿堂商标,竖联为"鸡为五德,鹤乃永寿"。鹤,早在西汉《淮南子·说林训》中就有"鹤寿千岁,以极其游"之说,古今都有长寿的寓意。"鸡为五德",则是指鸡具有"文、武、勇、仁、信"这五种让人赞佩的德行,如西汉韩婴所作的《韩诗外传·卷二》中记载:"鸡,首戴冠者,文也,足搏距者,武也,敌在前敢斗者、勇也,得食相告,仁也,守夜不失时,信也。鸡有此五德……"

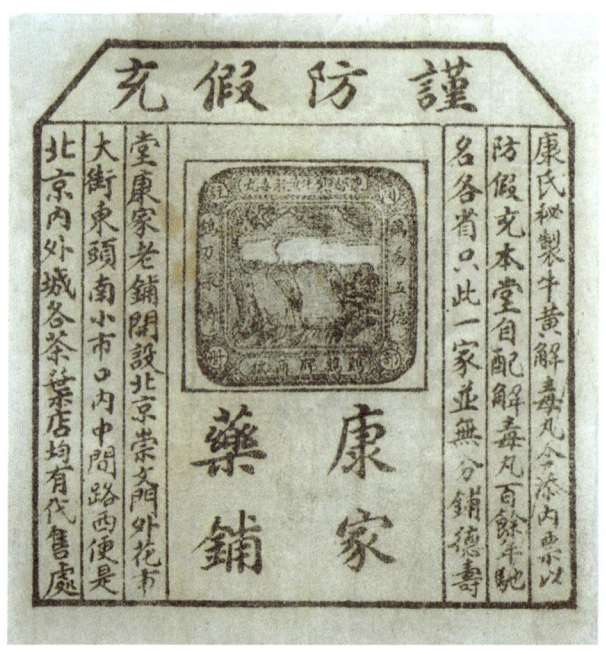

图2-46 德寿堂商标

无独有偶,市面上又出现了赵家药铺的赵氏秘制牛黄解毒丸(图2-47)。作者通过查阅文献大概了解到,当时京城的所有名药,赵家企业几乎都有仿制,当然,该企业也是通过当时的卫生主管部门批准的,算是合法企业,仿制了当时的大量名药。

赵家药铺的牛黄解毒丸商标与康氏几乎一样,但是吉祥物变了。

康家的是鸡与鹤,赵家的则是龙与虎,竖联为"龙为五增,虎乃永盛"。龙虎在一起的典故非常多,且多为正能量之吉语。商家选择龙虎作为注册商标,且分别赋予其新义,倒是用心良苦。"虎乃永盛",尚不知商家具体要表达什么寓意,另一句"龙为五增",作者亦未查询到相关记载。数字五,在民俗中最为习用的有"五福捧寿"之说,其中的"五福",出自《尚书洪范》,书中记载五福为"一曰寿,二曰富,三曰康宁,四曰攸好德,五曰考终命",比较难记难懂,现代的人直接把五福理解为"福、禄、寿、喜、财",理解上更加方便快捷,易懂易记。

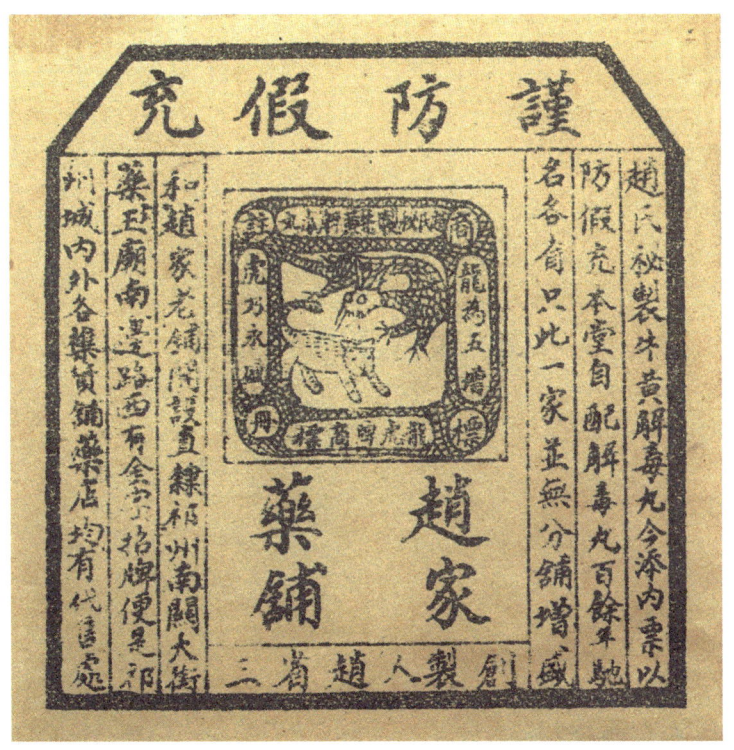

图2-47 赵氏秘制牛黄解毒丸仿单

图2-48中左侧为20世纪90年代按照康氏传统处方工艺制作的"康氏牛黄解毒丸",右侧为同时期其他处方的"牛黄解毒丸",即便是处方不同,按理说也应该为"棕黄色"才对。但目前,牛黄解毒丸是黑色的,应该是所用原料与传统处方要求有所变化造成的。

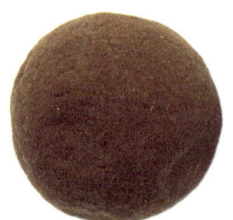 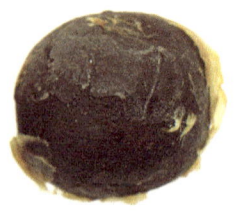

康氏牛黄解毒丸　　　　其他牛黄解毒丸

图2-48　两种不同处方的牛黄解毒丸

上面只是举了一个例子，当时制作"牛黄解毒丸"的厂家很多，名称相同，功效相似，但是，处方组成却不一样。虽然，当时也有行业工会对此进行了规范，组织编撰成方配本。比如，北京于宣统二年就有京师药行商会同仁组织编撰的《京师药行商会配方》（六册）。但是，因为每个厂家都不可能将自己的独家秘方公布于众（如德寿堂的牛黄解毒丸，即便是公布也会有所保留）。我们今天看到的处方，是中华人民共和国成立后公私合营，逐步转变为公有制，厂家并入国企后，其处方组成与制作工艺才得以公开。在当时，这些都是立堂之本，绝对不会轻易外传。正因为各个企业的组方不一样，所以临床疗效也会有所不同，康氏牛黄解毒丸以其优良的疗效而名声远扬。

（四）程氏特制牛黄清毒丸

程氏特制牛黄清毒丸说明书摘要如下：

刘海商标，程氏特制牛黄清毒丸

北京益和堂药社出品

成分：生石膏，黄芩，栀子，甘草，玄明粉，朱砂，牛黄，硼砂，薄荷冰，雄黄，冰片。

主治：头痛牙痛。咽喉肿痛。胃火口疮。暴发火眼。风火热症。服之立效。

效能：消炎，退热，止痛，清凉，避瘟，解毒。兼治小儿：急热惊风，呕吐乳食，伤风受热，作冷发烧，斑疹痘疹，解热去毒。

用量及服法：每日三次，每次一钱，小儿酌减。旅行者口噙溶化，家庭用茶水或白水均可。

说明书里还特意提到了该药物的外用特效,并举例"粉刺、牙疼、水火烫伤、蚊虫叮咬、咽喉肿痛"等症可以外用治疗。

过去药物使用方式是很灵活的。实际上今天的很多内服中药,外用效果也是很好的,如《中国药典》记载的"跌打丸",内服可以"活血散瘀,消肿止痛。用于跌打损伤,筋断骨折,瘀血肿痛,闪腰岔气"。其实,外用也有相应的疗效,局部扭伤疼痛是可以用的。作者有时遇到类似患者,告诉其买跌打丸,内服加外用,一般的小病,一盒就搞定,经济实惠。

但是,由于《中国药典》规定了使用方法,不按照《中国药典》规定的方法可能会招惹一些麻烦。过去,起码近代用药是非常灵活的,但是也往往有夸大宣传之嫌,所以要一分为二地看这个问题。

图2-49为铁盒包装,底部空白无字,盒盖图文内容大致为:

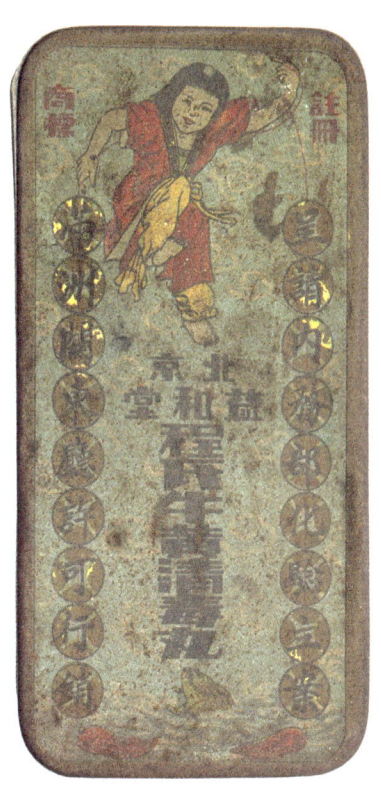

图2-49 程氏特制牛黄清毒丸铁盒

注册商标，刘海左右双手各拎一串铜钱状招幌，用之戏耍底下的金蟾。招幌上写着"呈请内务部化验立案，满洲关东厅许可行销"，看样子当时这个品种销售做得不错，能够卖到满洲。中部是企业堂号"北京益和堂，程氏牛黄清毒丸"。

铁盒四周侧面分别写有："北京益和堂程家药店"，"程氏特制牛黄清毒丸"，"家庭旅行常备良药"，"世界第一热症妙品"（图2-50）。

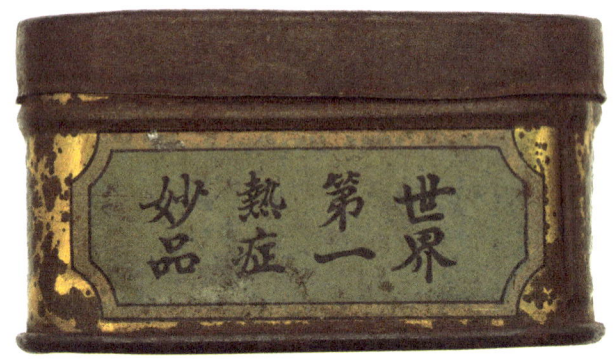

图2-50　一侧写有"世界第一热症妙品"

目前，药品说明书已经禁止使用针对疗效的一些夸张词汇（如上文的世界第一），还有诸如"神效、特效、去根儿，永不复发、治愈率、有效率"等等都不允许在说明书中出现。但是在以前是很寻常的事情，于是有人看书，感觉过去书中有干货，有内容，其实也不绝对，主要是中医药书籍中部分用词有些夸张而已，值得大家注意。说白了就是带点吹牛成分，这一点千万要辩证地看待。

这里再说一下药盒的封面人物刘海。刘海，是中国民间喜闻乐见的欢乐神。据明王士祯著的《列仙全传》中记载，刘海，原名刘海蟾，名刘玄英，号海蟾子，初名操，一说名哲。五代时燕山（今属北京）人。辽朝进士。燕主刘守光的宰相。好黄老之学。在《列仙全传》中，刘海为八仙之一，到了《东游记》中，刘海的位置才被张果老顶替。

刘海戏金蟾，步步钓金钱，表示财源广进，大富大贵之意，是传统常用吉祥图案之一。

(五)京城裕牲堂"保婴镇惊丸"

看一下百年前的大蜜丸:图2-51为裕牲堂保婴镇惊丸仿单,内容如下。

治小儿急慢惊风,癫痫,天吊客忤物忤,牙关紧闭,惊风,痰热抽搐搦挚头,唇口眉眼频闭,反躬鼠视,舌强口噤,昏闷不醒,一切惊风危恶之症,又初生小儿脐风撮口始痫为吊,夜寐不安,忧惚多啼,每服一丸,薄荷汤化服,初生小儿服半丸,四五岁者服二丸,此药睹风定搐、化痰镇惊、定心安神,其效如神,有起死回生之良药也。

京城裕牲堂:开设在天津北门外大街中间路西,认明金冲天招牌便是。

仿单大小边长约10厘米见方,包在内部纸包内,纸包外部写有"牛黄镇京",当时为了快写,也不介意是否有错别字,"镇惊"直接写成"镇京"。

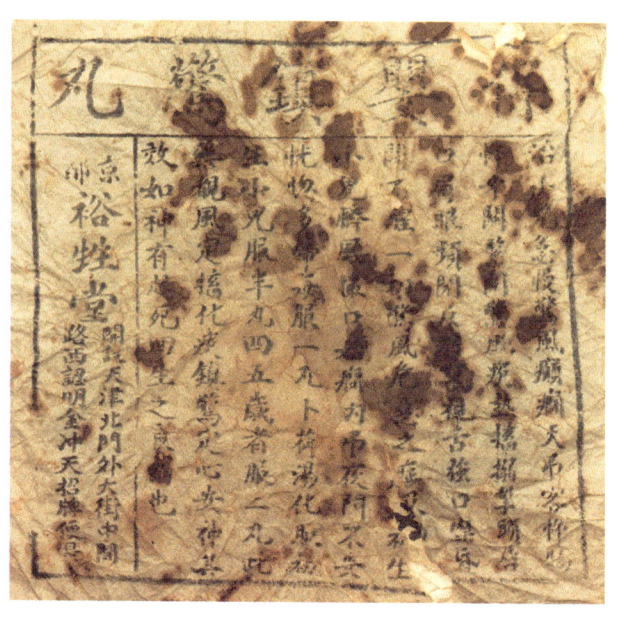

图2-51 裕牲堂保婴镇惊丸仿单

百年左右的大蜜丸,早已失去其油润细软的特性,显得干枯陈旧,历经百年尚未虫霉变。丸药包装用韧性较大的纸张包裹,有蓝色戳记。

蜜丸包裹后，在其顶部缠绕成纸卷封固（图2-52）。

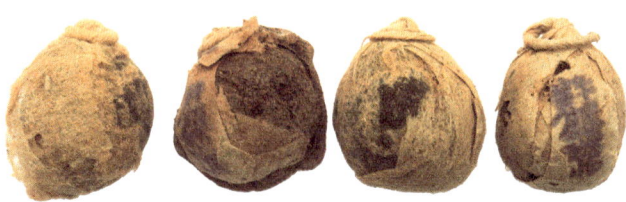

图2-52　内部药丸

（六）北京乾元堂"经验利气丸"

约为清中早期的北京乾元堂"经验利气丸"仿单，大小约16厘米见方，存世稀少（图2-53）。

原文如下：

经验利气丸　治一切气滞，心腹胀闷疼痛，胁肋胀满难当，呕吐酸水痰涎，头目眩晕，并食积酒毒及米谷不化，或下痢脓血，大小便结滞不快，风壅积热，口苦咽干，烦躁，涕唾稠黏，此药最能流湿润燥、推陈致新、滋阴抑阳、散郁破结活血通经，为治气分之圣药也。每服五七分或一钱，病轻重加减用之，或早晚淡姜汤送下，以利为度，如不利，再加丸数孕妇勿服，忌气恼、厚味及生冷。

乾元堂药铺正阳门内东江米巷新街口火神庙对过有冲天牌便是。

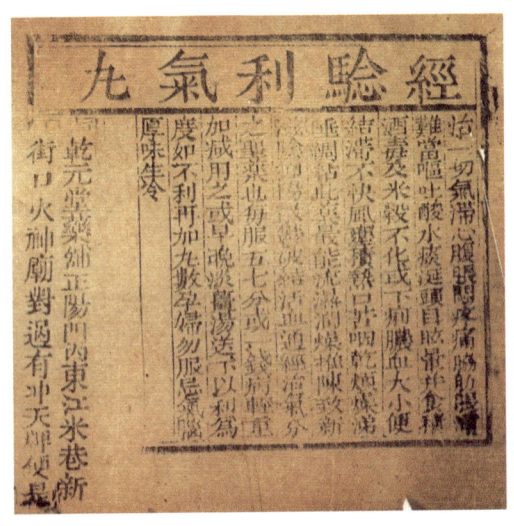

图2-53　北京乾元堂"经验利气丸"仿单

本文摘自《寿世保元·卷三·诸气》之利气丸："利气丸：大黄（生用，六两），黑丑（头末六两），木香（一两），槟榔（一两），枳壳（麸炒，一两），香附（米炒，四两）青皮（去穰，一两），陈皮（一两），莪术（煨，一两），黄连（一两），黄柏（三两）。

上为细末。水丸梧子大。每服五七十丸，或百丸。临卧淡姜汤送下，以利为度。如不利，再加丸数，通利则愈。

瑞竹堂加黄芩、当归各一两。

一论脾胃不和，过食生冷、油腻、面粉、湿面，停滞不化，胸膈满闷，呕逆恶心，腹胁膨胀，心脾疼痛，憎寒壮热。或面目四肢浮肿，甚至脏腑闭涩。上气喘急，卧睡不安，但是有因气所伤寒，气咽、气膈、气滞、气寒、气痞、气癖、气块、一切气并治。用此。"

上文为人民卫生出版社1993年版《寿世保元》的内容，最后一句稍有不顺，另有其他版本为"俱是因气所伤寒气、咽气、膈气、滞气、气痞、气癖、气块、一切气并治。用此"。可作参考。

明代御医龚云林，其著作如《万病回春》《寿世保元》等对后世影响巨大，直至今日，依然被认为是中医药的经典著作。其《寿世保元》中的利气丸，被其后的清代延续使用，并冠以"经验"二字，称为"经验利气丸"，20世纪初期继续沿用，中华人民共和国成立后，以其经久的历史作用及确切的疗效，被载入中华人民共和国成立初期的《北京市中药成方选集》。内容如下：

经验利气丸（龚云林方）

【处方】 大黄96两，香附（炙）96两，黑丑（炒）96两，黄柏72两，枳壳（炒）24两，青皮（炒）24两，橘皮24两，莪术（炙）24两，槟榔24两，木香24两，黄连24两。以上共十一味，计五百二十八两。

【制法】 共研为细末，过箩，用冷开水泛为小丸。

【功能主治】 宽胸利气，化滞消胀。主治胸腹胀闷，两胁胀满，呕吐酸水，二便秘结。

【服法】 每服2钱，日服2次，温开水送下。

【禁忌】 孕妇忌服。

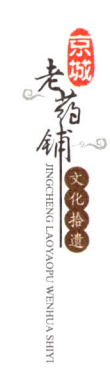

通过清代中早期的中药仿单"经验利气丸",可以看到该处方自明代诞生之日起,及至今日,处方相对稳定,但功效及主治则有较大变化,使其更加符合当时的社会情况。中华人民共和国成立后的功能主治,去掉了传统带有夸大的词汇语气,简洁明了,变得更加客观中肯,符合当今的实际情况。

(七)济宁州"十五制清宁片"

近代,山东受北京京帮的影响极大,曾经流传的"清宁丸"有文献记载是出自京城内府。清代云川道人的《绛囊撮要》中记载有"法制清宁丸",19世纪末的医家凌奂责令其子凌绶编校而成的《饲鹤亭集方》中所载的"二十四制清宁丸"。并且,此类书中都详尽记载了炮制加工的流程,流传至今。至20世纪初期,亦有《民国刘涓子鬼遗方·秘制大黄清宁丸方》专著出版。

目前,全国各地均有清宁丸或相关产品的制作,像著名的莫家清宁丸,还有当代的成药新清宁片等。

本人(山东济宁,李树防)掌握的清宁片为济宁州的工艺,传自黄少轩先生,也是我的师爷,黄少轩出生于1898年,幼时入私塾,13岁时经担保人、介绍人的引荐,入广育堂初步学习药材的加工炮制,后升为柜台手,19岁升为大掌柜,1941年被任命为南广育堂经理。1962年调入市中医研究所专事中药研究和带徒工作。1978年,魏邦明(我的师父)拜黄少轩为师,成为关门弟子。据师父魏邦明先生说,20世纪初期,"十五制清宁片"的制作工艺极其烦琐。从选材到成品,至少要历时半年才可出品,此药在北广育堂以其优良的疗效而名声在外。在民间曾以"茶肴"的形式流行于城区各大茶馆、戏园、饭庄内,大多顾客酒足饭饱后,商家就会取"十五制清宁片"作为"茶肴"来解腻。其价值不菲,以锦盒装,每盒1两(31.25克)售价1块大洋,当时1块大洋可抵洋白面一袋。

我有幸于2021年10月初,在师父的指导下制作"十五制清宁片",对这一传承百余年的工艺进行了复原,"十五制清宁片"于2022年被列入济宁市非物质文化遗产。

济宁州十五制清宁片工艺流程如下:

西大黄拾斤，先用米泔水浸泡半日，润透后改刀切片或切丁，晒干，再入陈年黄酒二斤浸三日后取出，待酒尽，晒干备用。第一制：侧柏叶煎煮四遍，取药汁合并浓缩，用大黄丁吸尽药汁，入坛隔水蒸数时，取出避阳阴干。这一过程须7～10天方可进行第二制。依第一制法做第二制绿豆汁制及第三制大麦汁制、第四制黑豆汁制，直至第十五制陈年黄酒制。避阳阴干后，研细粉至100目，炼中蜜加鲜奶拌匀"和坨""搓条"，阴干至"挺刀"，切薄片如铜圆大小，压平阴干，其片黑亮细腻、嚼之无渣，水泡金黄透亮，口尝清香回甘，也可舌下含服。主治肝火、便秘、小溲不利、淋症、肠风便血、停滞饮食、腹肋满胀、头晕口干等，有利便、利尿、清火解毒的功效。

近处兖州府也有一类似工艺，即独一处的复明堂秘制十五蒸大黄。师父曾问过师爷，这两家是否为同一配方、同一工艺，师爷说各家的秘方配本都秘不外传，十五制清宁片是秘制十五蒸大黄的衍生品，其余不得而知，有关秘制十五蒸大黄有存世的纸质仿单可考："独一处復明堂祖传秘制十五蒸大黄。山东兖州府东门里路南，薛氏祖传虔制十五蒸大黄又名清宁片。专治：心热口渴、胸中胀闷、妇女经水不调，凡男妇小儿诸般火症眼疾服之无不神效。尊客赐顾者，须认明老虎招牌为记，如有冒充字号者，非人类也。每两京钱200文，白糖为引，敬惜字纸"（图2-54）。

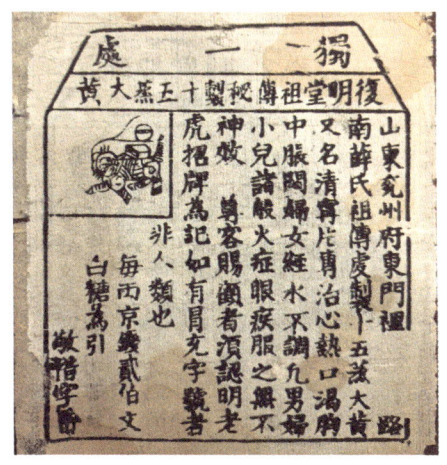

图2-54　秘制十五蒸大黄仿单

有关清宁片或丸的加工制作,各地均有,称九制者极为常见,十五制者也较多,更有二十四制者,极尽烦琐。然加工制作,无非减毒增效,如非为此目的,一制都多,但如效显,百制不嫌。

(八)丸剂相关及器物

1.20世纪初期北京百年老药铺的万应时症丸,直径为1~2毫米(图2-55)。

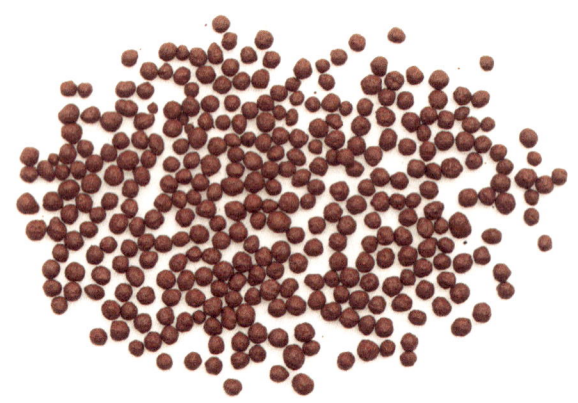

图2-55 万应时症丸

同时期"万应时症丸"说明书文字内容如下:

万应时症丸

恒济堂拣选上品地道亲工监制

万应时症丸:此药万应灵丹,有起死回生之力,遇奇疾即用三粒,轻者服一次,重者服二三次,再用三粒研细吹鼻。

一治受寒暑痧眼肚痛,头眩眼昏,以三粒放舌头上闭口,候舌微麻咽下立愈。

一治绞肠腹痛、霍乱抽筋、心口闭闷、不省人事,以二粒研细吹鼻,再以三粒温水送下,再服三粒必愈,切忌粥饭。

一中寒暑吐泻、手足厥冷,或吐泻不出,以生盐炒焦阴阳水冲进,再以三粒研细吹入鼻。

一治口臭口热,乍寒乍热,开胃进食,酒醉性乱,三粒立解。

一小儿急慢惊风、牙关紧闭,研细吹鼻,一二岁服一二粒,病重酌增。

一感冒风寒，恶心，头痛，腹胀，疟疾，胃口痛，气痛噎膈，开水送下。

一蛇蝎虫毒，一切疔毒，以数粒研细，好酒调敷患处。

一惊死、热死、魇魅死、痰厥冷等症，略有微气，数粒研细吹鼻，再服数粒即活。

一遇自缢之人勿割断绳，轻轻解下，数粒研细吹鼻，若胸尚温可愈。

一治痈疽发背、对口疔疮、杨梅结毒、诸风瘾疹、无名肿毒，用无灰酒调擦。

孕妇勿服。

总厂：河北定州西关。

分号：天津北门西、安国县南关、邯郸县车站、太原府城内、济南普利门里。

本号经售玉衡氏家庭制药社出品琥珀一厘金，专治小儿百病，屡试屡验，真有药到病除之效。未购诸君一试便知，取价尤低廉。

总行：北京前外打磨厂中间路南，门牌一七七号，电话分局（七）一八零九号。

2.上海市北平药局精制"九龙大补丸"玻璃瓶（图2-56）。

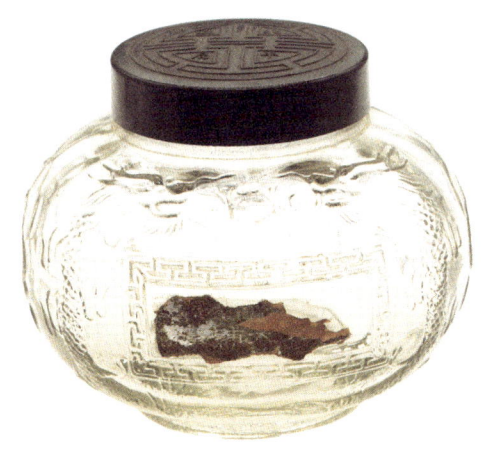

图2-56 "九龙大补丸"玻璃瓶

3.图2-57为白云五药室的"沉香气血化滞丸"仿单。其内容如下。

此药为北平第一,只有员云五一家每逢初一十五白塔寺庙减价二成,孕妇忌服。

沉香气血化滞丸:此药专治男子五积六聚、妇女七症八瘕,一切顽积,小儿痞块,肚大筋青,面黄肌瘦,饮食减少。每服一丸,早上空心,以鲜姜红糖水送下。

一治男女老幼肝气不舒,胸膈胀闷,心腹胀满,两胁攻胸,停食停水,胃脘疼痛,中暑受寒,霍乱吐泻,红白痢疾,肠鸣泄泻等症。

将若诸君千里远行,不服水土,或受潮雾之湿,或受瘴气之毒,以上诸证,大人每服两丸,小儿减半,俱用炒红糖水送下。此乃专门奇方,久服功效异常,延年益寿之圣药也。

白云五药室:本舍住京城阜成门大街宫门口北头火神庙路北,门牌五号员姓招牌便是。

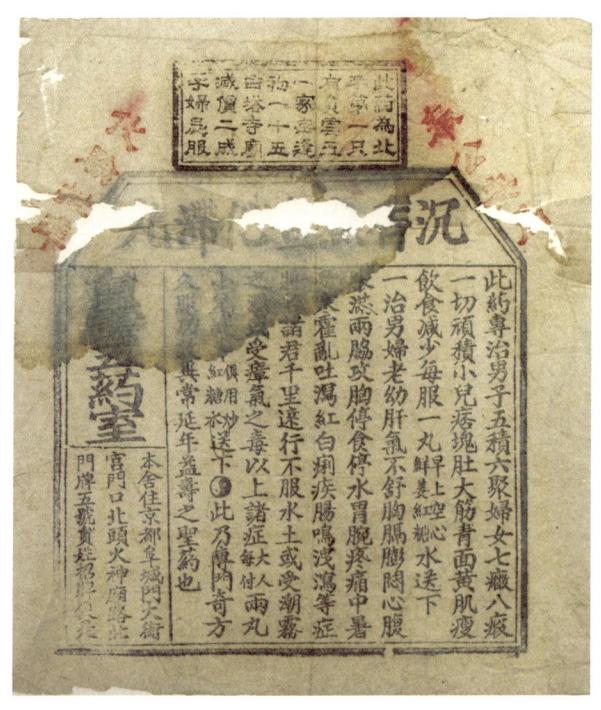

图2-57　白云五药室"沉香气血化滞丸"仿单

4.图2-58为北京万全堂"加味逍遥丸"仿单,左右的红色葫芦内大体是说欢迎惠顾,出门不退。其主要内容如下。

加味逍遥丸：专治男妇血虚肝燥，骨蒸劳热咳嗽，潮热往来寒热，口干便涩，并治妇人月经不调，胸膈膨满，四肢倦怠，赤白带下，饮食无味，气郁不舒，痰喘呕吐，嗳气吞酸，夜不成寐，盗汗恶寒诸证，及妇人产后诸虚百损，血少目暗，视物重明，一切等病并皆治之，效如神应。每服二三钱，淡姜汤送下，白水亦可。

京城万全堂药铺，开设天津北门外估衣街中间路南，有冲天招牌便是。

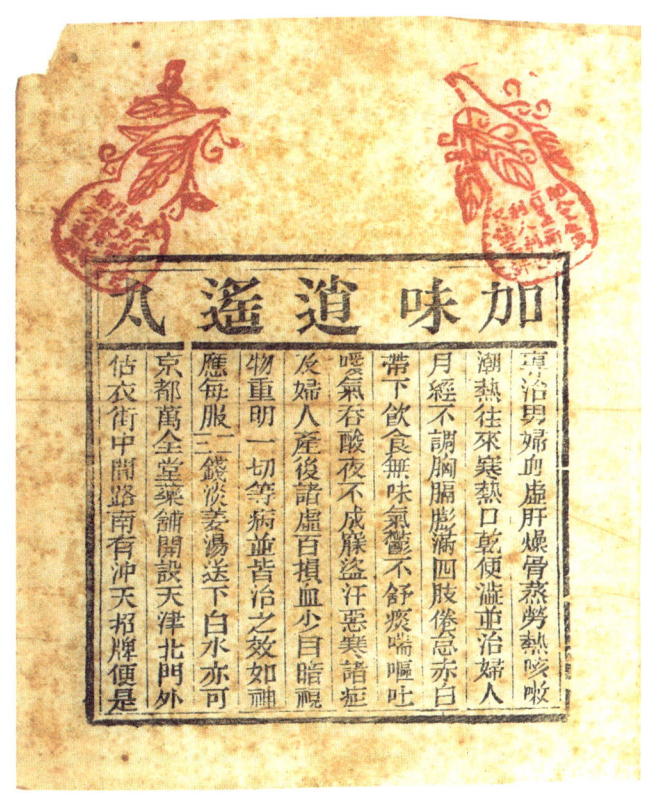

图2-58 北京万全堂"加味逍遥丸"仿单

5. 图2-59为北京大兴堂"虎骨木瓜丸"仿单。其内容如下。

虎骨木瓜丸：专治腰腿疼痛，脚膝拘挛，筋骨无力，行步艰难，或热痛如火，或冷甚如冰，常怕风寒，虽夏月不离棉絮，或经湿气所伤，或房劳饮酒无度，以致肝肾有亏，两腿麻木肿胀疼痛，时常举发，经年不愈者并皆治之。每服一二钱，空心白滚水送下，如冬月及虚寒症者，黄酒送下，忌烧酒房欲。

大兴堂老药铺住北京崇文门外兴隆街药行馆东边南官园内有招牌便是。

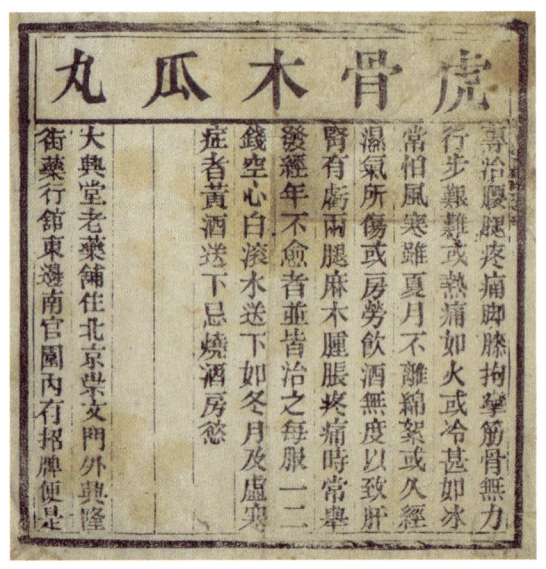

图2-59　北京大兴堂"虎骨木瓜丸"仿单

6. 中华人民共和国成立后的搓丸器具：上部为横板，两面分别嵌有宽窄不一的铜刀，以利于切制不同大小的药丸，两刃之间半球形，形如滑道。下方木板上亦嵌有与上部宽窄一致的铜刀片。使用时，将药粉加入黏合剂（多为蜂蜜）搓成与两边距离基本一致的药条，放在下部的板上，上部压制药条适当加力推拉，即可成丸（图2-60）。

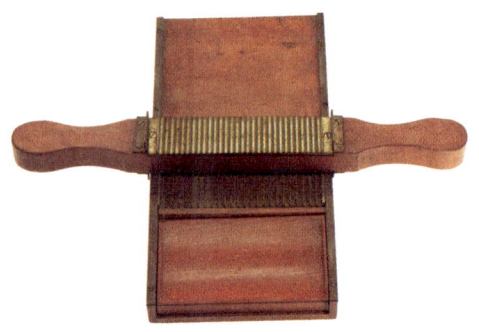

图2-60　搓丸器

7. 数丸器具：切好的药丸，装瓶时经常需要定量定数，于是就用到了数丸器具（图2-61）。数丸器正面有150个半球形凹槽，背面写有"百五十"字样。

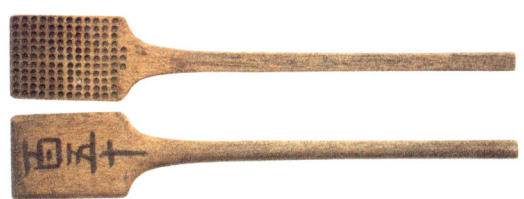

图2-61　数丸器

图2-60搓丸器所搓制的丸剂和图2-61数丸器具所数的丸剂都是直径为数毫米的丸粒。而传统的大蜜丸，则使用药准子来做。

8.图2-62为制作蜜丸使用的药准子，柄杆上写有"二钱"字样。

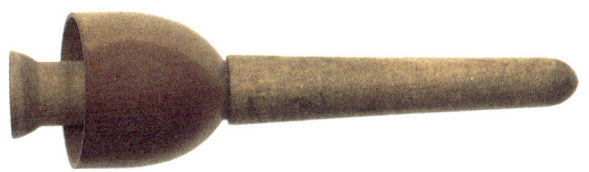

图2-62　二钱的药准子

蜜丸准子，一般多为一钱、二钱、三钱规格，使用时，木杆缩回至木碗内，将药粉和好蜂蜜形成药砣，取适量填满木碗，碗口平复（图2-63）。

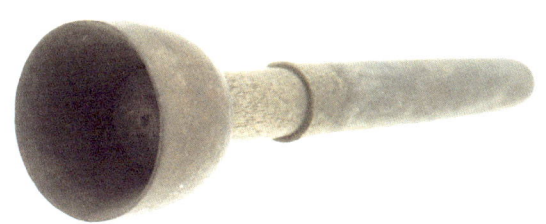

图2-63　填满药砣

当木碗被药砣填平后，推动木杆，将内部的药砣顶出，即为规定的蜜丸规格（图2-64）。

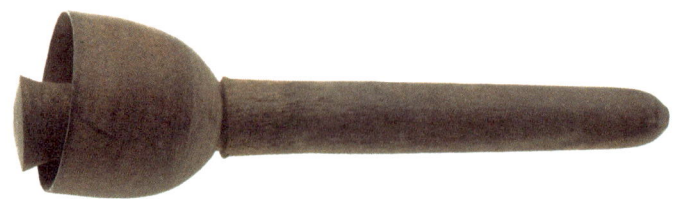

图2-64 顶出药砣

二、散剂

（一）京城万锦堂"回生救急散"

北京万锦堂"回生救急散"在19世纪末、20世纪初期畅销全国，是万锦堂主打品种。其说明书内容如下。

万锦堂回生救急散：此方诸位医家所集，专治时行瘟疫灵验，拟合此散回生救急。本堂存心修合，拣选上品药料配合此散，屡治屡效，称为回生救急散。

一治男妇小儿瘟痧斑疹闷而不出，隐而不透，里热阳狂谵语胡话，毒热内归于肺，火毒上升于喉，轻者红肿疼痛，重者起白生险。或吹入咽喉，或清茶服下。大能清瘟化毒，攻发痧疹，清利咽喉，散火败毒，消肿止痛，立见奇功。

一治小儿内热，急热惊风，喘极痰盛，天吊反张。手足抽搐，肺风、脾风、肝风，服之并皆其效。

一治小儿出痘险逆，气虚毒盛，平塌不起，空壳无浆，一切毒热不清之症，服下此散，大能助浆散毒，有起死回生之功。

一治男妇夏日受暑，霍乱呕吐泄泻，暑风作抽，昏迷不醒，急服此散立效。

一治男妇中风不语，口眼歪斜，左瘫右痪半身不遂，手足麻木，一切中风中痰等症，服之无不效验。

寓京城阜成门内锦什街中间官厅南边路东有冲天牌便是。

因为产品畅销，市场上有多家仿制，于是，为了维护企业自身利益，企业就加印了仿单包在药包或药盒中。因为是包在里面的，所以有时也称为"内票"，主要用于商品防伪。

北京万锦堂的"回生救急散"防伪内票内容如下。

万锦堂老药铺回生救急散

本堂不惜工本拣选上品药料存心修合历卖年久屡治屡效专门一家并无二处。

回生救急散,近来假充本堂名目冒卖颇多恐慢贵客病症亲友光顾认明本堂字记庶不置误。

锦什坊街南头路东。

"回生救急散"是万锦堂自创的独家方药,该方疗效确切,全国使用广泛,行业影响巨大,因此,被收入20世纪60年代的《北京市中药成方选集》中,处方组成如下:

回生救急散(经验方)

【处方】 天南星(炙)四两,黄芩四两,天竺黄一两,木香一两,柴胡一两,白附子(炙)一两,莲子心一两,荆芥穗一两,天麻一两六钱,川乌(炙)一两,橘皮三两,薄荷四两,葛根(用粉)二两,山川柳(去梗)二两,滑石二两,大黄三两,玄参(去芦)三两,牛蒡子(炒)二两,僵蚕(炒)一两二钱,桔梗三钱,黄连一钱。

以上二十一味,计三十九两二钱。共研为细粉过罗。每三十二两细粉兑:

雄黄二两,麝香三钱,牛黄一钱,朱砂六两,冰片六两五钱。

【制法】 上药混合均匀研细,过罗。

【装瓶】 大一钱,中五分,小三分。

【功能主治】 清热散风,镇惊化痰。主治小儿发热咳嗽,痰涎壅盛,烦躁口渴,惊悸抽搐。

【服法】 每服二分,日服二次,温开水送下。小儿三岁以下者酌情递减。

装瓶项下提到的"大一钱,中五分,小三分",是指产品包装分为大、中、小3个规格,大瓶装药散一钱,中瓶装药散五分,小瓶装药散三分。图2-65为中瓶内装五分。

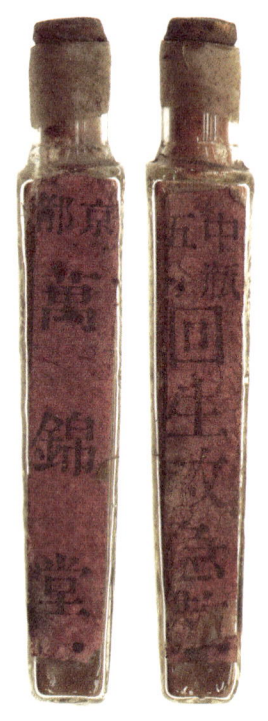

图2-65　北京万锦堂"回生救急散"中瓶

需要注意的是，图2-66中有些药物目前已经受到很大的限制，如野生的麝香，涉及野生保护动物；雄黄，涉及毒剧药物等。但是，当时该方因具有独特的疗效而行销全国，今天该方依然值得我们去思考、借鉴。

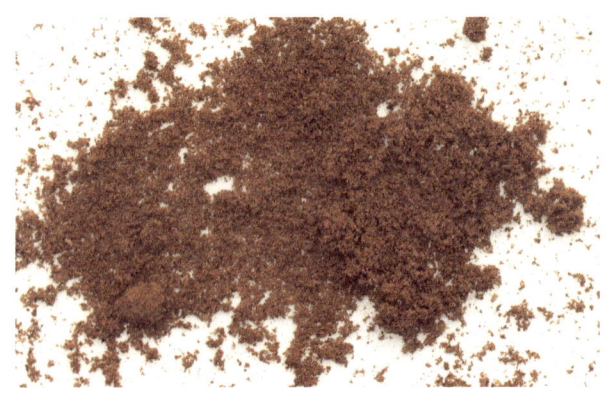

图2-66　回生救急散

（二）薛家雅观斋"保赤万应散"

19世纪末、20世纪初，说到儿科用药，北京雅观斋薛家"保赤万应散"几乎是一枝独秀。作为北京儿科药物，在整个行业都具有重要地位。

作者搜集到中华人民共和国成立前，中华人民共和国成立初期公私合营前、后及20世纪80年代不同时期的"保赤万应散"实物，通过梳理不同时期的药物性状，可以直观地看到该药物历史变化，现整理如下：

1947年薛家雅观斋"保赤万应散"说明书（图2-67）。

薛家保赤万应散专治小儿百病其效如神

夫小儿初病易治，原无七情六欲之感，只有食水寒热之症，一切恶病俱由四证而起。若小儿患病，其症最多，令难辨莫识，然皆由四证而引，或受惊触，或饮食过度，或冲冒寒暑，以致变生诸病，不能尽举。有病时汤药乱投，或买他种冒牌假药，若有差错，其害匪浅。余家自前明以来，得宋代名医钱氏真传，配合此散三百余年，治活婴儿甚多，此药不伤元气，能治小儿急热惊风，痰涎壅盛，两胁相攻，嘈杂呕吐，宽胸膈、消乳癖、化积聚，食痫诸疳泻痢及肚大项细、咽喉不利、大便酸臭等症，小儿患者初发即到本斋取药，服之立见效果。雅观斋薛家保赤万应散系世传秘方，育婴奇效，功同造化，专治小儿百病，其效如神，无病时按四季照方服用，能舒通肠胃，保护元气，永无百病，不染精天之疾，久经同行，天下驰名，远近外省各县不少良医实少良药，乡村僻隅医药俱乏，若遇病症不误者少矣，此药凡居家多子女者当存而备用，倘亲友邻舍、男女老幼，胃气肚腹疼痛，痰热积聚，胸膈胀满，不思饮食，施服此药。立效如神，亦济世活人功德矣。

仅将保赤万应散用法露布于下。

请注意：

一小儿初生时，每服匀五次，用清内热、解胎毒、稀痘疹。

一小儿初生一个月内患病者，用药一服，匀三次，须隔一日，粘奶母乳头，上令儿吮服奶母，宜忌生冷。

一小儿三五个月内外，用药一服，匀两次，照前吮服。

一小儿一两岁，每服一服。

一小儿四五岁，每服两服。

一小儿七八岁至十三岁，身体壮者，可服三服。

一小儿十五六岁至二十岁以及大人，每服四服，其效如神。

以上所载均用滚水加白糖少许，空心调服，如再服时，须隔一日或二日为妥，均忌生冷油腻硬物，孕妇及小儿痘疹、虚弱、慢惊，切勿服之，赐顾者详认薛家雅观斋药室牌匾玻璃金字方不致误。

道光二年岁次壬午年中秋曾修此版。

雅观斋主人雲子薛仍谨识。

因各处假冒本斋牌号甚多，现已将三十二年四月红字黑字仿单取消，复于本年将敝号门面图样及本主人像片加印黑字并重修此版，特此证明，请惠顾诸君注意不致有误。

电话：三局五三七六号。

雅观斋主人薛继宗谨识。

一九四七年五月。

本号开设在北京正阳门外杨梅竹斜街中间路北门牌二十七号。

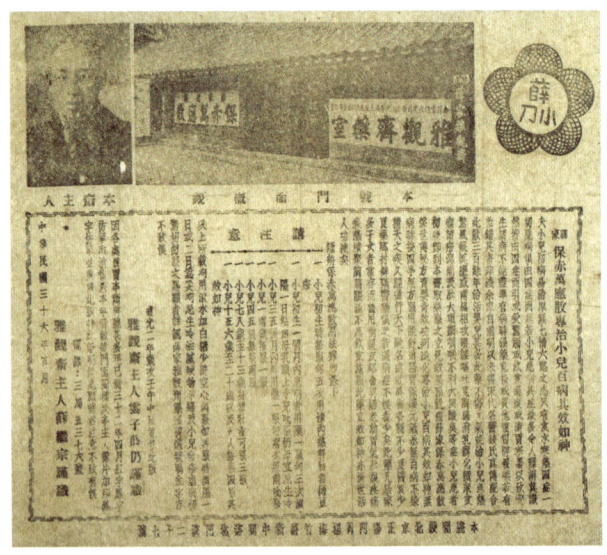

图2-67　1947年薛家雅观斋"保赤万应散"说明书

图 2-68 为中华人民共和国成立前的薛家"保赤万应散"药物包装,左侧为外包装,钤印文字为"保赤万应散,小儿一岁之中每月偶服之,能保健体延年,病时有起死回生之功,多子女者当存而备用。"其内包裹小药包,小药包一侧为黑色钤印"专治小儿百病,每服大洋一角二分",另一例为红色钤印"薛家保赤万应散"。

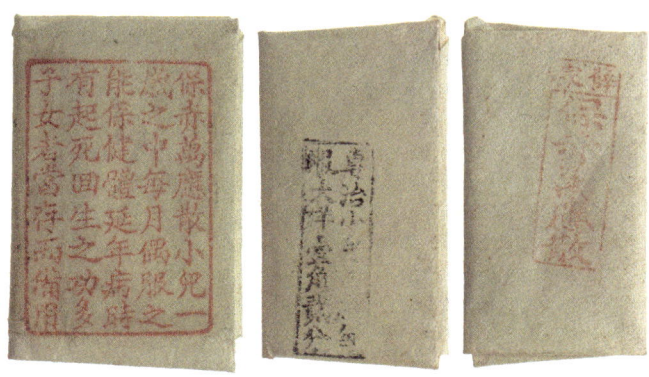

图2-68　中华人民共和国成立前薛家"保赤万应散"内、外包装

图 2-69 为中华人民共和国成立前薛家"保赤万应散"的药粉。药粉较为粗糙,可以看到较多的植物纤维,这与当时的加工精度有关。

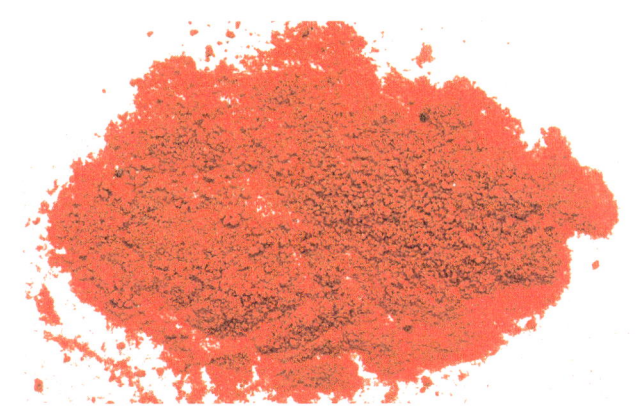

图2-69　中华人民共和国成立前薛家"保赤万应散"药粉

图 2-70 为 1952—1955 年的薛家"保赤万应散"外包装。

图中黑色钤印为"薛小刀为京城雅观斋薛家保赤万应散驰誉全国世所共知独有之别称"。

红色钤印为"保赤万应散小儿一岁之中每月偶服之能保健体延年病时有起死回生之功多子女者当存而备用"。

另一红色钤印为"薛家雅观斋保赤万应散"。

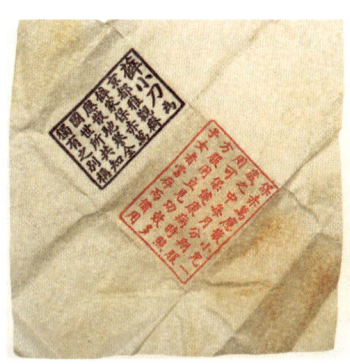
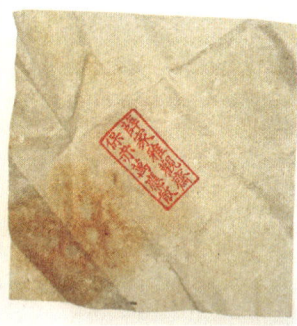

图2-70　1952~1955年薛家"保赤万应散"外包装

图2-71为薛家"保赤万应散重订仿单",末尾为"公元一九五二年九月廿六日重订仿单"。

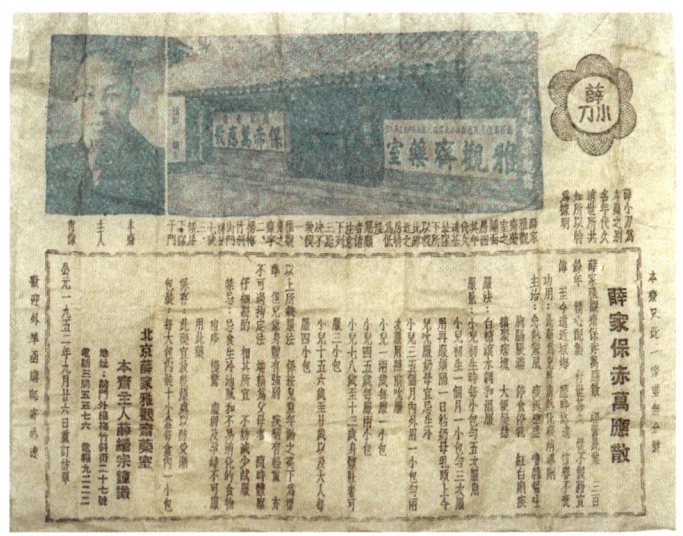

图2-71　薛家保赤万应散重订仿单

图2-72为中华人民共和国成立后1952—1955年（公私合营前）的薛家"保赤万应散"药粉。整体依然较为粗糙,有颗粒感或棉絮感,药粉颜色与中华人民共和国成立前相似。

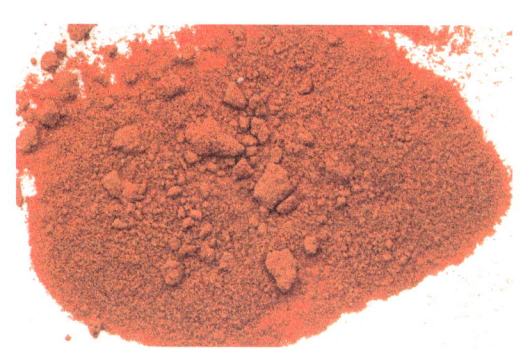

图2-72　1952—1955年薛家"保赤万应散"药粉

图2-73为1958年以后的产品外包装,注册商标为"飞天牌",生产单位为"北京雅观斋制药厂"。

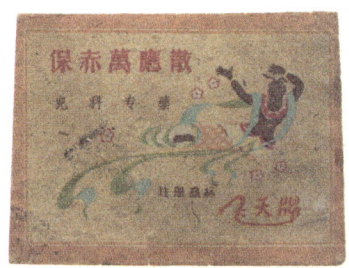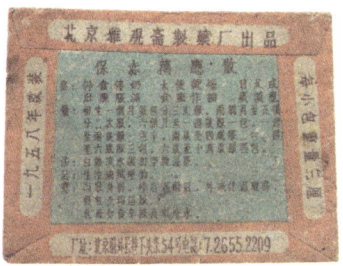

图2-73　"飞天牌"保赤万应散外包装

图2-74为1958年以后北京雅观斋制药厂所生产的"飞天牌"保赤万应散,颜色与20世纪初期及中华人民共和国成立初期的大体相似,药粉整体稍细一些。

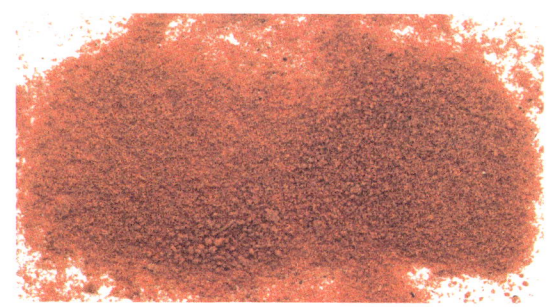

图2-74　1958年以后"飞天牌"保赤万应散药粉

再往后发展,"保赤万应散"已经属于次要名称,主名为"保赤散",北京市中药一厂生产,看包装当属于20世纪70年代左右的产品(图2-75)。

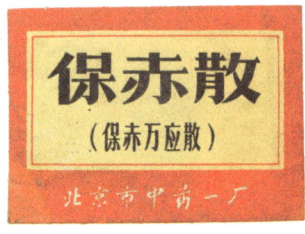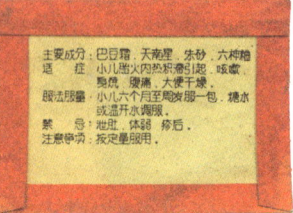

图2-75 "保赤散"外包装

图2-76所示包装中的"保赤散"(保赤万应散)药粉没有了以前的棉絮感,整体颜色偏黑。

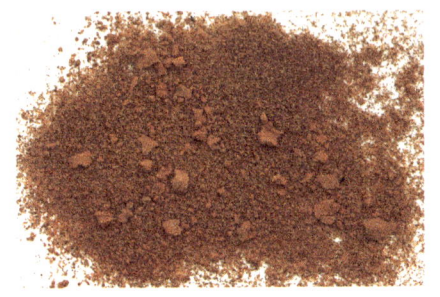

图2-76 北京市中药一厂生产的"保赤散"药粉

"保赤万应散"被1977年版《中国药典》以"保赤散"的名称收录,哈尔滨中药一厂依据1977年版《中国药典》生产的"保赤散",是北京雅观斋薛家"保赤万应散"的处方(图2-77)。

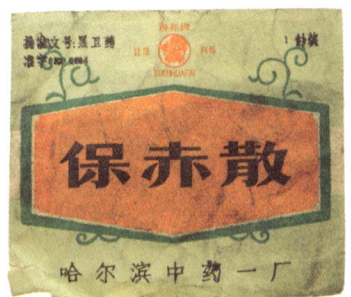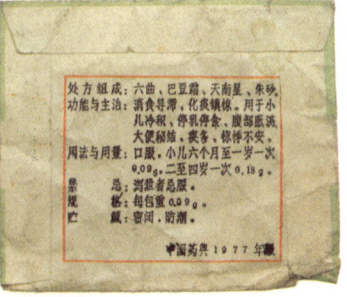

图2-77 哈尔滨中药一厂生产的"保赤散"

图 2-78 包装内的药粉，整体颜色与 20 世纪初期及中华人民共和国成立初期的"保赤万应散"相比，依然稍偏黑。

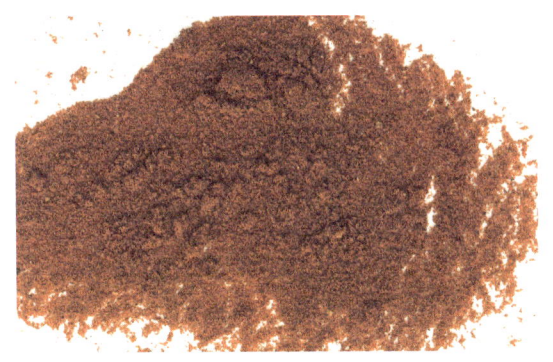

图2-78 哈尔滨中药一厂生产的"保赤散"药粉

该方药是雅观斋的品牌产品，行销全国，为当时各大药房必备之儿科名药。中华人民共和国成立后，被收入《北京市中药成方选集》，其处方如下：

保赤万应散（经验方）

【处方】 南星（炙）八钱，神曲（炒）五钱，朱砂五钱，巴豆仁六分，加神曲二钱四分（因巴豆仁含油量不等，以神曲调剂到通过化验等于含油量10%的巴豆霜为标准）

以上四味，计二两一钱。

【制法】 共研为极细粉，过罗。每包三厘。

【功能主治】 化痰定搐，消积化滞。主治小儿停食停乳，大便干燥，日久成积，腹痛胀满，以及食重作抽，痰涎壅盛。

【服法】 小儿六个月至周岁服一包，二周岁至四周岁服二包，用白糖开水调和温服。

【禁息】 小儿泻肚以致身体虚弱或疹后泻痢者忌服。

作为全国知名药品，仿制者自然纷至沓来，现举两例，仅作参考。

1. 赵家保赤万应散。

此药贵重，不损脏腑，不伤元气，专治小儿惊风，痰涎壅盛，两胁相攻，嘈杂呕吐，宽胸膈、消乳癖、化积聚，疗食痫诸瘠，痢疾，肚大项细，咽喉不利，大便酸臭等症。每服一付，用白糖滚水调服。

其效如神，真有起死回生之功，然此药一岁中偶服极妙，永无痞积惊风诸证。（图2-79）。

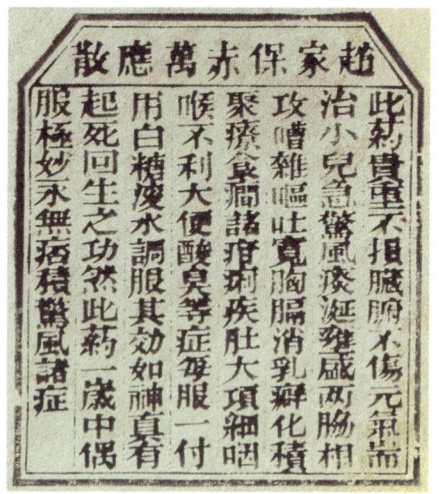

图2-79 赵家保赤万应散

2. 北京明圣斋保赤万应散。

夫小儿之病，其症最多，令人难辨莫识，或惊触，或饮食过度，或冲冒寒暑，以致变生诸证，不能尽举，昔谓之哑科，疾病不能言，精神犹未备，形声不能定，脉理未能全，比大人更难治也。有病时汤药乱投，若有差错，其害不浅矣。此散不损脏腑，不伤元气，善治小儿百病如神。急热惊风，痰涎壅盛，两胁相攻，嘈杂呕吐，宽胸膈，消乳癖，化积聚，食痫诸痔泻痢及肚大项细，咽喉不利，大便酸臭等症。初生一月内患病者用一服，分三次，隔一日，粘奶母乳头上，令儿吮服，奶母宜忌生冷；初生时用一服，分作六次服之，清内热，解胎毒，能稀痘疹；三五个月内患病者用一服，分二次，照前吮服；一两岁每用一服；四五岁每用二服；七八岁至用十三岁，身体强壮，每用三服；十五六岁至二十岁，每服四服，均用滚水加白糖少许，空心调服，如再服者须隔一日或隔二日为妥，均宜忌生冷油腻硬物。小儿若现痘花谷疹，宜服四圣散，此散忌用。小儿红白口疮，外上退蛾散，内服此散，其效如神。余家自前明以来得宋代钱氏秘方，配合此散，至今五百余年，痊活婴儿甚多，近有无耻之徒，在本斋附近开设药室，埠假充牌号，造假充真，坏本斋声誉，今持改字号牌票，略移地址，赐顾诸君请认真内票蝴蝶为记，庶不致误。

本斋开设在北京南门里大街路西，见童子持葫芦招牌便是（图2-80）。

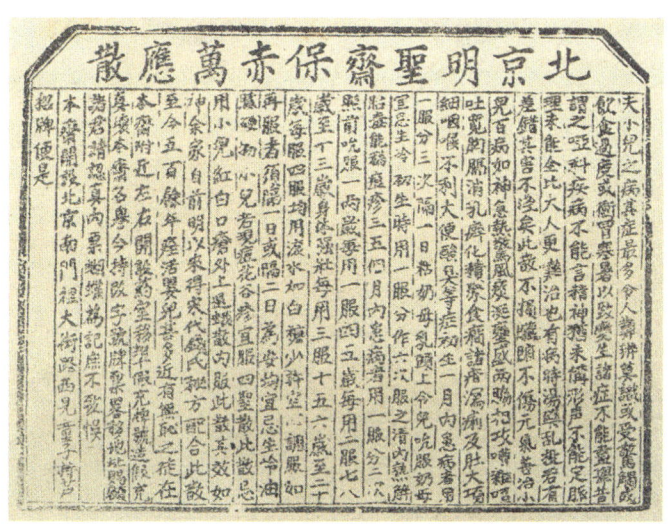

图2-80　北京明圣斋保赤万应散

（三）北京长春堂"避瘟散"

清政府对于文字非常讲究，很多用词用字都是有所避讳，中国出版审查制度就是始于清代。结果，偏偏日本"清快丸"在19世纪末、20世纪初进入了中国市场，并且很快打开了销路。1907年12月30日，由泰信洋行和日本日信大药房联合营销的"清快丸"广告出现在官办的《汉口日报》上。"清"即清热消暑、口味清新，"快"是说药品起效快，吃下去能让人通体舒畅，精力充沛。广告商解释："平常一二粒入口中含味，即芳香馥郁，立刻神清气爽，故名'清快丸'，诚不诬也。"

清快丸（图2-81）一直销售到清朝结束，进入20世纪初又延续了一段时间。其后，日本"仁丹"推出，清快丸才逐渐淡出中国市场。

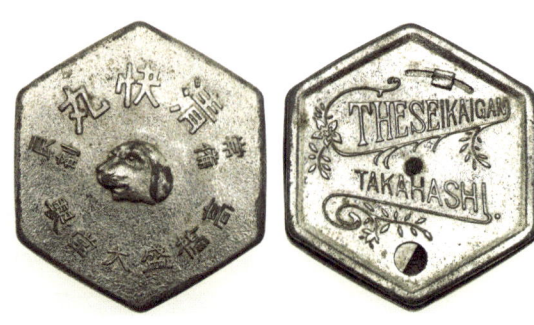

图2-81 清快丸

另外,从"清快丸""仁丹"这类药名,也能看出日本对中国文化研究的精深程度。

20世纪初,日本不仅对中国进行军事侵略,同时伴随着经济扩张,其中,仁丹就是其销售最成功的药物之一。为了抵御外侮,弘扬国货,当时政府提倡国货,同时,中国的企业家们也推出了"日快丸"、"日快散"等与日本"仁丹"类似的产品,一方面是弘扬国货,一方面也表达了抵御外侮的爱国立场。

民族企业北平中亚制药社研制的"避瘟日快丸""日快散",该药有丸、散2种剂型。"日快丸""日快散",从药名可以看出是有其民族情感在里面。

图2-82所示的八角锡制药盒,一面阳文为"避瘟大明星日快散",另一面阳文为"中亚制药社"。

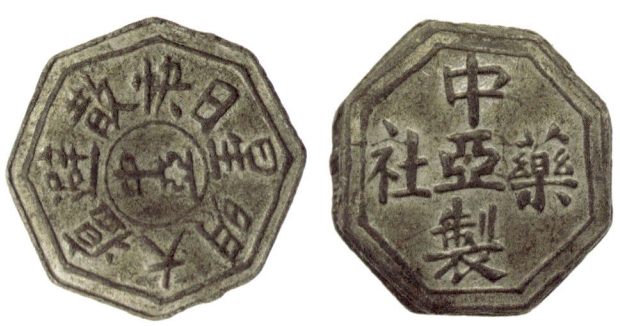

图2-82 "避瘟大明星日快散"八角锡制药盒

日本"仁丹"在中国热卖,当时,全国民族产业竞相效仿,一方面是经济因素,更重要的是对日本侵略的一种反抗。

因为，20世纪初已经有了关于商标注册的法令。所以，国内仿制仁丹的时候，大都是以打擦边球、蹭热度的形式出现。根据目前收集到的资料，当时有中国仁丹、人丹、任丹、芢丹、清丹、人人丹、银人丹等多种与日本产品类似的商品，无论是产品名称，还是药袋包装、广告语模式，大多是效仿当时日本仁丹的风格。

据《中华百年老药铺》中长春堂与避瘟散篇记载，乾隆年间的走方游医孙振兰创立了长春堂，传到其第三代孙崇善，字三明，信奉道教。所以，目前看到"避瘟散"的道士商标，就是孙三明本人，其信仰也体现在企业的经营理念当中，我们从长春堂的店训"内不欺心，外不欺人，上不欺天，暗不欺鬼神，本堂各药货实"即可看出其经营理念。

（出自20世纪初期的《北京长春堂药目》）。

从存世物件来看，清代长春堂在其规模不大的时候，就有了一定的名望，外面已有假冒。比如，北京长春堂清代木刻版仿单（也是当时的药品说明书），仿单两侧印有"本堂并无子孙在外冒充赶集，赶庙摆摊假充字号男盗女娼"。

这种诅咒式的用语在当时有一定的流行趋势，其他厂家也有过类似的表述。后来，北京长春堂规模做到较大的时候，用词就开始严谨，不再用这种语气。

20世纪初期长春堂的木质印章，阳文雕刻"长春堂记"（图2-83）。

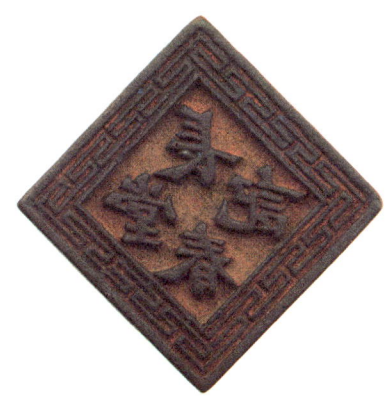

图2-83　长春堂木质印章

传统流行的印章制式,印有一个财神或天官,双手执旗,上书本堂字号,或写"一本万利""大吉大利""天官赐福"等词语,作为闲章,印在药号的账本、日常文书或药物说明书等地方。

图2-84为20世纪初木质雕刻的财神章,财神双手执旗,上雕刻有"长春堂"字号。

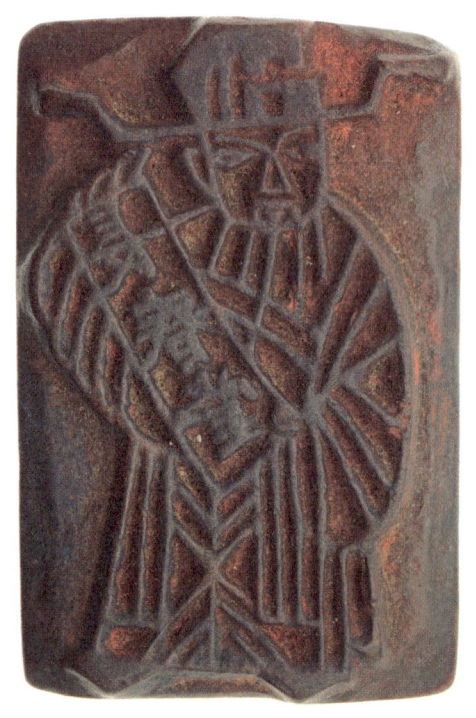

图2-84 "长春堂"字号财神章

北京长春堂创始人孙三明开始经营时,以道士为商标,研发"太上避瘟散"与"无极丹",在内外交困的情况下,独立自主创新品牌,不走仿制路线。对内比拼同行,对外竞争日货,最终打开市场,击败日本仁丹,使其产品行销大江南北,占领了全国市场。

明清时期的京城为北京,于是,很多商家根据宫廷的日常消费进行商业开发。如文玩古董、笔墨纸砚、香粉、香料等。而云香阁,则是当时著名的制香企业,长春堂研制的"避瘟散",有文献记载,就是以云香阁的香为基础配制而成。

史料记载，长春堂常年使用云香阁的香作为原料配制"避瘟散"，为了使产品不再受制于人，必须自己掌握处方的全部内容才行。1924年孙道长以500银圆的高薪聘请云香阁的制香工人杨山，于是，杨山携配方及两个徒弟一起来到长春堂。此后"避瘟散"在杨山的精心配制下，质量大幅提高，开始大批量生产。

因此，也导致许多企业竞相效仿。国内很多企业开始像仿制日本产品一样，全面仿制长春堂的"避瘟散"与"无极丹"。

图2-85为20世纪初的长春堂"太上避瘟散"说明书，其文字内容整理如下：

太上避瘟散

商标局核准商标注册，内务部核准立案，京师警察厅化验拟准。防疫妙品。

本堂经验各种丸散膏丹细料蜡皮丸药拟发。

太上避瘟散：此散原料均系川广云贵地道药材，纯粹国货，选择精益求精，配合详慎，药性温和，威而不猛，久闻不伤，有益卫生。诸君不可不备，以防诸邪，诚妙药也。用法列下。

一感受瘟邪用凉水服之；一霍乱吐泻用凉水服之。

一晕车晕船用凉水服之；一夏令暑热闻服之。

一饮酒过度用凉水服之；一嘈杂恶心用凉水服之。

一感受煤气闻服擦太阳；一山风瘴气闻服之。

一头目晕眩用凉水调擦太阳；一痰热上壅用温水服之。

一偏正头痛用凉水调擦太阳；一瘟疫杂证常闻以防之。

一云翳遮盖用凉水调擦太阳；一暴发火眼用凉水调擦太阳。

一气蒙火蒙用凉水调擦太阳；一迎风流泪用凉水调擦太阳。

一风火牙疼痛擦抹患处；一口舌生疮擦抹患处。

一蝎蛰虫咬用凉水调擦即愈；一咽喉肿痛用笔管吹之。

一无名红肿用凉水调抹；一鼻塞不通闻之。

凡服之可用二三分轻者用小盒重者用大盒。

如无恙之人常闻此散，能升清降浊，聪耳明目，精神清爽，无不效验。

诸君认明本堂字号是幸。
北京长春堂　前门外长巷下头条　电话南分局三百二十号
天津长春堂　南市华楼
山西长春堂　省城内羊市街
注意诸君将用完之空锡盒保存每十盒换一盒

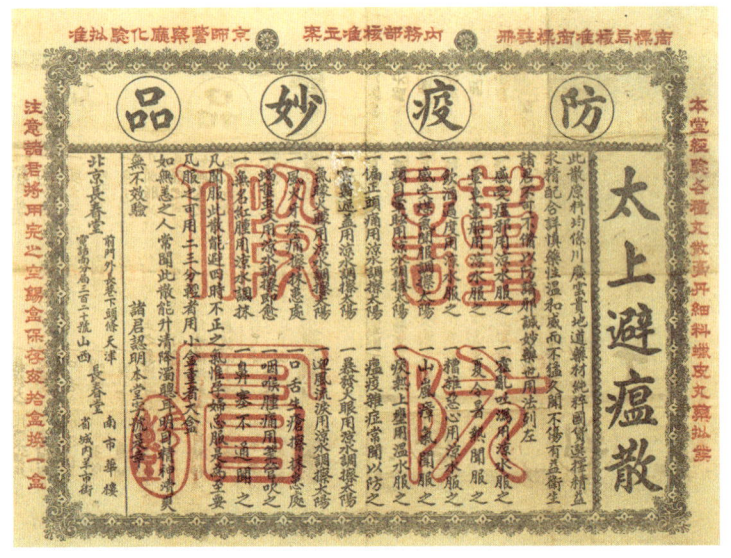

图2-85　长春堂"太上避瘟散"说明书

图2-86为20世纪初"太上避瘟散"的纸袋包装。长春堂"太上避瘟散"包装中，注册商标的图案为道士手执顺时针排布的太极图，图中有"长春堂太上避瘟散"字样。

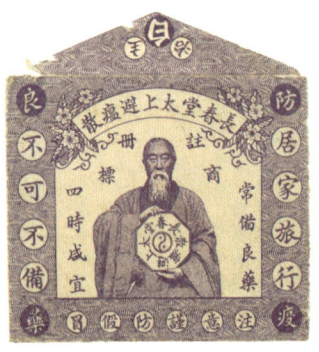 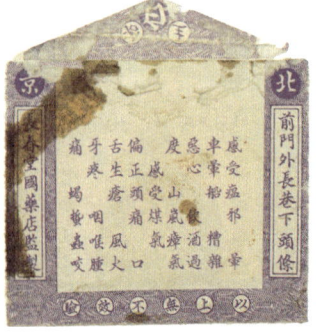

图2-86　"太上避瘟散"纸袋包装

20世纪初，逆时针排布的太极图为标记，正面阳文为"长春堂太上避瘟散"，背面阳文为"北京长巷下头条"的八角锡盒包装（图2-87）。

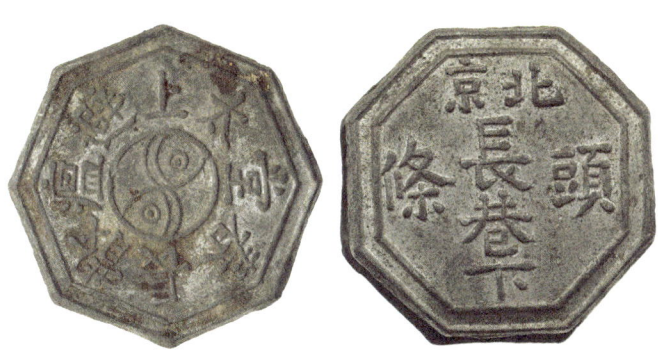

图2-87　长春堂"太上避瘟散"八角锡盒包装

长春堂"太上避瘟散"包装为八角太极图的锡质药盒，说明书左侧红色戳记提示注意，明确表示用过的10个空盒可以换1盒新药。所以，大部分锡盒被回收，导致目前长春堂的锡盒较少，市面价格比同类商品价格要高。

有资料显示当时的避瘟散有4种颜色，但从实际情况看，由于处方组成不同，避瘟散应该有红、白2种颜色。

图2-88为红色避瘟散，因为含有朱砂、玫瑰花等药物而显红色。由于年限较久，红色也稍显陈旧，这与药物存储年限及存储条件有关。有时由于保存不当还会霉变。

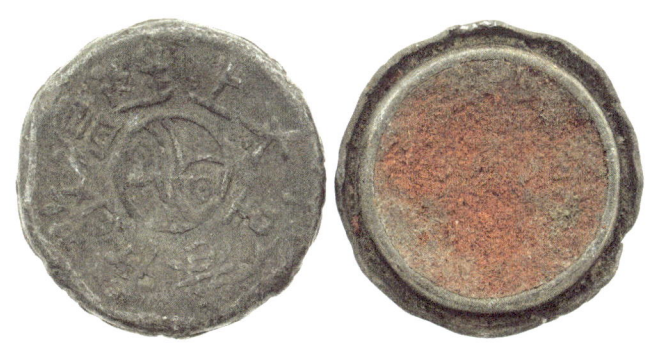

图2-88　红色避瘟散

中华人民共和国成立后，北京市将所用成药及老药铺经验方进行搜集整理，将"太上避瘟散"以"避瘟散"的名称收入1961年版的《北京市中药成方选集》，其处方如下：

避瘟散

【处方】 檀香1.3千克，零陵香150克，白芷350克，香排草1.5千克，姜黄150克，玫瑰花350克，甘松150克，公丁香350克，木香300克。

【制法】 上药九味，共研为细粉，过箩。每600克细粉兑入麝香1.5克、甘油300克、冰片150克、朱砂粉720克、薄荷冰150克，再研细和匀收贮，勿令泄气。装盒重0.84克。

【功能与主治】 芳香辟秽，通窍止痛。主治伤风头痛，鼻塞清涕，暑令受热，晕车晕船。

【用法与用量】 每服0.6克，凉开水送下；外用闻入鼻窍。

当时长春堂根据市场需求，又研制了白避瘟散（图2-89）。

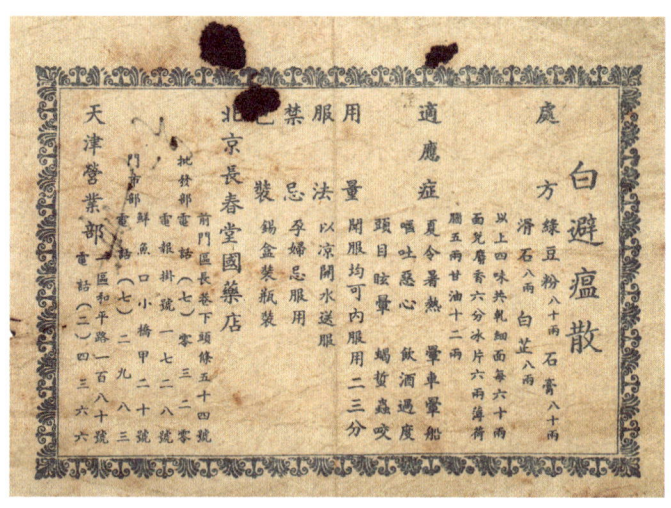

图2-89 白避瘟散说明书

白避瘟散说明书内容如下：

白避瘟散

【处方】 绿豆粉八十两，石膏八十两，滑石八两，白芷八两。

以上四味，共轧细面，每六十两面兑麝香六分、冰片六两、薄荷脑五两、甘油十二两。

【适应证】 夏令暑热，晕车晕船，呕吐恶心，饮酒过度，头目眩晕，蝎蜇虫咬。

【用量】 闻服均可内服用二三分。

【服发】 以凉开水送服。

【禁忌】 孕妇忌服用。

【包装】 锡盒装瓶装。

北京长春堂国药店

批发部　前门区长苍下头条五十四号

电话（七）零三二零。电报挂号一七二八号。

门市部　鲜鱼口小桥甲二十号

电话（七）二九八三

天津营业部　一区和平路一百八十号

电话（二）四三六六

图2-90为20世纪初的长春堂白避瘟散药物包装及内部药物，因由绿豆、白芷等组成，所以呈白色。

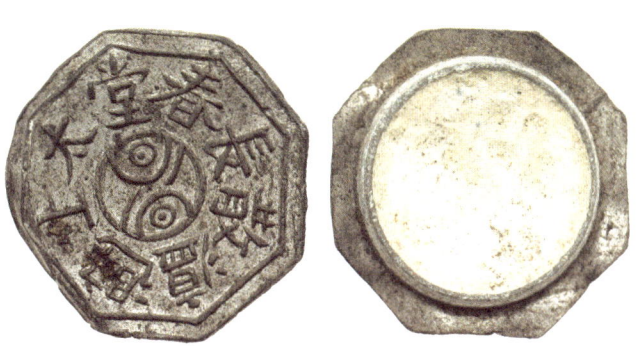

图2-90　白避瘟散药物包装及内部药物

白避瘟散亦被收入到1961年版《北京市中药成方选集》中，其处方如下：

白避瘟散（经验方）

【处方】 绿豆粉八十两，白芷八两，生石膏八十两，滑石八两，以上四味，共研为细粉过箩。每六十两细粉兑：麝香六分，甘

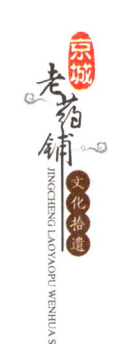

油十二两，冰片六两，薄荷水五两。

【制法】 上药研细和匀收贮，勿令泄气，装盒重二分三厘。

【功能主治】 清暑散风，通窍解毒。主治夏令暑热，头目眩晕，呕吐恶心，饮酒过度，晕车晕船，蝎螫虫咬。

【服法】 闻服均可。内服二分，凉开水送下。外用擦抹鼻窍。

现将20世纪初的长春堂产品价目整理如下：

北京长春堂价目一览表

太上避瘟散：每盒为大洋一角；每两为大洋四元。

极品避瘟散：每钱为大洋二角；每两为大洋二元。

卫生避瘟散：每钱为大洋一角；每两为大洋一元。

明目避瘟散：每两为大洋肆角。

神效无极丹：每袋为大洋一角五分。

加料明目散：每斤为大洋一元二角。

高坯明目散：每斤为大洋八角。

岐山老茶膏：每斤为大洋一元。

清金保肺丸：每丸为大洋一角。

调经养血膏：每大张为大洋一元；每中张为大洋五角。

神效金不换：每大张为大洋二角；每中张为大洋一角。

封脐暖肚膏：每大张为大洋一角；每中张为大洋五分。

万应百效膏：每张为大洋二分。

八宝坤顺丸：每丸为大洋一角。

小儿牛黄丸：每丸为大洋一角。

万应太平丹：每瓶为大洋二分。

灵应痧药：每袋为大洋一角二分。

万应锭：每袋为大洋一角二分。

白平安散：每瓶为大洋一角。

文八宝红灵丹/武八宝红灵丹：每大瓶为大洋二角；每小瓶为大洋一角。

北京前门外鲜鱼口东长巷下头条路西长春堂闻药室。

上为长春堂的价目表，同时加了内票作为提示，内容如下：

本堂开设百有余年，所制各种药品颇蒙各界惠顾赞许，今将世传古方复经加意研磨研究，精益求精，特制各种膏药丸散，拣选各省地道精纯药料，遵古炮制，由理门始兴之时，首先研究秘制，诚修各色闻药，配法详慎，以此四远驰名，赐顾云集至今，多年并无分号，亦未外传，近有无耻之徒盗印本堂门票，仿照配合造做假药，鱼目混珠，各处冒充本堂减价骗人。

诸公赐顾者请认道士商标，勿为奸人所愚。务请驾临本堂交易或在各省集镇代售处。

认明本堂招牌庶不致受欺骗耳。

电话为南分局三百二十号。

本堂主人谨启。

四大忠臣，年画明志。

在农村，过年的时候都习惯在家里粘贴年画，题材非常广泛，我小的时候，20世纪七八十年代，家里粘贴过大胖娃娃怀抱大鲤鱼的年画，象征金玉满堂，梁山伯与祝英台等条屏式的年画也贴过。

因为农村有贴年画的习俗，而长春堂有自己的印刷厂，自然不会放过这样的广告商机。

下面长春堂印刷的四大忠臣年画，可以说是颇有深意。当时与长春堂四大忠臣版本类似的尚有上海英租界的陈其泰印刷厂的四大忠臣，版本基本一致，只是个别人物的方向有别。

我们看图2-91，长春堂印刷的四大忠臣条屏年画，画风本意，直接表达了对日本侵略者的抵触：

（1）正直无私：被殖民的国土哪有公平可言，此画代表着当时的民众对于公平的渴望；前面大家也看到了，城楼上日本人可以粘贴仁丹的广告，而不允许当时的国人粘贴广告。

（2）誓不忘汉：在任何时候，都没有忘记自己是中国人，不会被外国的文化洗脑。要知道，当时日本侵华的时候，有些地区已经开始被迫学日语了。如果不是日本占领的时间较短，中国有些地区的母语可能都要被改掉了。

（3）另外两张更有深意，神威远镇，忠心贯日，关羽和岳飞，两位华夏战神，结合前面的誓不忘汉，显然是希望中国多出几位抵御外侮的战神，抵御外侮，光复华夏，还我河山！

每幅画的右上角为避瘟散，左下角为无极丹，印刷企业为长春堂印刷厂。

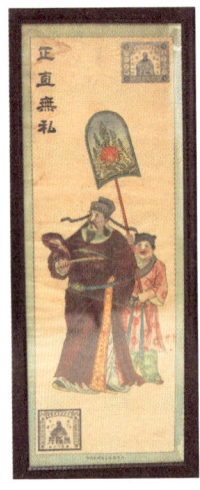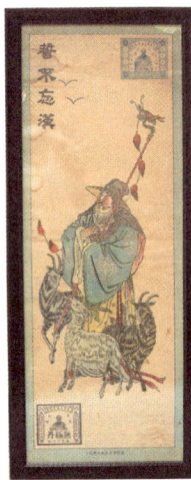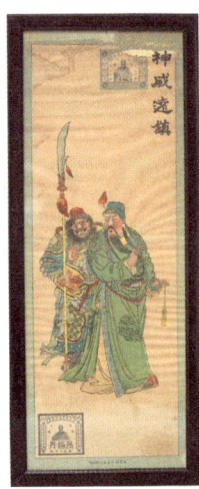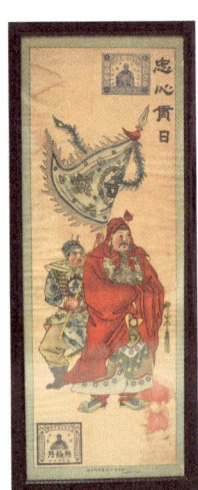

图2-91　长春堂印制的四大忠臣条屏年画

在当时的社会条件下，印刷"忠心贯日、神威远镇、正直无私、誓不忘汉"，显然是有用意的。毕竟在当时的历史条件下，印刷带有政治倾向的年画，要承担很大风险。

正因如此，当人们提到北京同仁堂，就能联想到皇家御贡的金品质。那么，一提到北京的长春堂，则是实业报国的民族大义了。

以上内容是作者根据多年搜集到的相关物件，并查阅大量文献资料整理而成，透过尚有存世的物件，点滴还原那段历史，了解中华民族不屈不挠的抵御外侮的民族精神。在这看不见硝烟的战场上，国货也能战胜洋货，希望能增加人们对于自身文化的自信与认知，弘扬民族正气，珍惜现有的和平生活。

（四）平安散－清早期青花瓷药瓶

北京地区的瓷药瓶本就存世稀少，清乾隆年间的青花瓷药瓶更是罕见。图2-92中药瓶一面书有"平安散"，另一面书有"珠市口仙芝堂"。

平安散在《北京市中药成方选集》(1961年版)有所收载,原文如下:

平安散(经验方)

【处方】 绿豆粉十六两、滑石粉四两、白芷粉四两、麝香五分、冰片五分、薄荷油五钱

以上共六味,计二十四两六钱。

【制法】 上药共研为细粉过箩,混合均匀后装瓶。每瓶重四分。

【功能主治】 清凉解热,去暑避瘟。主治夏令受暑,头目昏晕,呕吐恶心。

【用法】 每服四分,温开水送下。鼻闻亦可。

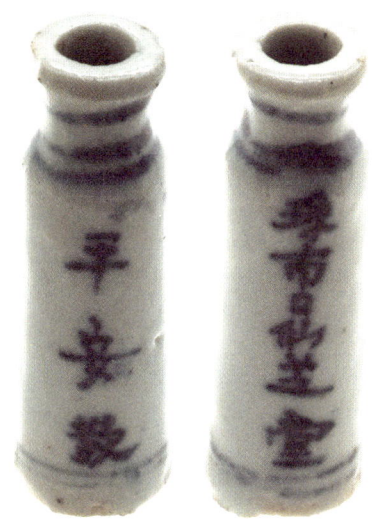

图2-92 平安散瓷药瓶

(五)大春堂"武力拔寒散"

北京地区以中成药著名,除了内服制剂,还有外用药物,其中以近代大春堂的主打品种"武力拔寒散"最为有名。

图2-93为公私合营时期的大春堂"武力拔寒散"说明书,主要内容如下:

公私合营大春堂武力拔寒散

武力拔寒散:每袋内附有用法说明和图解请参照贴用。

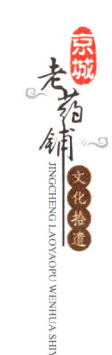

【主治】

（1）贴治：妇女血寒，经期腹痛，带累腰疼，寒裸血，寒裸气，凝疼成块者，二张均贴脐下左右距脐三寸，横隔二寸，或随症横竖贴患处，二张相连，中隔一寸亦可，贴时须在经期前十日或在经期后均可。

（2）贴治：妇女白带，忽来忽止，或淋漓不断，久生腥臭，精神倦怠，二张均贴脐下左右距脐三寸，横隔二寸，贴时须在经期前十日或在经期后均可。

（3）贴治：妇科怀孕有胎寒一症，脐下绵绵作痛，如若不治，则胎久宿冷室，其胎不长，此散外贴余寒，于胎元无损，二张均贴脐下左右距脐三寸，横隔二寸，（由怀孕在三个月之外不宜贴用）。

（4）贴治：产后寒凝腹痛，大便溏泄，小便多勤，二张均贴脐下左右距脐三寸，横隔二寸。

（5）贴治：男子初得受寒小肠疝气，左右偏坠，串疼，肾囊湿潮，凉硬肿疼，气卵，二张均随症左右贴小腹上，贴后遇寒遇劳，不再疼胀，肾囊寒臌自然缓缓减消。

（6）贴治：男妇阴寒腹痛，二张均贴脐下左右距脐三寸，横隔二寸。

（7）贴治：男妇胃寒疼痛，一张贴胃间，一张贴肚脐以上二寸（胃酸或胃弱病症不宜贴用）。

（8）贴治：男妇夜间寒凉腿肚转筋，上下二张均贴原转筋处。

（9）贴治：男妇腰腿受风受寒，或腰胯疼痛，翻身不易，肩背疼痛，不能抬举四肢，麻木动作不遂，受风串痛等，均贴患处，二张相连，中隔一寸。

（10）贴治：男妇曲拳指胀，手足不持金，均贴手足背与腕上，二张相连中隔一寸。

【用法】　此散贴时现调，再加鸡子清与略加温水，共调一处打调和如稀泥，照油纸黑光，分摊二张，按照以上各症，贴至三小时后揭去，药力方能达到病处。以上各症受风受寒，酌其得症日期浅近，或者病状轻微，务须贴至三小时，酌贴两小时，或两小时半后揭去即可。

（注意，贴此药时，如不用鸡子清与温清水者或用人乳汁亦可）

【药性】 此药拔风寒力大，贴时觉痛，不可揭掉，揭后红肿作痒无妨，倘起水泡者，系内寒散出将泡挑破，万不可另敷他药五日即消，其症由贴药约至六七天方始日见轻减，在二十四天内药力方无，若遇犯疼滚床为重一付知效，贴后如未全效其原贴药处须经一个月之后方可继续贴用，药性力大贴时觉痛勿惊，为除风寒，皮肤虽红肿，与内无伤。

【谨忌】 贴药处十日内忌用水洗，更不可用热水烫以防受水毒，忌食生冷二十日。本药品适贴本仿单内所列各项受风受寒之症，概不兼治他症。有其他症者，如（四肢浮肿）或被他症所染致使（体虚）（体弱）者更不可贴用。例如周身受风受寒不仅一处者，不可同时贴用两付，使其贴药觉痛以及贴后皮肤或许起泡红肿作痒不暇兼顾，须先由受风或受寒较重处贴用，至六七日后再贴其他病处，以序贴用。

【附注】 外埠函购请将自己地址姓名要清楚写明妨有投不到退回之虞。

外埠函购由一二付起码至十八付另加邮费人民币，快包四角，距京 1400 公里以外者及交通不便者另计邮费。来函购药用邮局保价信或汇票挂号信。（平信不可装寄钱券）

公私合营大春堂：北京市东四区大佛寺西街甲五十四号迁至鼓楼东大街一一九号。

外贴药品不可服用，药不退换恐有假冒。

本仿单于 1957 年 8 月因节约纸张改成此样。

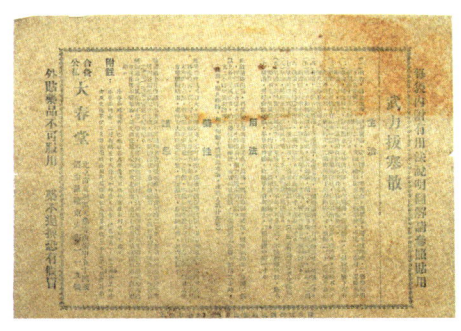

图2-93 大春堂"武力拔寒散"说明书

图 2-94 为 1965 年北京东城中药制药厂按原大春堂处方所生产的"武力拔寒散"外包装。

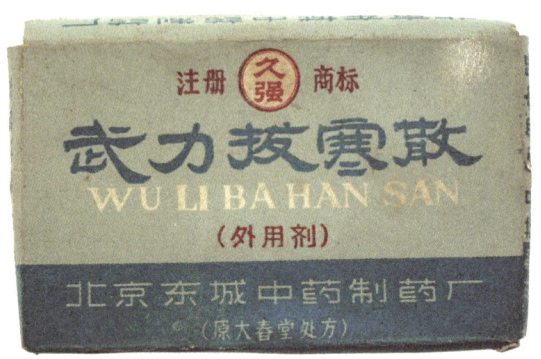

图2-94　北京东城中药制药厂"武力拔寒散"外包装

图 2-95 为北京东城中药制药厂按原大春堂处方所生产的"武力拔寒散"药物。出厂日期为 1965 年 9 月 6 日。

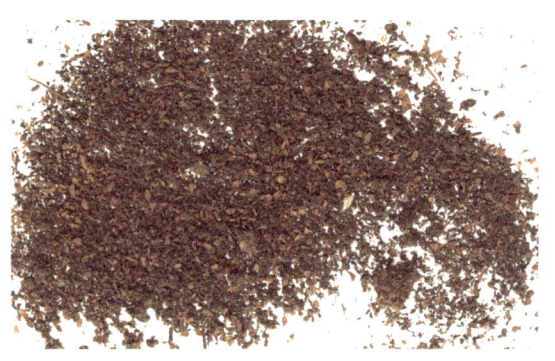

图2-95　北京东城中药制药厂"武力拔寒散"药物

大春堂"武力拔寒散"亦因其确切的疗效而被收入《中华人民共和国卫生部药品标准》中药成方制剂第九册，标准编号：WS3-B-1751-94，记载其成分为"白花菜子、花椒（青椒去目）"，原标准内容如下：

【药品名称】　通用名称为武力拔寒散。

【成分】　白花菜子、花椒（青椒去目）。

【性状】　本品为棕褐色的粉末；气微香，味麻辣。

【适应证】　祛风散寒，活血通络。用于感受风寒，筋骨麻木，肩背酸痛，腰痛寒腿，饮食失调，胃寒作痛，肾寒精冷，子宫寒冷，行经腹痛，寒湿带下。

【规格】　每袋装17克。

【用法用量】　外用。取药粉适量，用鸡蛋清略加温开水调成糊状，分摊于蜡纸上，贴于穴位或患处。

【不良反应】　部分患者用后，皮肤会产生黄色水疱。

【禁忌】　十五岁以下儿童忌用。

【注意事项】　①忌食生冷。②肚脐及脚心部位不可贴用。③周身感受风寒者，先贴较重处。每次贴2～3小时后揭去，如贴之痛甚者，可提前揭下（感到疼痛时，立即揭下）。

【贮藏】　密封。

【包装】　复合膜袋装，17g/袋。

【有效期】　48个月

【执行标准】　《中华人民共和国卫生部药品标准》中药成方制剂第九册，标准编号：WS3-B-1751-94

上面的标准记载，"武力拔寒散"的处方只有两味药"白花菜子、花椒"，其中，白花菜子具有"祛风散寒，活血止痛"的作用。

南京中医药大学第二版《中药大辞典》记载：

（1）白花菜子，异名：臭花菜籽，基原为白花菜科白花菜属植物白花菜的种子。

【功用主治】　祛风除湿，活血止痛。主治风湿关节肿痛，筋骨麻木酸痛，外伤瘀肿疼痛，骨结核，痔漏。

《天津中草药》中记载："通血脉，消肿止疼。治风湿疼痛，损伤作痛，痔漏。"

《河北中草药》中记载："除风散寒，活血通痹。用于风寒湿痹，筋骨麻木，腰腿酸痛，关节肿痛。并对外伤瘀血，痔漏等疾，亦有行瘀止痛的作用。"

（2）另一味药物"花椒"，据《中国药典》记载：

花椒：本品为芸香科植物青椒 Zanthoxylum schinifolium Sieb. et Zucc. 或花椒 Zanthoxylum bungeanum Maxim. 的干燥成熟果皮。

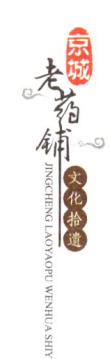

【功用主治】温中止痛，杀虫止痒。用于脘腹冷痛，呕吐泄泻，虫积腹痛；外治湿疹，阴痒。

《中国药典》记载花椒"外用适量，煎汤熏洗"，但是没有说明其具有祛风湿的作用，其实，内服可以温中止痛，外用则可以温经散寒止痛。如《本经》记载花椒能"除寒痹"，《别录》记载花椒能"调关节"，《千金方》记载花椒能"去心下冷气，除五脏六腑寒，百骨节中积冷"，《纲目》记载花椒能"散寒除湿"。

大春堂将具有温经散寒、止痛的两味药打碎成粗粉外用治疗风寒湿痹证，甚至用于内科疾病的治疗，可谓剥去了传统中医药层层的神秘面纱，直指本质，有风则祛风，有寒则散寒，待风寒散尽，诸症全消，可谓简洁明了。这种思路和方法，对于今天的中医临床依然具有极高的参考价值。

图2-96为中华人民共和国成立后北京市东城区宏仁堂制药厂生产的大春堂"武力拔寒散"说明书。

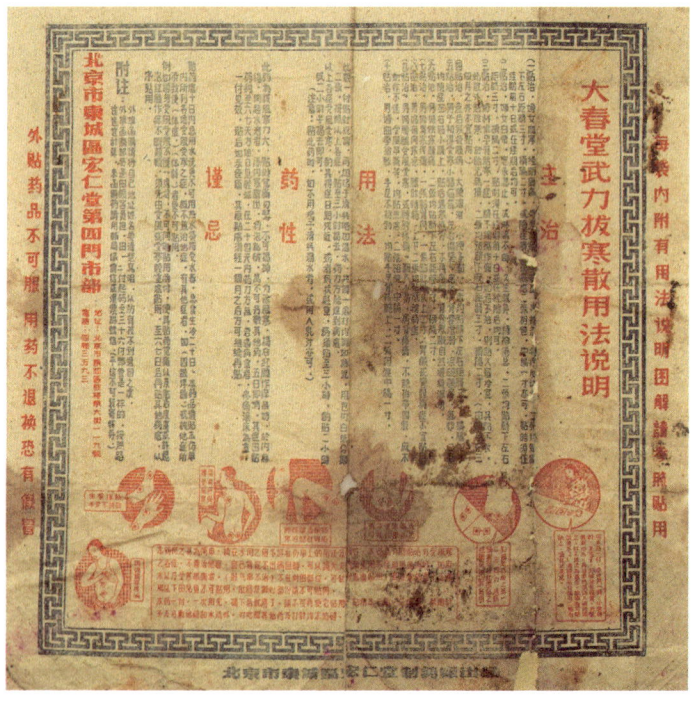

图2-96 大春堂"武力拔寒散"说明书

（六）近代中药化妆品"胭脂粉"

胭脂，大家都耳熟能详，知道是化妆所用。然而，我们从西鹤年堂的"胭脂粉"说明书可以看出，近代西鹤年堂所创制的"胭脂粉"，原本为"治痘之药"，结果该产品被人们改良为日常应用的化妆品，也算是对中药化妆品行业做出的一大贡献，其原文（图2-97）如下。

胭脂粉

此粉起痘化毒，专敷初起蒙头覆顶，抱鬓托腮痘疔，板痘板硬不起，一切攒簇诸形恶痘及痘后结痂结毒、腐烂泛疤等症并皆敷之。凡痘之初起，隐隐一片红者，将来痘必粘连，难以成浆，一见此症，急敷此粉，务使起胀，方能浆成毒解。如毒火太甚，更兼内伏恶症者，再以本堂赛金化毒散调入此粉内敷之，效如神应，功难尽述。本堂秘制此粉，原为治痘之药，近有杂入香粉而为润色之用，失其本方矣。

西鹤年堂开设在北京宣武门外菜市口路北有招牌便是。

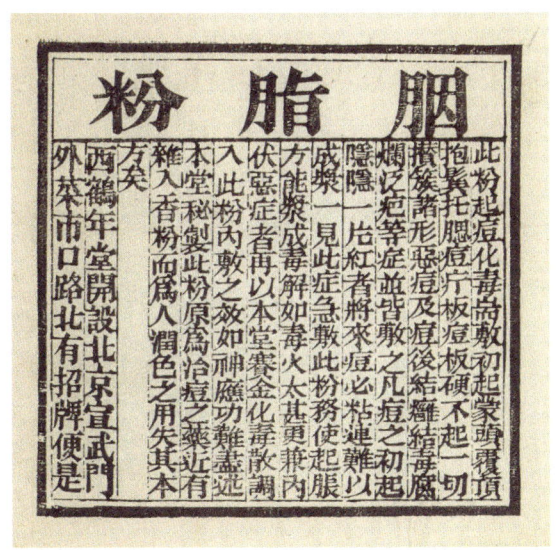

图2-97 西鹤年堂"胭脂粉"说明书

三、膏剂

（一）北京软膏

2020年版《中国药典》规定，软膏剂系指原料药物与油脂性或水溶性基质混合制成的均匀的半固体外用制剂。

人们一般从使用上，用于涂抹的称为软膏。传统用蜂蜡、虫白蜡、猪油等作为基质（赋形剂）制作，随着社会发展，现代赋形剂则更加丰富。

图2-98为19世纪末、20世纪初京城育仁堂天津分店的"化腐紫霞膏"仿单，开篇先声明自己"虔心修合，慈心济世"，随即便诅咒"假冒字号，永不昌盛"，原文内容个别文字印刷不清，暂以方形符号代替，内容如下：

化腐紫霞膏

虔心修合，慈心济世，假冒字号，永不昌盛。

此膏善能穿透诸毒，凡恶毒发背已成，瘀血不腐及不作脓者，用此膏以腐烂瘀肉穿溃脓毒，其功甚速。此膏穿毒透脓化腐生肌有神功，用麻油调搽顽硬肉上，以棉纸盖上，或用本堂洞天仙草膏贴之尤妙。

京城仁育堂参茸老药店设于天津估衣街中间路南有冲天招牌便是。

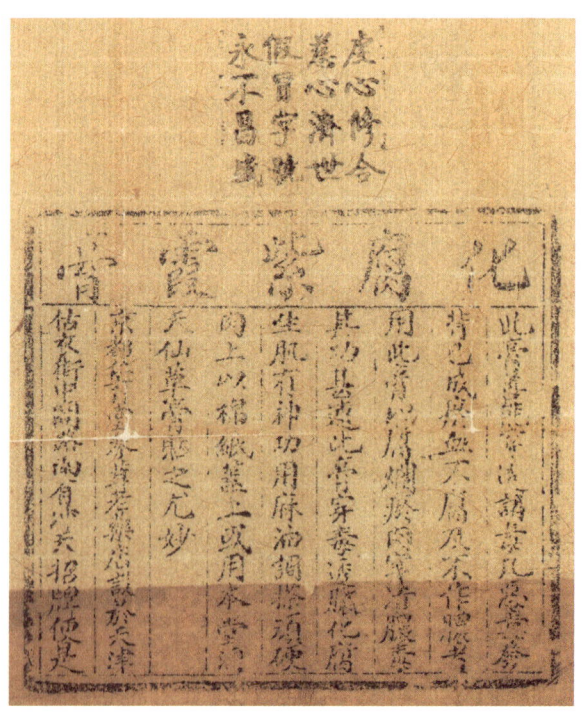

图2-98　北京育仁堂天津分店"化腐紫霞膏"仿单

图2-99为清代福安堂"白玉膏"的仿单,内容如下:

白玉膏:专贴一切大小诸般疮疡,结毒粉毒,痦蛙烂臁,痈疽顽疮,疔黑紫腐,久不收口,臭烂不愈。每用少许摊黑膏中心,或摊净绵纸上,贴患处,疔腐自化,条条片片粘连即下,长肉生肌收口神效。

福安堂开设在前门外打磨厂中间南深沟胡同内坐东向西详认招牌便是。

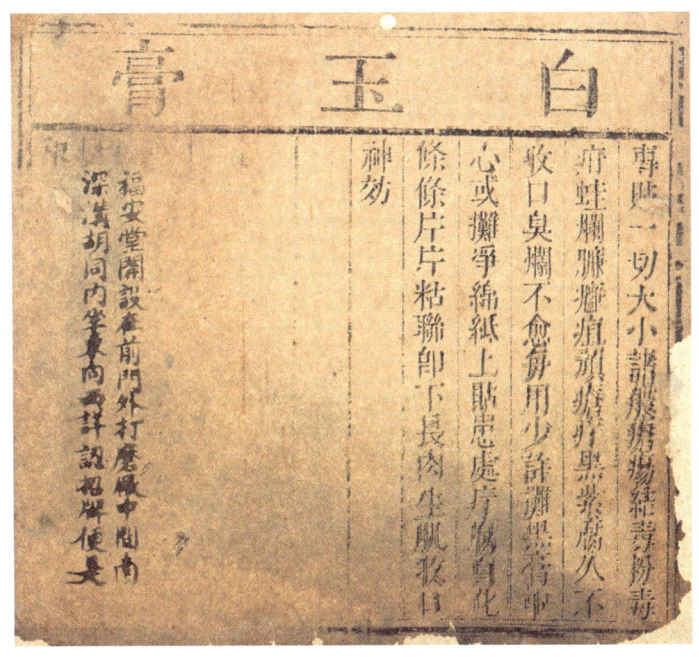

图2-99 福安堂"白玉膏"仿单

白玉膏被1961年《北京市中药成方选集》所收载,内容如下:

白玉膏(疡医大全加减)

【处方】 官粉二钱,轻粉二钱,樟脑二钱,乳香一钱,白蜡一两,冰片五分。

共六味,计一两七钱五分。

【制法】 共研为细粉,过箩,用猪脂油八两熬化,和药,调匀成膏。

【功能主治】 解毒消肿。主治疮疡结毒溃烂,顽疮、臁疮,久不收口。

【用法】 敷患处。

上方白玉膏是以白蜡、猪油为基质（赋形剂）制作而成的传统软膏。

图2-100为清代福安堂"黄玉膏"的仿单，内容如下：

黄玉膏：此膏专贴一切诸般疮疡，其色或黑或紫，肿痛腐烂不愈，或不生脓，或不收口，疼痛不止，此皆毒盛火盛所致也。此药清热解毒、消肿定痛、化腐生肌，每用少许摊黑膏中心，或摊净绵纸上亦可，其妙非常。

福安堂开设在前门外打磨厂中间南深沟胡同内坐东向西详认招牌便是。

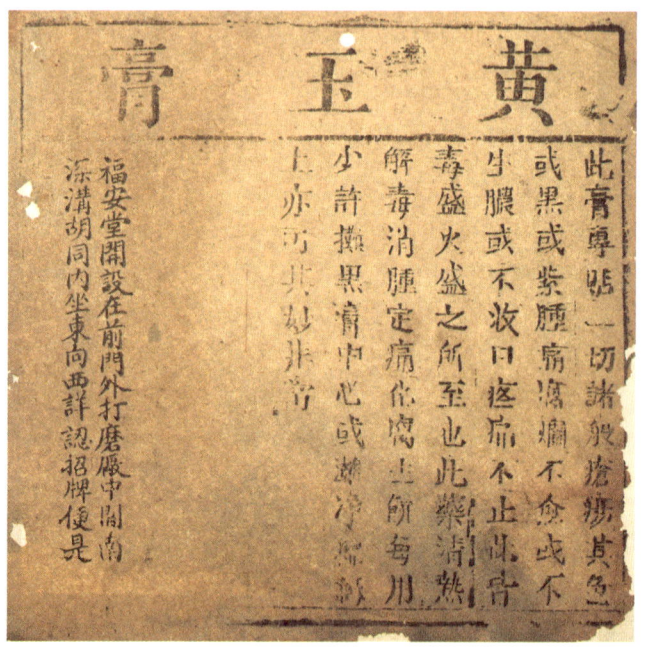

图2-100　福安堂"黄玉膏"仿单

黄玉膏亦被1961年《北京市中药成方选集》所收载，内容如下：

黄玉膏（经验方）

【处方】 大黄五钱，黄柏五钱，黄芩五钱五分，当归五钱五分，栀子五钱五分。

共五味，计二两六钱五分。

【制法】 用香油十六两,将上药炸枯,过滤去渣,兑白蜡三两五钱成膏。

【功能主治】 祛热消肿,凉血解毒。主治疮疡红肿坚硬,唇角干痛,鼻孔生疮。

【用法】 敷患处。

上方黄玉膏是以白蜡为基质(赋形剂)制作而成的传统软膏。

图2-101所示为20世纪初北京所生产的药膏铁盒包装,药盒表面文字为"丰子玉,克毒神速,北平义生蚨"。

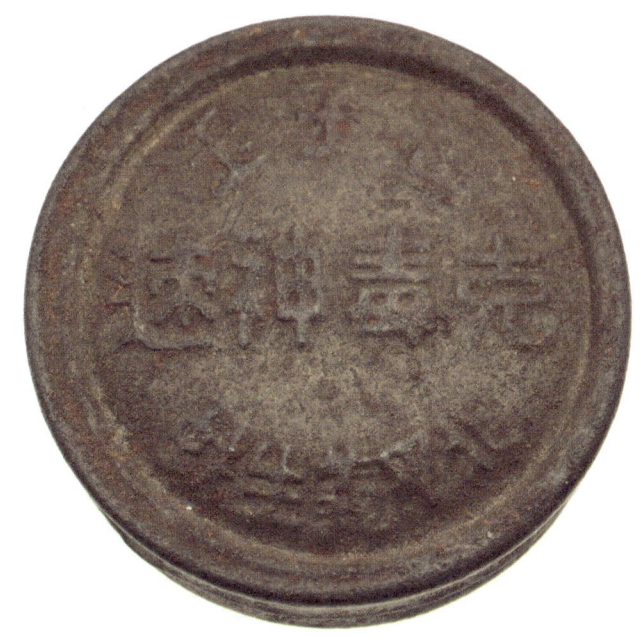

图2-101 药膏铁盒

(二)红玉膏与玉红膏

图2-102为清代福安堂"红玉膏"的仿单,内容如下:

红玉膏:专贴梅疮顽疮结毒臁疮,不论大小诸毒,通用此药,能去腐生肌定痛,化虫止痒消肿,化疔解毒。每用少许摊黑膏药中心,或摊纸上贴患处,有疔者一日一换,无疔者二三日一换。

福安堂开设在前门外打磨厂中间南深沟胡同内坐东向西详认招牌便是。

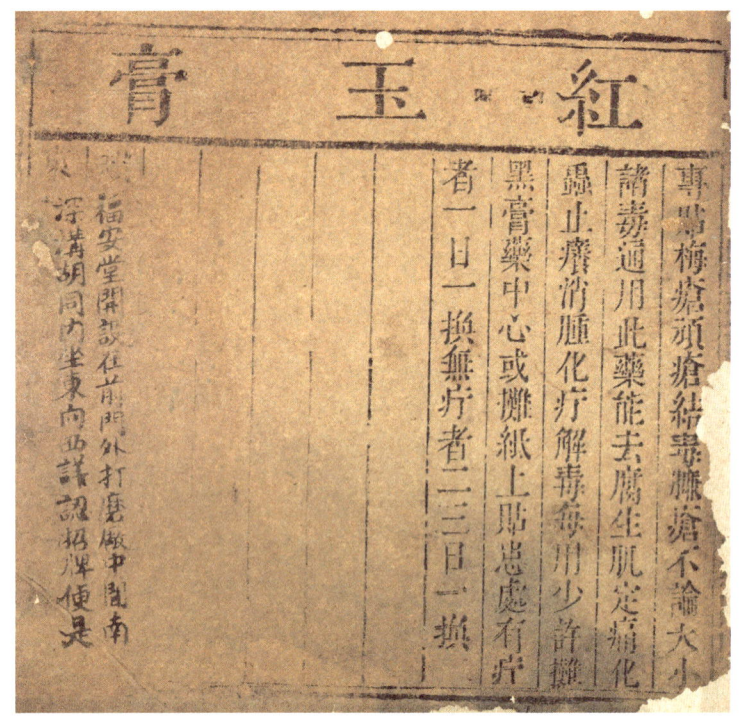

图2-102 福安堂"红玉膏"仿单

在《慈禧光绪医方选议》(陈可冀等编,中华书局,1981年)中的"慈禧太后医方选议"中记载有红玉膏,内容如下:

红玉膏 光绪二十五年十一月二十五日,朱焜、门定鳌、杨际和、忠勋谨拟。

红玉膏三钱,用牙簪挑少许,擦鼻孔内。

评议:红玉膏在太医院配方中有载,属外用药。方由当归一两、红花三钱、赤芍三钱、白及三钱、防风三钱组成。制法:用香油一斤,同上药共煎,煎枯去渣,入黄蜡二两,再入银珠一两,乳香五钱。主治杨梅顽疮,结毒镰疮,不论大小诸毒,通用此药。能祛腐生肌、定痛化虫,止痒消肿,化疔解毒。

据光绪帝脉案,光绪二十五年十一月二十五日,朱焜、门定鳌、杨际和、忠勋4位御医请脉,与本方之拟方近同,且脉案有描述(鼻仍干燥而痛,时或涕中微带黑丝),亦与此药主治相符,当为同日。

看来,红玉膏也存在同名异物的情况。

目前，红玉膏，经常被解读为"玉红膏"或"生肌玉红膏"。《北京市中药成方选集》（1961年版）所收载玉红膏内容如下：

生肌玉红膏（医宗金鉴）

【处方】 甘草一两，白芷一两，当归一两，紫草一两。

【制法】 用香油十六两，将上药炸枯，过滤去渣。再兑白蜡三两五钱、血竭四钱、轻粉四钱，化开搅匀成膏。

【功能主治】 解毒消肿，生肌止痛。主治痈疽发背，疮疡肿毒，溃烂流脓，久不收口。

【用法】 敷患处。

实际上，玉红膏存在一名多物的情况。除了作为中医外科常用药物之外，还有一个玉红膏是化妆品领域里，以胭脂制作而成，笔者经过考证，玉红膏在清代颇为流行，位于北京前门内棋盘街路东的桂林轩即生产此药，图2-103为清代桂林轩"玉红膏"青花瓷罐。

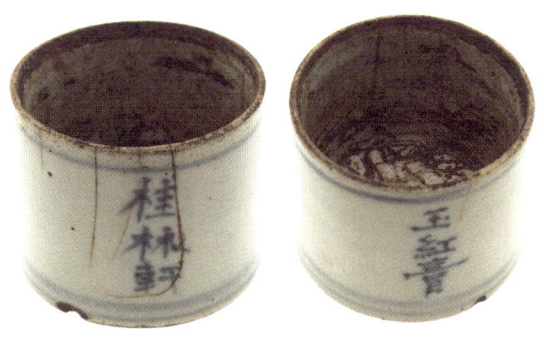

图2-103　桂林轩"玉红膏"青花瓷罐

《桂林轩香雪堂各色货物簿》中所记载的玉红膏，内容如下（图2-104）。

玉红膏

胭脂炼就玉红膏，法有真传品自超，

妇女点唇颜更丽，儿童搽痘毒全消，

轻涂何用夸丹臆，浓抹方知胜白描，

功效佟多难尽述，但能珍爱即琼瑶，

每罐满钱肆佰捌拾。

书中明确记载，玉红膏是用胭脂炼制而成，因为西鹤年堂自言，其发明胭脂的本意就是用于治痘。如今被加入颜色，除了治痘以外，更是增加了美容的作用。文中记载"妇女点唇颜更丽"，本为膏剂，又用于口唇的化妆，名为"玉红"，自然就可以认为是清代的口红、唇膏。

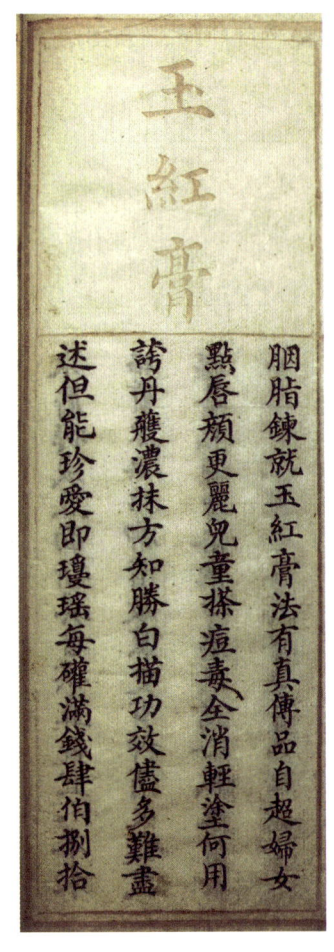

图2-104 《桂林轩香雪堂各色货物簿》中记载的"玉红膏"

（三）宝善堂张"万灵筋骨膏"

19世纪末、20世纪初的宝善堂张"万灵筋骨膏"，自称祖传五世，所用商标为膏药揭开时并且立起来的形象，中心的膏药肉为方形，称为"方油为记"（图2-105）。

宝善堂张万灵筋骨膏 张氏追风丸

祖传五世　方油为记

万灵筋骨膏：此膏专治腰痛腿疼，四肢麻木，筋骨抽疼，多年寒腿，筋骨拘挛，半身不遂，行走不利，左瘫右痪，虚寒下痿，以及跌打损伤，闪腰岔气等症。兼治妇女经血不调、赤白带下，按法贴用此膏，奇效异常，准保痊愈除根，洵筋骨风寒病之良膏也。

贴法：用鲜姜拭擦患处，将膏烤化贴之。

贴法注意：腰痛贴肾俞穴。腿痛麻木贴足三里穴。肩臂酸痛、麻木不仁、左瘫右痪，贴肩井穴、曲池穴、手三里穴。脚痛酸木，贴涌泉穴、阴交穴。半身不遂，贴肩井穴、曲池、足三里、环跳穴。下痿，贴环跳穴、足三里穴。跌打损伤、闪腰岔气、筋骨抽痛、手足拘挛，均贴患处，男女穴道相同。

张氏追风丸：此丸主治风寒湿气、经络不和，专能追风散寒、活血舒筋、通经和络、强筋壮骨，与凡四肢麻木、筋骨抽痛、肩臂酸疼以及多年腰痛腿疼、半身不遂、下痿瘫痪等症，患者膏丸兼用，内服外贴，敢保宿疴立起，痊愈断根，永不复犯。服法另有详细仿单。

本堂开设在北京东单牌楼西北总布胡同四十六号，详认匾牌，庶不致误。

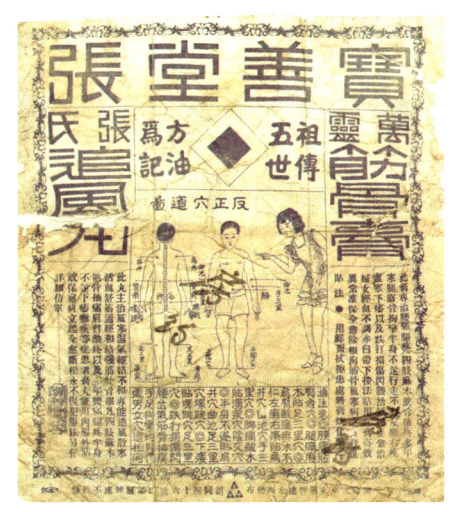

图2-105　宝善堂张"万灵筋骨膏"仿单

与说明书配套的膏药外包装（图2-106）。膏药外袋，背面文字内容为：

方油为记　　假冒必究

万灵筋骨膏　君患腰腿疼痛吗，四肢麻木周身串痛吗，诸君赶快的治疗。不然日子久了，能影响君的健康，使君在行动上，不得自由，终日呻吟床榻，直等于成了一个四肢不完整的废人哩。然而，治得不得法，不但在金钱上、时间上，受了相当的损失，并且还能使病势加剧，所以病者对于治疗的方法，需要格外的审慎才好。本堂精制万灵筋骨膏，张氏追风丸，专治腰痛腿痛，筋骨疼痛。麻木不仁，多年寒腿，以上各症，服用此药，七天以里，必见伟大的功效，十几日后，准能痊愈，效验准确，十分可靠，且于金钱上，时间上，均为经济，因此风行南北，承蒙各界交相赞许，这是有口皆碑、毋庸赘述的。患此病的诸君，请服用罢，保君能得到美满效果咧。

宝善堂主任张佩亭忠告患者。

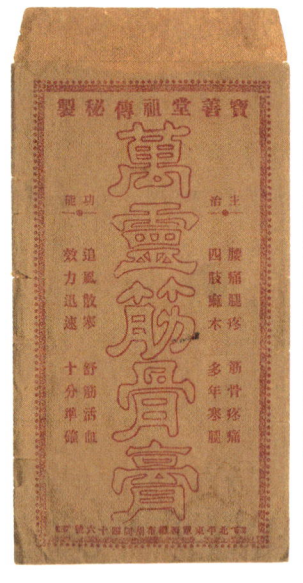
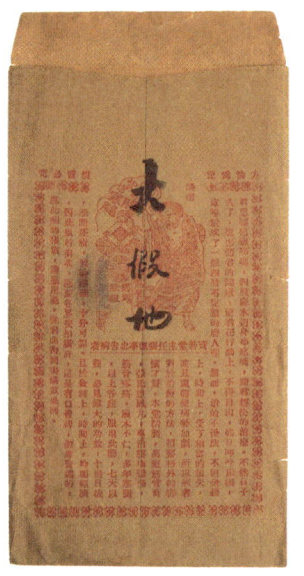

图2-106　宝善堂张"万灵筋骨膏"外包装

图2-107为与"万灵筋骨膏"说明书、药袋配套的黑膏药，膏药衬为韧性大的纸。

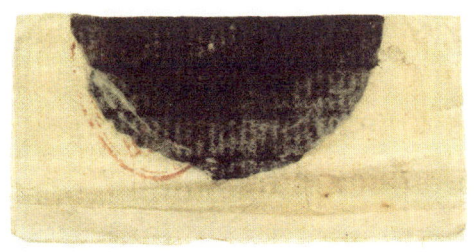

图2-107 "万灵筋骨膏"黑膏药

图2-108 在上海北平药局于1938年10月编写的《京药集成》中,插有"宝善堂张家老铺"外景图。

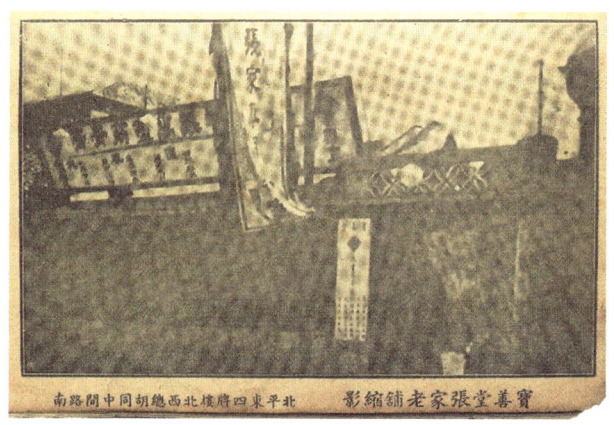

图2-108 民国时期宝善堂张家老铺外景

图2-109为中华人民共和国成立后公私合营时期善堂张"万灵筋骨膏"的说明书。

万灵筋骨膏

宝善堂张　北京东城区西总布胡同四十六号　注册羚羊商标

【主治症】　腰疼寒腿、麻木抽筋、肩臂疼痛、跌打损伤、闪腰岔气、寒气凝结肚子疼,男子气虚腰疼、妇女经血不调及产后受风腰疼。

【各症贴法说明】　风寒腰疼,气虚腰疼,贴肾俞(后腰眼)一张。

风湿腿疼,寒腿,贴环跳(胯骨轴)一张,三里(膝下外边)一张,共二张。

肩膀疼,贴肩井(肩膀上)一张。

胳膊麻木，胳膊疼，贴肩井（肩膀上）一张，三里（手腕上）一张，共二张。

寒气凝结肚子疼，贴肚脐一张。

跌打损伤，闪腰岔气，各症均贴患处。

妇女经血不调，产后受风腰疼，各症贴子宫穴（后腰眼）一张，贴肚脐一张，共二张。

【烤法】 手持膏药，在微火上慢慢烤化，需用二三十分钟的时间将膏药油抖黏抖匀，患处如不清洁，先用温水洗净，用鲜姜擦之再贴。患者如果湿寒太盛，则由毛孔分解出大量潮汗，在皮肤上面飘浮，膏药油遇着潮湿水汽即易脱落，可用毛巾将该处擦干，膏药用前法烤化，仍贴于原处，照常有效。

注意，此膏最忌用热气蒸化，及热力太大的地方，如火苗灸着膏药的皮子，放在煤火炉子的炉盘上，放在锅炉上面，用蒸笼蒸，在水壶上烤，以上各法均不可用。因此膏最怕水湿潮气及强度热力，唯恐皮子焦裂抽缩。千万注意。

患者外贴万灵筋骨膏，内服羚羊商标追风丸，该丸另有详细说明。

中国药材公司北京市公司东单门市部出品。

地址：崇内大街347号。

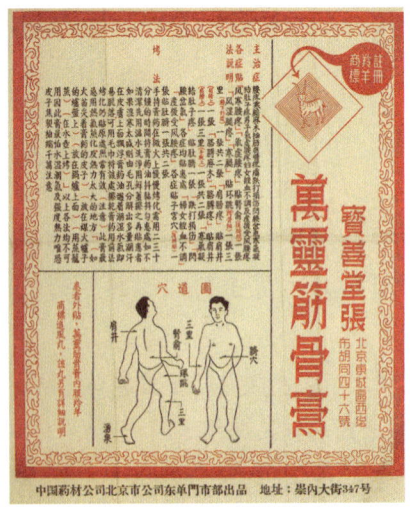

图2-109 善堂张"万灵筋骨膏"说明书

（四）北京药铺黑膏药

近代北京，有数家专营膏药的企业，几乎完全以膏药为经营主业，如宝善堂、济安堂等。其中，传承数百年的济安堂素以膏药闻名于世。

图2-110为19世纪末、20世纪初济安堂"化痞克坚膏"仿单，内容如下：

济安堂，驰名全国，认明地址，谨防假冒。

化痞克坚膏

凡婴儿无论何种疑难百病，均关于食水不调而得，本堂主人有鉴于此，将家传秘方又加细心研究，配制名为化痞克坚膏。主治婴儿一切五积六聚，肚腹坚硬，食水不消日久，成痞大便秘结小，水短少久痢久泻不愈，乳食懒进，积聚腹痛，久泻伤脾，面黄肌瘦等症，以及男妇一切痞块不消，均能治之。无病常贴此膏能补脾进食，化痞，封对脐暖肚，舒郁化滞，杀虫解积，善养元气，补助精神，乃保婴儿之圣药也，功难尽述。贴此膏，鲜姜擦病处，孕妇勿用。

本堂启事：承前代先人王讳洪宇祖遗传，此膏药有数百年历史，早蒙各界赞许，效验神奇，济世活人无算。诸公赐顾或函购，请认明北京前门外取灯胡同路北门牌六号，门前有数百年冲天招牌，以防假冒。外埠函购款到即寄，邮政代收货价亦可。

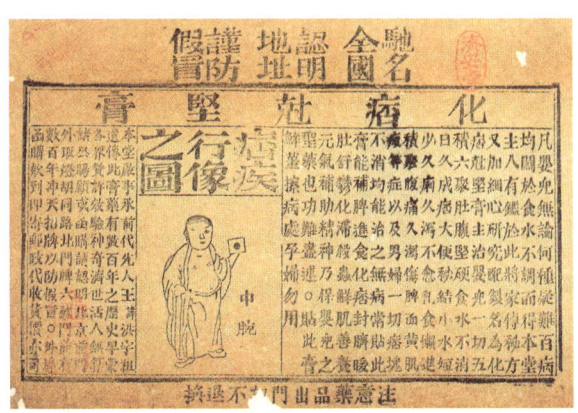

图2-110 济安堂"化痞克坚膏"仿单

图2-111为中华人民共和国成立后北京崇文中药制药厂生产的"王回回家祖传万应克坚狗皮膏药"说明书。内容如下：

王回回家祖传万应克坚狗皮膏药 原济安堂王回回祖传处方
今将所治各症并列于后
主治：遍身筋骨疼痛，风吹冷振，跌打损伤，麻木不仁，筋骨拘挛均贴于患处。（红肿勿用）
妇人月经不调，赤白带下，行经腹痛，子宫寒冷贴肚脐后腰。（孕妇不可贴）
远年今日劳伤痰喘咳嗽贴前胸后背。（忌房事）
胃寒腹胀心胃疼痛贴前胸、肚脐、两胁。
因寒性所致水泻痢疾贴肚脐。（忌生冷油腻）
下元虚寒腰酸腿疼遗精，贴病处肚脐两脚心。
偏坠小肠串气贴肚脐两脚心。
妇女产后血寒瘀血凝聚气恼寒凉所成症瘕血块，贴病处或肚脐。
小儿乳食肉面油腻之物受惊吓所成痞块贴肚脐或病处。
男妇小儿痞疾日久不化之症贴病处或肚脐。
功效：舒筋、活血、止痛散寒、调经暖肚、去瘀生新、消食化痞。
用法：膏药用热水壶帮熨化，免将皮烤坏，贴时用鲜姜搽病处。
北京崇文中药制药厂制造。

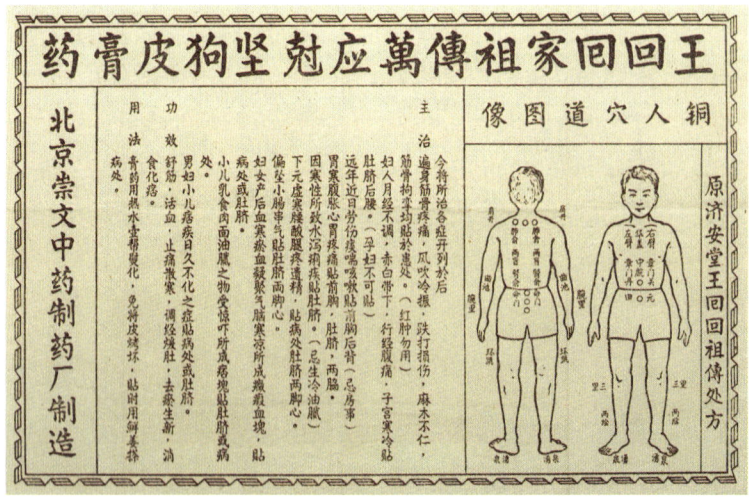

图2-111 "王回回家祖传万应克坚狗皮膏药"说明书

中华人民共和国成立后《北京市中药成方选集》收载有"万应

膏"处方如下：

万应膏（经验方）

【处方】 白芷四两，玄参（去芦）四两，木鳖子四两，官桂三两，大黄四两，血余三两，当归十一两，赤芍四两，生地十一两。

共九味。计四十八两。

上药酌予碎断，用香油二百四十两炸枯，过滤去渣。炼至滴水成珠，入黄丹一百两搅匀成膏。取出入水中出火毒后，加热溶化。

另兑：阿魏二两五钱，乳香二两五钱，没药二两五钱

【制法】 以上三味共研为细粉，过罗。每十六两膏油，兑药粉五钱，搅匀摊贴。每张油重一钱五分。纸光。

【功能主治】 活血散风，消积化痞。主治风寒湿，腰腿疼痛，跌打损伤，积聚痞块，妇女月经不调。

【用法】 微火化开，贴患处。

图2-112为中华人民共和国成立初期，北京崇文中药制药厂制造的"王回回狗皮膏"，膏药衬所用材质为皮质，一般多为狗皮。

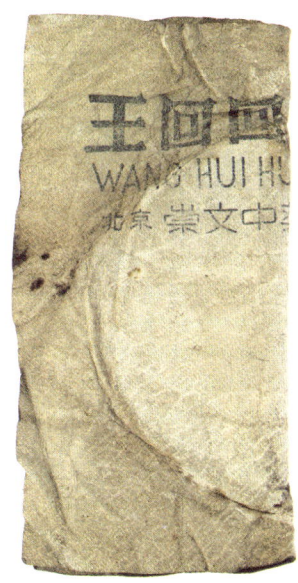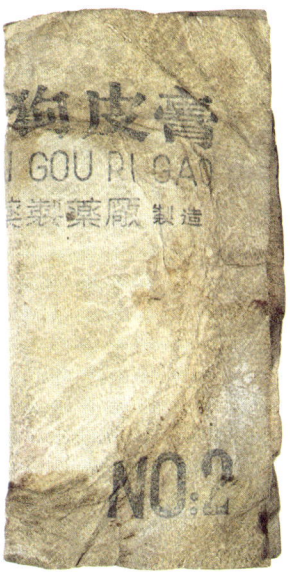

图2-112 北京崇文中药制药厂"王回回狗皮膏"

图 2-113 为 20 世纪初的"京城德义堂精造狗皮膏"仿单。

京城德义堂精选狗皮膏

本铺祖传自造阿味麝香狗皮膏专能追风散寒化积所治一切病症开列于左：

腰疼贴肾俞穴，背疼贴命门穴，胳膊疼贴天府穴，

肘疼贴曲池穴，漏肩疼贴肩井穴，大腿疼贴风市穴，

小腿疼贴三里穴，足麻贴复留穴，手麻贴间使穴，

筋骨受寒遍身酸疼贴膏肓穴，寒疝偏坠贴气海穴，

遗精白浊贴丹田穴，痢疾后重贴尾骨穴，反胃呕吐贴华盖穴，

膝盖疼贴膝眼穴，伤风咳嗽贴风门穴，脾虚胃寒贴中脘穴，

潮湿水泻、肚腹饱胀、妇女血寒、月经腹疼、虚寒不孕、崩漏带下、小儿食积、黄瘦痞块俱贴肚脐，

两肋疼贴章门穴，胯疼贴环跳穴，背膀疼贴乘风穴，

用药先将患处以鲜姜擦去油泥，用热茶壶将膏药化开贴之无不神效。

本铺开设在直隶武强县分庄山西新绛县城内府君巷东头。

赐顾者请认德义堂郝氏招牌为记。

一九二二年二月重刻。

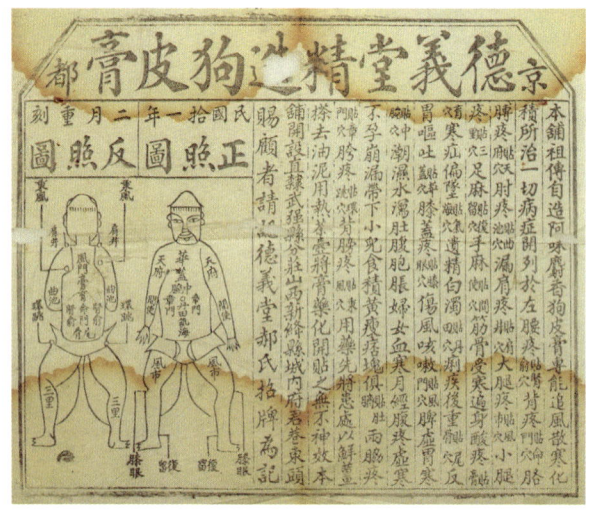

图2-113 "京城德义堂精造狗皮膏"仿单

北京一带使用的狗皮膏处方有 2 种,均被收入《北京市中药成方选集》内,原文如下:

狗皮膏(经验方)

【处方】 枳壳一两,青皮一两,川楝子一两,大枫子一两,赤石脂一两,僵蚕一两,赤芍一两,官桂一两,天麻一两,小茴香一两,蛇床子一两,甘草一两,乌药一两,牛膝一两,羌活一两,黄柏一两,补骨脂一两,威灵仙一两,生川乌一两,当归一两,木香一两,细辛一两,续断一两,菟丝子一两,白蔹一两,桃仁一两,生附子一两,川芎一两,生草乌一两,生杜仲一两,远志一两,穿山甲(生)一两,香附一两,白术一两,橘皮一两,青风藤一两。

上药三十六味,酌予碎断。用香油二百四十两,炸枯过滤去渣。炼至滴水成珠,入黄丹一百两,搅匀成膏。取出浸入水中去火毒后,加热溶化。另兑:

轻粉五钱,儿茶五钱,公丁香五钱,樟脑五钱,没药五钱,血竭五钱,乳香五钱,计七味,重三两五钱。

【制法】 共研为细粉,每二百四十两膏油入以上细粉搅匀摊贴。大张油重八钱,小张油重四钱,皮光。

【功能主治】 祛湿散寒,舒筋活络止痛。主治风寒湿痹,四肢麻木,腰腿疼痛,因腰岔气,跌打损伤。

【用法】 微火化开,贴患处。

狗皮膏第二方(经验方)

【处方】 厚朴五钱,阿魏一两六钱,赤芍一两,椿皮一两,木瓜一两,当归一两,白芷一两,松节一两,苏木一两,生地一两,官桂一两,元参一两,香油五斤,樟脑二斤半。

轧面药料

鹿角五钱,丁香五钱,肉桂五钱,乳香一两,没药一两,羌活一两,独活一两,荜茇三钱,良姜三钱,大黄一两。

另兑:潮脑一两,冰片五钱。

【制法】 熬膏药时,每锅放香油五斤。油热时先炸料,炸至

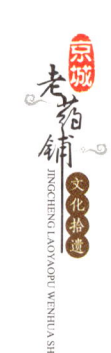

焦枯，用细铁丝筛子过净渣子。去渣再熬炼，用铁勺撩油，勿擦锅底，以防油著。熬至油滴水成珠，每锅用章丹二斤半，在火上进行下丹，候红烟转浓为白烟，取下锅来，用棍搅，烟出净为止。

摊膏药时，将膏药化开油，晾温后，再兑药面七两一钱，潮脑一两、冰片五钱，搅匀再行摊贴。

【规格】 分五种：大张净油一两五钱，二号一两二钱，三号一两，四号八钱，五号五钱。

属寒麻木，腰腿疼痛，阴腰岔气，跌打损伤。

【主治】 风寒麻木，腰腿疼痛，闪腰岔气，跌打损伤。

【用法】 微火化开，贴患处。

【禁忌】 孕妇勿贴。

（五）北京名药"硇砂膏"

作为清代名药，万应锭已经有专篇介绍，本篇介绍一下"硇砂膏"。

在《清稗类钞·第五册·农商类·京师药铺》（清·徐珂·中华书局·1984年）中记载："京师药铺著名者为同仁堂，堂主乐姓，明已开设，逾三百年矣。外省人之入都者，无不购其硇砂膏、万应锭以为归里之赠品。"

根据同仁堂"雨露硇砂膏"清代木版印刷的仿单，整理内容如下：

雨露硇砂膏：不论大小诸毒恶疮破溃俱用。此膏贴之初起一日换一贴，将收口时不宜常换。此膏大能解毒消肿、溃腐生肌，未破者即消，已破者易敛。即偏正头疼并皆治之功效非常不能尽述。

同仁堂乐家老铺开设在北京正阳门外大栅栏内中间路南便是。

中华人民共和国成立后，北京市收集、整理北京地区知名成方制剂时，收录有"硇砂膏"，并言其来源为经验方而不是历史名方，属于北京市的发明创造。

硇砂膏（经验方），出自《北京市中药成方选集》（1961年版）。

【处方】 当归三十五两，川芎三十五两，白芷三十五两，白蔹三十五两，木鳖子三十五两，蓖麻子三十五两，玄参（去芦）三十五两，苍术三十五两，生山甲三十五两，银花七十两，连翘七十两，生地七十两，大黄七十两，桔梗七十两，黄柏七十两，黄芩七十两，生栀子七十两，赤芍七十两。共十八味，计九百四十五两。

【制法】 熬硇砂膏每锅用料子四十八两。蜈蚣一钱。上药酌予切碎，用香油二百四十两炸枯，过滤去渣，炼至滴水成珠，入黄丹九十两搅匀成膏。取出放入冷水中，出火毒后，加热溶化。兑入下列细料面三两搅匀摊贴。大张油重六分，小张三分。油纸光。

硇砂膏细料面：乳香三十五两，没药三十五两，轻粉三十五两，红粉三十五两，血竭三十五两，潮脑五十六两，炙硇砂三十五两，儿茶三十五两。共八味，计三百零二两。共研为细粉，过罗。

【功能主治】 解毒消肿，化腐生肌。主治疮疡疖子，无名肿毒，红肿疼痛，溃破流脓，久不生肌。

【用法】 贴患处。

图2-114为19世纪末、20世纪初，北京西鹤年堂生产的"硇砂膏"仿单。内容如下：

硇砂膏：此膏专贴痈疽发背、对口、疔疮，凡一切无名肿毒，或红肿坚硬，或溃不成脓及已破未破者均能止痛化脓。日换一次，再以珍珠散敷之，无不速效。

西鹤年堂寓京城宣武门外菜市口东坐北朝南有冲天招牌便是。

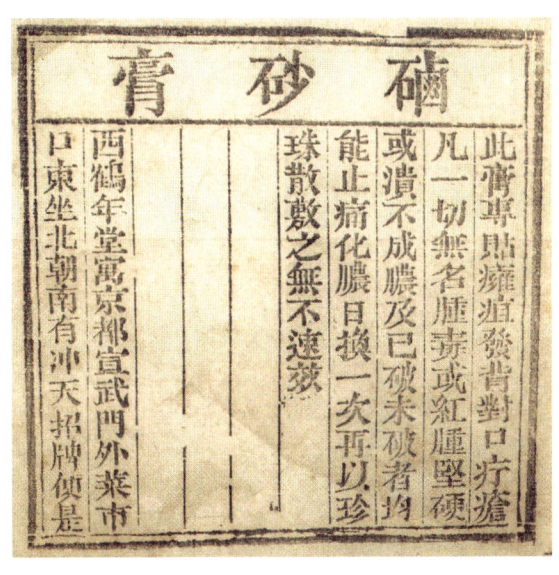

图2-114 西鹤年堂"硇砂膏"仿单

传统的此类仿单,后部经常有空余留白现象,如此设计,是为了在使用时,在此处加盖各种印章,涉及内容较为广泛。诸如大清光绪××年、一包×文钱、真不二价、出门不换、药铺字号、某某人名甚至吉祥图案等等,大小形式不一,内容题材广泛。

(六)懋德堂"涌泉膏"

图2-115所示为20世纪初期北京懋德堂所生产的"涌泉膏",青花药罐内尚有干涸的半罐膏药留存。

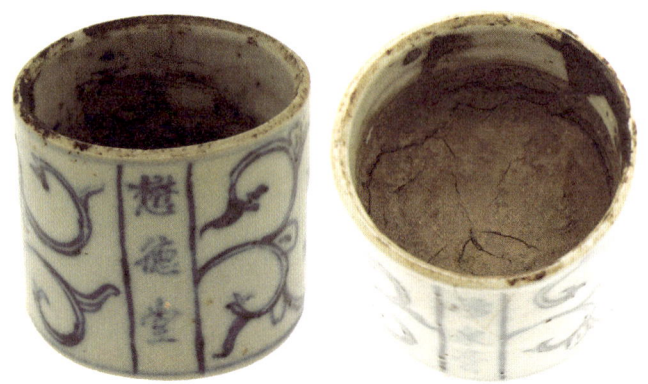

图2-115 懋德堂生产的"涌泉膏"

《北京市中药成方选集》没有收录"涌泉膏",所收载的"下乳涌泉膏"为"补养气血,通经下乳"的内服膏滋。

清代《桂林轩香雪堂各色货物簿》中记载:"涌泉膏:此膏专贴男妇远年近日五劳七伤,咳嗽痰喘,左瘫右痪,手足麻木,遍身筋骨疼痛。贴之即愈,用时用滚水化开,在狗皮上如钱大贴两脚心。每罐满钱壹千陆佰。"(图2-116)

第二章 | 京药传承——道地药材与经典成药的魅力

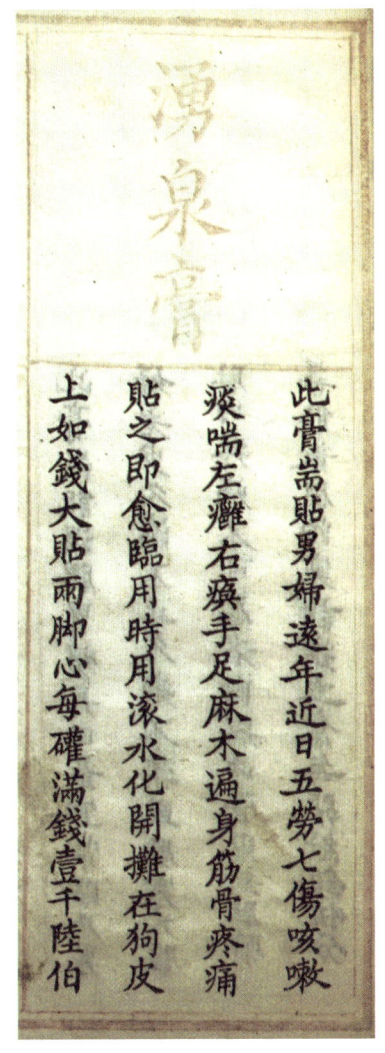

图2-116 《桂林轩香雪堂各色货物簿》中记载的"涌泉膏"

历史上"涌泉膏"有数种，此处的治疗、使用方法值得我们参考借鉴。

（七）北京名药"益母草、益母草膏"

至少在清早期，北京天坛地区就盛产益母草，并且被炼制成"益母草膏"而名声在外。

天坛地区流传有民间故事"天坛益母草"的传说。大意是说，一个小姑娘为她母亲进山寻药，最终得到仙人指点，寻得良药治好

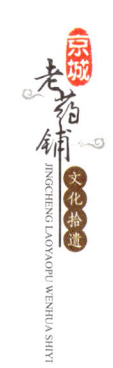

了自己母亲的病，并且把药材种子在天坛一带进行播种，造福一方民众。当时大家都不知道该草药叫什么，因为小姑娘寻药给自己的母亲治好了病，于是人们就起名"益母草"。该传说已经流传了很久，现如今已经被北京市列入非物质文化遗产。

通过这个故事，可以得知，当时北京地区天坛一带是盛产益母草，并被用来治病的。

天坛产益母草并用于医疗，上面的传说仅仅是民间故事，实际上，相关正式文献也有确切的记载。

清代康熙时期的《宸垣识略·卷九》中即有道士以益母草炼膏的记载："天坛井泉甚甘洌，居人取汲焉。王士祯竹枝词：京师土脉少甘泉，顾渚春芽枉费煎。只有天坛石甃①好，清波一勺卖千钱"。"天坛生龙须菜，又益母草，羽士炼膏以售，妇科甚效。"

①注：甃（zhòu），井壁的意思。此文个人理解，其大概意思是：天坛所产的水很好喝。天坛产龙须菜，又名益母草，道士拿它炼益母草膏并出售，治疗妇科疾病效果非常好。

估计当年的天坛益母草膏价格应该不低。翰林学士王士祯曾提到京师少有甘泉，而天坛内的"清波一勺卖千钱"，一千文钱大体相当于一贯，可以兑换一两银子。天坛内的一勺水就价值一两银子，目前，世界上最贵的矿泉水也没有当时天坛内的水贵。虽然文人笔墨多有夸张，但是，天坛内的水应该是不便宜的，这是可以肯定的。那么，如果用这样的水熬膏，价格自然也低不了。

乾隆年间，《水曹清暇录·卷十六》中记载天坛益母草用作煎膏："天坛中隙地，产益母草，守坛人煎以为膏，售人颇道地"。文中记载了天坛的空隙之地生长益母草，被守护天坛的人用来熬炼益母草膏，并且对其大加赞誉"颇为道地"，这里的道地，具有非常好的意思。

清中期道光年间，《鸿雪因缘图记·第三集·下册》有"天坛采药"篇章，文中记载了"坛内树木森蔚，药草苾芬，所产益母草最良",并且有皇帝特许神乐观道士开药肆济世的记载。

另外,1932年的《天坛纪略》中也收录有关于天坛传说的记载。

1957年金受申搜集的《北京的传说》(通俗文艺出版社1957年出版)中录有"天坛益母草"的传说。

2012年,北京市非物质文化遗产丛书《天坛传说》出版发行。

"天坛益母草"的故事变得虚虚实实,却代有传承。

如果说,"天坛益母草"的民间传说故事为虚,那么《宸垣识略》《水曹清暇录》《鸿雪因缘图记》中的记载,则是实实在在的史实了。

图2-117中的仿单主要介绍了益母膏主治病症及相应使用的药引,并在文末注明"岁在康熙壬午年王家老药铺京都并无二家"。

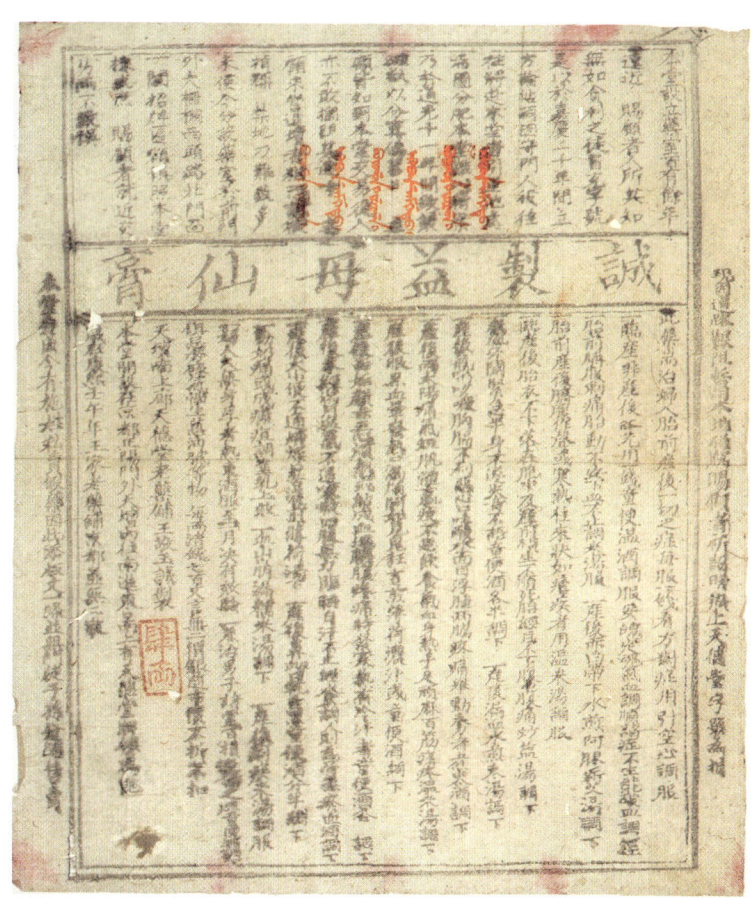

图2-117 诚制益母仙膏仿单

仿单右侧提示"现因道路艰阻，暂用本地瓷瓶，赐顾者祈认明瓶上天德堂字号为措"。左侧提示"本堂分出，今有施姓私卖假药，因此添版文一条，并无门徒子孙分铺售卖"。说明了添加一条版文的原因，是有人盗用他们的堂号售卖假药。同时在顶部的板条里介绍说，嘉庆年间就有"药托"将买家引至别处购买，于是天德堂在道光年间将益母膏的包装改为磁瓶以区别于其他产品。

图2-118的告白，相当于防伪提示，作为以益母膏为主打产品的天德堂老药铺，在其告白中记载了有人冒充其天德堂字号制售假药的事情，当被天德堂发现后，看造假者已知悔改的态度非常诚恳，便只是收缴了造假者所用的印票板片，并且让对方立字据，称如果再犯，必将送官究办。同时更是提示，如果想要购买天德堂的产品不被受骗，则必须亲自到天德堂本店购买才安全。

如果说《同仁堂药目》所记载的清代咸丰二年（公元1852年）"于大、于二"被抓是官方参与的中药打假第一案，本书记载的则是清代嘉庆二十年（公元1815年）中药行业民间打假并私下和解的最早记载，比官方参与打假的案件还要早37年。

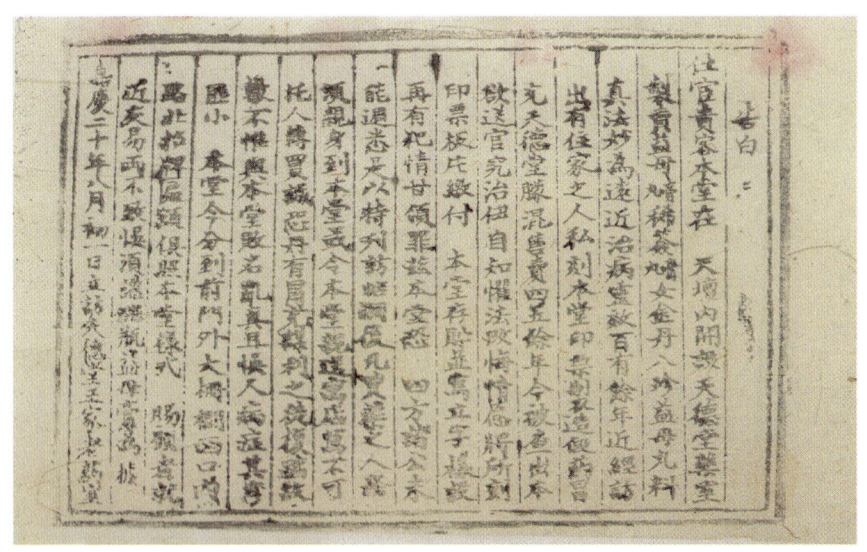

图2-118 天德堂嘉庆二十年中药打假的文字记载（行业首现）

看得出，北京清代天坛一带确实产益母草，并且被炼制成膏剂出售。至今，尚有企业生产、经营北京的益母草膏，比起普通的益母草膏，北京的膏方在益母草的基础上，增添了川芎、白芍、当归、生地、木香等数味行气活血养血之品，确实独具特色。

目前的益母草膏，主流有两种，一种是《中国药典》方，主要原料为益母草，辅以红糖炼制而成。另一种为北京地方特色的益母草膏，生产厂家会特意注明"北京处方"字样，以区别于其他类似产品。

我们先看下2020年版《中国药典》的益母草膏：

益母草膏

【制法】 取益母草1000克，切碎，加水煎煮二次，每次2小时，合并煎液，滤过，滤液浓缩至相对密度为1.21～1.25（80℃）的清膏。每100克清膏加红糖200克，加热溶化，混匀，浓缩至规定的相对密度，即得。

【功能与主治】 活血调经。用于血瘀所致的月经不调、产后恶露不绝，症见月经量少、淋漓不净、产后出血时间过长；产后子宫复旧不全见上述证候者。

下面是北京地区的益母草膏，选自《北京市中药成方选集》（1961年版）：

益母草膏（经验方）

【处方】 益母草（鲜，干的亦可）四百八十两，川芎四十八两，白芍四十八两，当归四十八两，生地四十八两，木香十六两。共六味，计六百八十八两。

【制法】 上药酌予切碎，洗净泥土。水煎三次，分次过滤后去滓，合并滤液，用文火煎熬，浓缩至膏状，以不渗纸为度，每两清膏汁再兑炼蜜一两成膏。

【功能主治】 调经，去瘀生新。主治经期不准，血色不正，量少腹胀，产后瘀血腹痛。

【服法】 每服三至五钱，开水调化送下。

图2-119为20世纪初期，北京著名的张明三药社生产的"真正东陵益母膏"仿单，被裱糊到簸箩上。

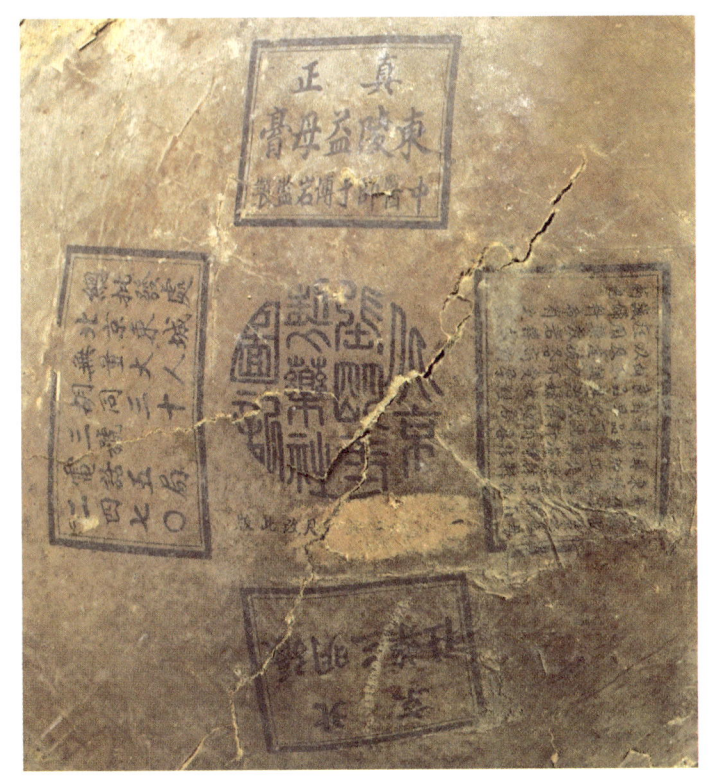

图2-119 张明三药社"真正东陵益母膏"仿单

图2-120为中华人民共和国成立初期,北京西城区国药制药厂所生产的"东陵益母膏",该膏依然延续了20世纪初期著名厂家"张明三制药社"的处方工艺,东陵益母膏曾为张明三制药社的主打产品之一。

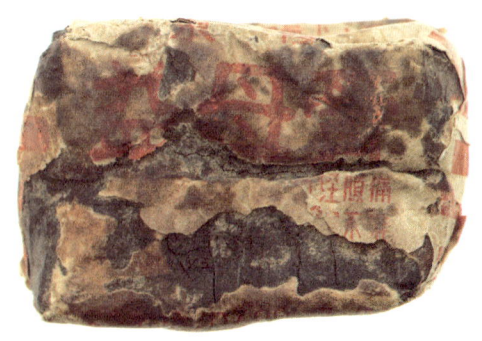

图2-120 北京西城区国药制药厂"东陵益母膏"

在中国,叫"东陵"的地方有好几处。但是,在北京,提起东陵,显然指的是北京皇家十三陵的那个东陵,采用东陵地区的益母草为主要原料熬膏,佐以其他药味,形成了北京著名的中成药"东陵益母膏"。

当然,因为有名,外地也竞相效仿。在19世纪末、20世纪初,外地也有以东陵地区的益母草熬膏炼制的"东陵益母膏"。当然,也有名叫"东陵益母膏"的,具体所用的益母草来源尚无从考证,如掖县(今山东省莱州市)东济堂生产的"东陵益母糕"瓷药罐(图2-121)。当时的"膏"与"糕"有时通用。

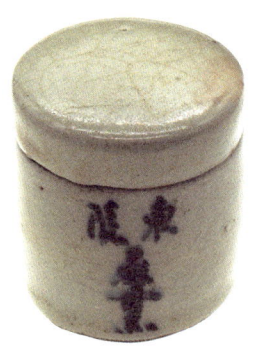

图2-121 东济堂"东陵益母糕"瓷药罐

中华人民共和国成立初期,五六十年代,北京同仁堂的分支,乐家老铺永仁堂,传承著名药企"张明三制药社"的工艺,生产有张明三制药社的著名产品"东陵益母膏"(图2-122)。

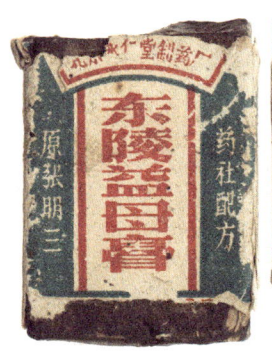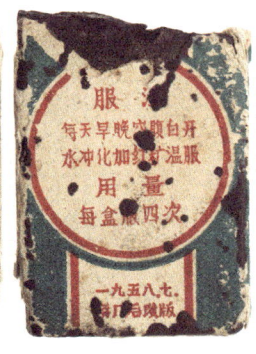

图2-122 永仁堂"东陵益母膏"

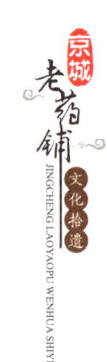

附录：

现将20世纪初期北京荣太元药社的"东陵益母膏"木刻板说明书文字编辑如下，版面破损，空心白块代表部分文字缺如。

东陵益母膏

本号自东陵拣选上等真正益（此处缺5个字）同，

专治妇科等症，或多年胎中受寒赤白带下，不能立子，久服此膏永保平安，轻者每服五钱，重者八钱，无不神效。随症调引列后：

经血不调（红糖水送下）

干血痨症［红娘子（此处缺3个字），通便送下］

胎前产后（红糖黄酒送下）

胎衣不下（当归黄芪汤下）

血崩不止（乌墨红糖送下）

各种蛊气（木通蜂蜜汤下）

腰疼（杜仲汤下）

腹痛（鲜姜红糖送下）

四肢无力（麻黄甘草汤下）

女痨（红糖黄酒送下）

烧心醋心（白糖红糖送下）

膨闷胀饱（红糖送下）

以上等症服之神效，天下各处所有益母草膏皆用好清泉水制造，故不及东陵之妙也。

荣太元药社开设北京东四牌楼南遂安伯胡同。

（八）药食两用"秋梨膏"

作为药食两用的"秋梨膏"，具有"润肺利咽，生津止嗽"的作用而被广为使用。

图2-123为京城宏仁堂"秋梨膏"说明书。内容如下。

秋梨膏

此膏清肺降火、止咳化痰、润燥生津、除烦解渴，疗口燥喉干，能宽胸快膈、解散酒毒、蠲化痰涎，随意用之，妙不尽述。

每两　文发售处。

京城宏仁堂乐家老铺设于北京大栅栏路南便是。

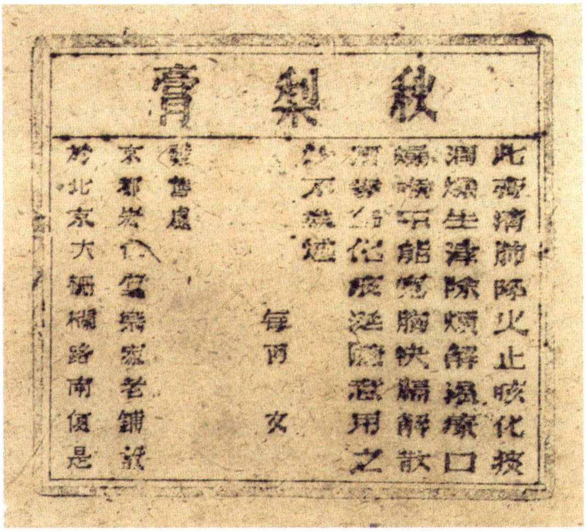

图2-123 京城宏仁堂"秋梨膏"说明书

《北京市中药成方选集》收载有梨膏，组方如下：

梨膏（经验方）

【处方】 秋梨三千二百两，麦冬三十二两，贝母三十二两，百合三十二两，款冬花二十四两，冰糖六百四十两。共六味，计三千九百六十两。

【制法】 将秋梨切碎，加麦冬等四味，水煎三次，分次过滤后去渣，滤液合并，用文火煎熬。再将方内冰糖溶化，过箩，兑入浓缩至膏状，以不渗纸为度，每两膏汁兑炼蜜一两。瓶装重二两。

【功能主治】 润肺利咽，生津止嗽。主治肺热咳嗽，口燥咽干，失音声哑，气促作喘。

【服法】 每服三钱至五钱，日服二次，开水调化送下。

19世纪末、20世纪初的北京，除了药用"秋梨膏"，还有食品系列行销全国甚至远销海外的北京特产"通三益"秋梨膏。

图2-124为20世纪初北京通三益的广告。

北京通三益 地址 前门大街五牌楼南路东

是

华北最久唯一的商店，

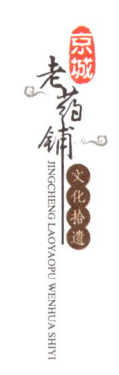

自造果脯蜜枣的传家，
发明松子核桃、蜜枣的首创，
出品燕窝、苓贝梨膏的总厂，
批发口蘑、杏仁的老店，
专销海味杂货的老号。
电话（7）局〇九一二

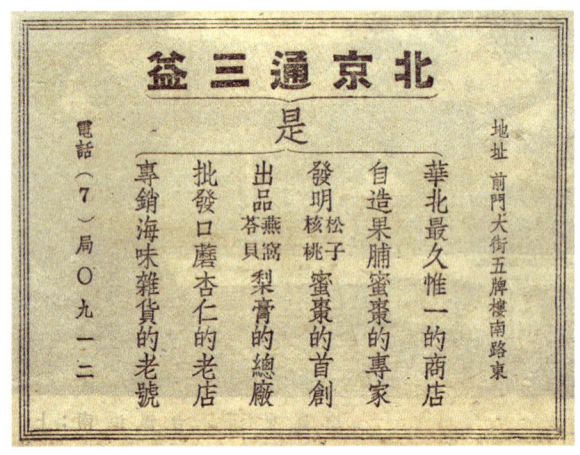

图2-124　北京通三益广告

据《驰名京华的老字号》记载，通三益是北京久负盛名的干果海味老字号（经营干鲜果品和海味），创始于清朝嘉庆二十年（1815年）。这家商号的秋梨膏（原名醉翁秋梨膏）系该店按照清朝宫廷秘方自制而成，清末民初时期曾远销外国，驰名中外。

每年秋末冬初，通三益都要销出大量的秋梨，人们用秋梨熬汁治咳嗽。当时的皇宫太医院每年这时，也来通三益买秋梨熬制梨膏，时间久了，通三益自然就得到了宫廷秋梨膏配方。

通三益秋梨膏制作：选当年熟、质好、个大的北京秋梨，用水洗净。洗好以后，用擦子擦成细丝，再用细纱布包上梨丝，挤出梨液，而后把梨液倒入一口带锡里的铜锅中，上火熬。随熬随把蜂蜜、白糖、姜等放入锅中。熬制时，要不停地用槟榔勺在锅内搅动，熬到一定时候，再把用细布口袋装好的茯苓、贝母等药材放入锅中，继续熬到适当的时候就成了。这种秋梨膏叫苓贝秋梨膏，它的功效是润肺祛痰、止咳祛喘、安神生津、健脾养胃。它适合小孩、青壮年服用。久咳不愈，身体虚弱的人和老年人，可服用加燕窝的秋梨膏。加燕窝的秋梨膏，叫燕窝秋梨膏，这种燕窝秋梨膏，不仅可医治咳嗽痰喘，而且可以滋补强身。通三益员工，在前店售货，必须做到通三益的老规矩"笑、招、耐、轻"四个字。"笑"是对顾客笑脸相迎和笑脸相送；"招"是顾客进店时店员主动打招呼；"耐"是许顾客发火，不许售货员不愿意；"轻"是找顾客钱或递给顾客东西时，必须轻轻交到顾客手中。这四条老规矩，如果违反了哪一条，轻者受责骂，重者解雇。而一旦被解雇，别的店铺如果知道你是因为违反了店规，他们也不会收你。通三益曾经在20世纪初注册过"醉翁牌"商标，产品轰动一时，但由于贴醉翁的瓶子容易被理解为酒瓶子，使顾客对产品理解出现偏差，加上社会的变迁，"醉翁牌秋梨膏"逐渐淡出了历史。中华人民共和国成立后，20世纪80年代恢复老字号，"通三益"的字号又得以恢复。

上文节选自《驰名京华的老字号》（1986年，文史资料出版社）中的"通三益及其著名的秋梨膏"并重新编辑而成。

图2-125为通三益及其著名的燕窝、苓贝秋梨膏广告。

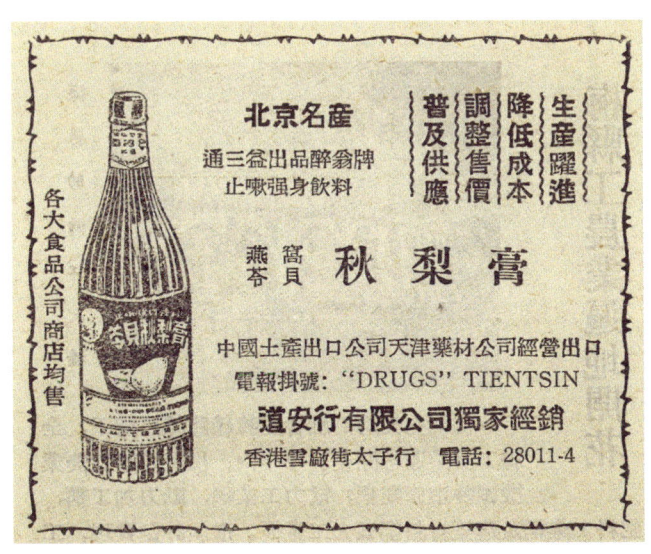

图2-125　通三益燕窝、苓贝秋梨膏广告

（九）"白玉膏"北京清代的固齿牙膏

清代京城（今北京市）懋德堂刘家膏药铺制作、销售的"白玉膏"，实际是药粉，需要患者自己用唾液润湿如膏状再使用。宣称为牙门圣药，专治疳蚀，去风邪、止火痛，固齿，兼治一切暴发火眼。

图2-126为"白玉膏"木刻版说明书，为清代的典型样式。其内容如下：

白玉膏（刘天禄监制）

牙门圣药，专治疳蚀，去风邪止火痛，固牙齿并动摇不能食硬物者，临卧时漱净口，每用一张贴在牙根上，次早取出看之，若毒重者是黑色，轻者浓黄色，平常可用，永无齿痛之症。兼能治一切爆发风火眼，贴法用唾津润湿贴眼上下并太阳穴。

刘金谷秘制发行，每张纹银一分四厘。

寓京城正阳门外鲜鱼口往南布巷内路西一间楼懋德堂刘家膏药铺便是。

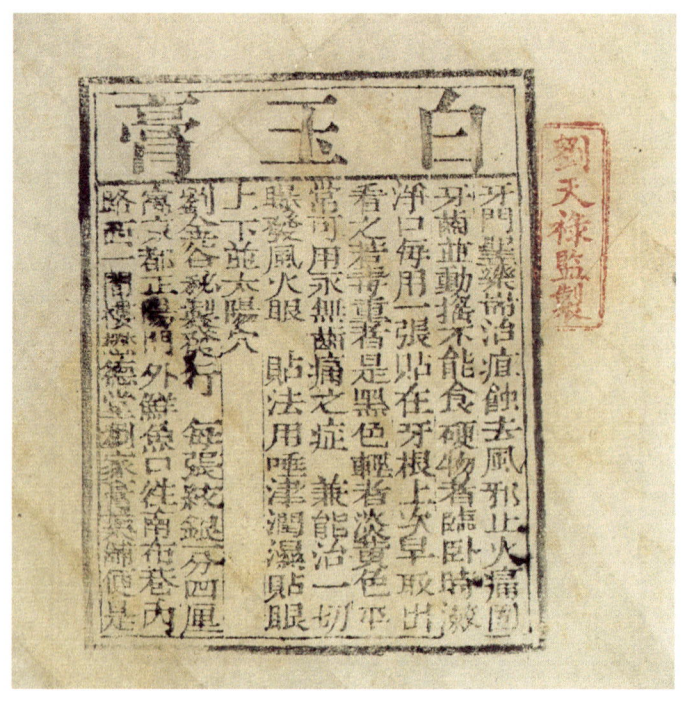

图2-126 "白玉膏"木刻版说明书

与图2-126说明书配套的一包药,内装2片蜡质样药条,为清代所产,留存至今(图2-127)。

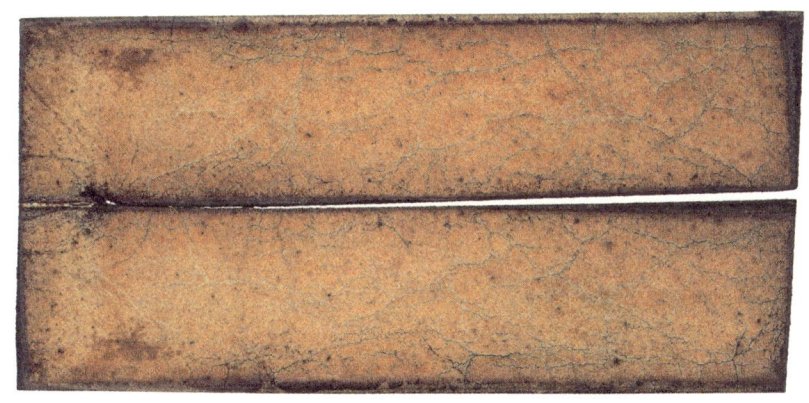

图2-127 "白玉膏"药条

可以说,京城懋德堂"白玉膏"是中医药领域很少见、年代较为久远的固齿牙膏,功专于固齿。

根据印刷特点,图2-126为木刻版印刷,图2-128为石刻版印刷。所以,图2-128说明书的印刷时间应当在图2-126之后,内容稍作改动,取消了外贴太阳穴治疗"爆发风火眼"的说法,功专于固齿。

图2-128为"白玉膏"石刻版说明书。内容如下。

白玉膏(刘天禄监制)

此膏真正牙科灵药,专治虫蚀,去风邪,止火疼,固牙齿并动摇不能食硬物者,临睡时漱净口,用一条靠在牙根与牙齐,次早取下看之,若毒重者是黑色,轻者淡黄色,平常久用可固齿,永无疼痛之苦。

刘金谷秘制发行。

北京前门外鲜鱼口内北布巷懋德堂刘家膏药铺便是。

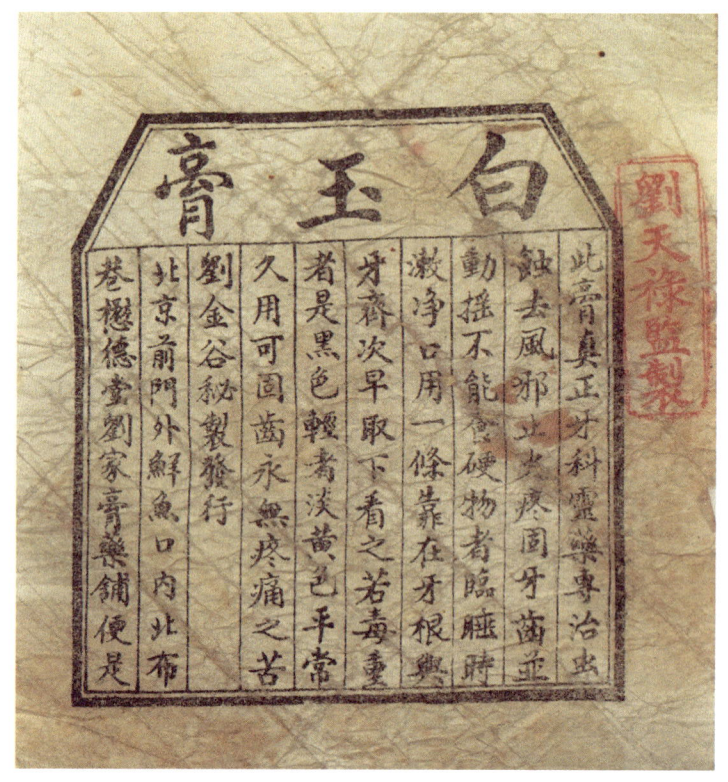

图2-128 "白玉膏"石刻版说明书

附：清代"牙宣白玉膏"仿单（图2-129）。

牙宣白玉膏

密授此方，专治脾胃食火，肝经风热，相火上炎，以致牙宣浮肿，齿龈疼痛，不时举发，昼夜不安，饮食难进。其时当以内服清凉一二剂降除火邪，外用此膏，贴上，次早揭去，祛风止痛立见其功，勿论虫牙、风牙并皆用之，忌葱蒜椒辣。

育宁堂寓京城正阳门外大栅栏东口内坐北朝南便是。

每贴纹银一分二厘。

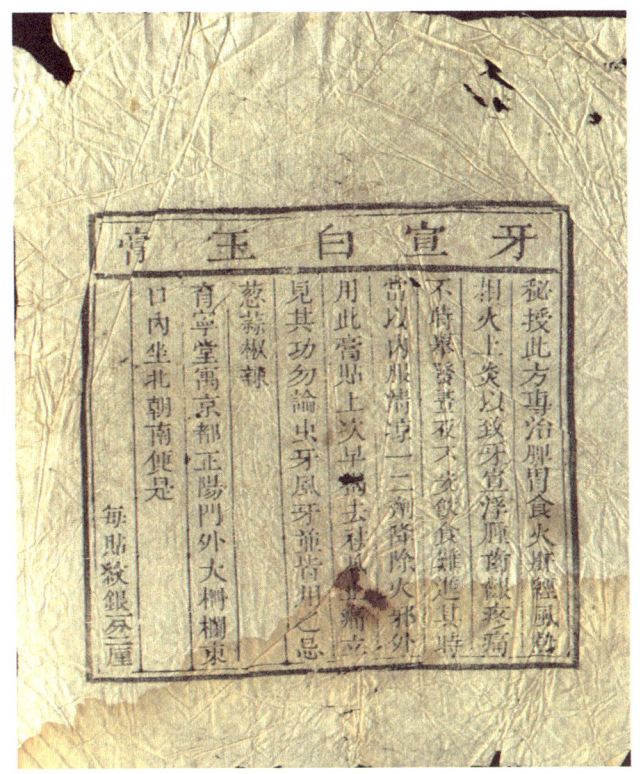

图2-129 清代"牙宣白玉膏"仿单

四、丹剂

(一)同仁堂"红升丹"

丹药,属于中国古老的化学药品,从诞生之日起就被蒙上神秘的面纱,其文化影响至今。

用汞及某些矿物类药物,在高温条件下经烧炼制成的不同结晶形状的无机化合物被称为丹药。

丹,从古至今,含义较为宽泛,有的以性状命名,比如球形的称为丹;或者以颜色称谓,有些红色的药物粉末也被称为丹;或者比较名贵的药物,疗效较为突出的药物,都经常以丹命名。

而常说的炼丹之"丹",一般认为,是指用汞和药物,在高温条件下经烧炼制成的不同结晶形状的无机化合物,称其为"丹",其制备方法,有升法、降法和半升半降法等。

有文献记载,中华人民共和国成立前,北京有数家炼制丹药的企业,而天津化工更为发达,从存世标本来看,当时天津炼丹企业更多,产品行销全国。

图2-130为中华人民共和国成立初期,天津同仁堂生产的"红粉"(红升丹)药盒。

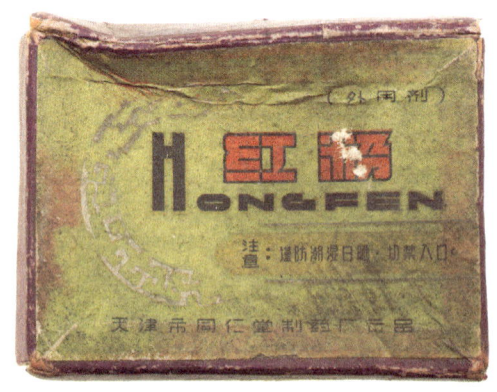

图2-130 天津同仁堂"红粉"药盒

红粉与红升丹本为一物,但是很多时候,人们习惯将片状的称之为"红升丹",将粉末状的称为"红粉"。

图2-131为图2-130包装盒内的实物"红粉"(红升丹)。

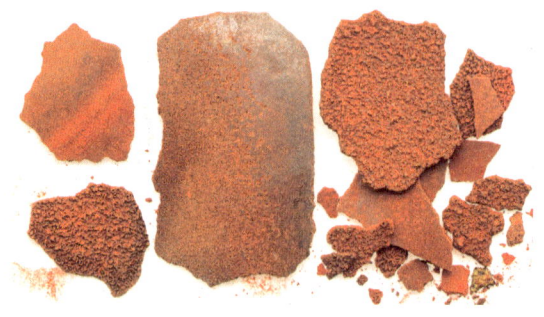

2-131 天津同仁堂"红粉"

(二)北京现存世最早的中药说明书"加味女金丹"

清早期,北京天德堂的中药仿单(说明书)"加味女金丹,岁在康熙壬午年",(清圣祖康熙四十一年,1702年,壬午年)。该仿单距今已有321年,在北京乃至整个行业,都是很早、很少见的。

因在清初期已是当时的老字号，所以有人认为天德堂在明代即有。在作者所游历的中医药博物馆中，目前，这是北京地区存世最早的中成药说明书。

中药说明书，过去习称"仿单"，注意，仿单就是说明书的意思，不是假冒仿制的意思，它用于说明产品，同时也可用作包装。

大家需要注意的是，过去虽然各大药堂几乎都有自己的《丸散膏丹药目》，大体是其药号所生产、经营的药物说明书合集，但是，单独的药物说明书，与药目中的内容依然有所不同，说明书的内容更丰富。

图2-132为天德堂"加味女金丹"仿单。说明书中加注部分仅供参考。

加味女金丹

阴阳和顺，万物蒙生，气血充足，广育子嗣，此必然之理也。然妇女经水不调，胎孕不成，皆由气血虚弱，方以不能受胎，总[①]受亦不能全育矣。欲调经求嗣者，先服此药，专治妇人经水不调，赤白带下，血漏山崩，虚寒无子，胎前血虚头疼，呕吐恶心，身热，咳嗽，脾虚腹胀，腰酸腿疼，胎漏下血，常[②]患小产大产艰难，产后血迷眩晕，胎衣不下，败血上冲，胎产作痛，恶露不尽，儿枕不消，饮食无味，四肢浮肿，一切胎脖产后之症并皆治之。

每服二钱。食前用无灰温酒送下。

每两清钱三百五十文（言无二价，银两市价不折不扣）。

天坛南上廊，天德堂老药铺王敬、王成制。（注：本段原文下方为红色钤印"一包八两"）。

本堂开设在京城正阳门外，天坛内往南进口处，东南上有天德堂牌楼为记。

岁在康熙壬午年，王家老药铺，京城并无二家。

[①]注：总，按文意可以为"纵"，纵然、即使的意思。
[②]注：常，原稿文字难辨，具体可参看原文。

仿单阐述了所治疗疾病的病因病机，临床症状，本药的适应证与用法用量，以及堂铺开设时间、地点等。由此可以领略到清初期的药品说明书的风格特色，中后期以至于20世纪初一直延续传承该模式。

当时前店后厂，自创方药，根据情况随意加减制作成药，因为是在"女金丹"基础方上进行扩充，所以商家定名为"加味女金丹"。

说明书的字体，并非当时非常刻板的主流字体，飘逸的说明书字体稍带些随意，类似于今天的广告体，说明当时也存在各种广告体，这对于研究清代早期的"医药广告艺术字"非常有价值。

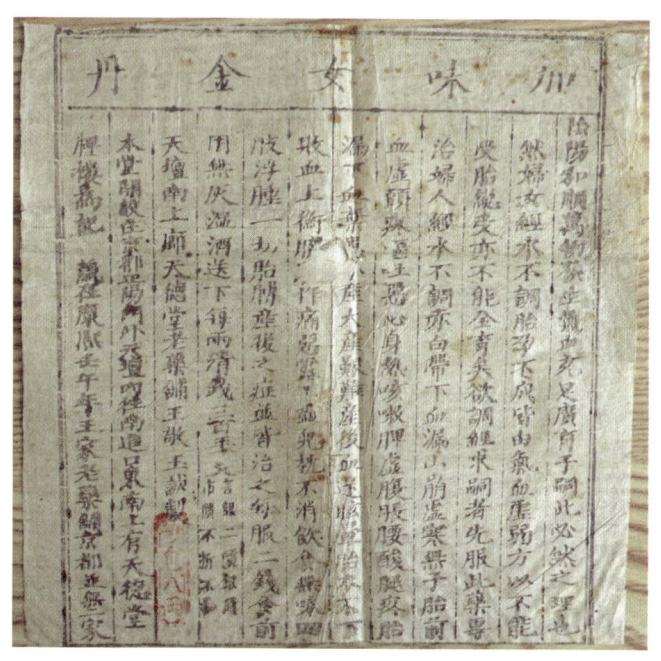

图2-132 天德堂"加味女金丹"仿单

"女金丹"作为历史上常用的方剂之一，多部著名医籍都有记载，方药组成也大同小异。现取明代《韩氏医通·卷下·方诀无隐章第八》记载如下：

女金丹（此古方胜金丸，武夷翁授予配制之法）

藁本，当归，赤石脂（赤白均可），白芍药，人参，白薇，川芎（不见火），牡丹皮，桂心，白芷，白术，白茯苓，元胡索，没药，甘草，

（以上各一两），十五味，除石脂、没药另研外，余皆以醇酒浸三日，烘晒干，为细末，足十五两。香附子（去皮毛，以米醋浸三日，略炒。为细末，足十五两），上方制作工艺：略。

古代的很多有效方剂，包括百年老店、老药铺的经验方，历代皆有传承。在中华人民共和国成立后，经过行业的重新规范，对北京地区流行的有效方剂重新经过调研、整理，编成了中华人民共和国成立初期的《北京市中药成方选集》，其中，就有女金丹的记载如下：

女金丹

【处方】 延胡索（醋炒）、白术（炒）、官桂、川芎、白芍、茯苓、没药（炙）、丹参、熟地、鹿角霜、吴茱萸（炙）、阿胶（炒珠）、藁本、白芷、甘草、赤石脂（煅）、白薇各3.5千克，橘皮7千克，当归7千克，香附（炙）10.5千克，人参（去芦）1千克，益母草10千克，砂仁2.5千克，党参（去芦）2.25千克。

【制法】 上药二十四味，共研为细粉，过箩，炼蜜为丸，重9克。

【功能主治】 调经养血，温暖子宫。治子宫寒冷，经期不准，腹痛腰酸，四肢无力。

【用法用量】 每服1丸，日服二次，温开水或姜汤送下。

看得出该"女金丹"，基本包含了《韩氏医通》的"女金丹"处方药味，只是将《韩氏医通》"女金丹"方中的牡丹皮换成了丹参，并且增加了阿胶、熟地、党参、益母草、砂仁等药物。因此，中华人民共和国成立后整理的"女金丹"处方组成很可能就是"加味女金丹"的实际处方。

通过处方功能、主治对比，大家可以清晰地看到古今方药，其功能、主治在描述上的巨大差异，过去为了让人清楚地知道该药主要作用，所以更多描述了与患者疾病相关的主要临床症状，这样在商业经营中容易对症选药，更好卖货。而中华人民共和国成立后，则偏于精确地描述药物的主要功能，而对主治内容相对描述得较少。

（三）京城名药"灵宝如意丹"

在《清稗类钞·第五册·农商类·京师药铺》（清·徐珂·中

华书局·1984年）中记载："东安门内有卖灵宝如意丹者定价不二，先与银，乃付丹。每以纹银重量若干，易丹如其数，钱则每百易丹一钱。治病神效，故人争市之。屋仅一廛，悬额为青囊一卷，其人以此起家，传数代矣。由是争相仿效，或书清囊一卷，或诚囊一卷，或菁囊一卷，或精囊一卷，以此相混攘利，而不知其意义不通也。一巷之中，总有数十家，门面宏敞，点缀鲜明。客至，殷勤延坐，奉茶奉烟，先与丹而后付值，银不必文，钱不必足，而丹不甚佳。青囊之门，客仍满焉，其对客也，亦落落不为礼。唯关东猪贩至，主人出柜迎揖如不及，其人结履关东履，俗谓踢杀虎者。不袜而缠邪幅，泥渍没胫，衣蓝布大袖之衫，首戴鸭尾毡帽，腰缠整匹大布袋。面深墨，声如牛如鹅，手指如木鱼撌，握烟筒长不盈尺而粗如棍，斗大如酒杯。迎入柜，延上坐，主人执礼甚恭。手捧茶，自吸烟，一一封已，客乃各解其腰缠倾之，则皆累累大白锭，内外柜皆布满，为之目眩。盖猪服丹则不病，故争购之也。"

上文中的店铺名号书中未言，但从当时的人、猪服用的案例看出该药物的奇特疗效，使得商家大赚特赚，足见当时"灵宝如意丹"之火爆。

图2-133为清代同仁堂"灵宝如意丹"仿单，内容有些模糊难辨。

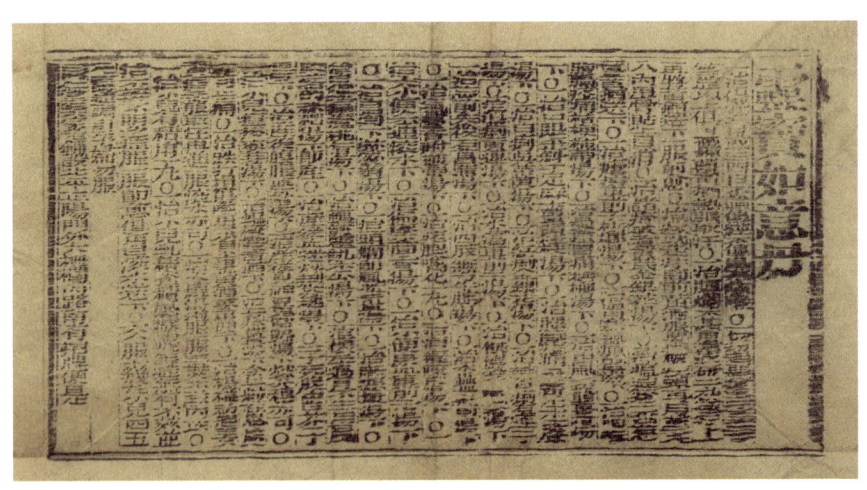

图2-133 清代同仁堂"灵宝如意丹"仿单

图2-134所示为19世纪末、20世纪初的同仁堂"灵宝如意丹"仿单。

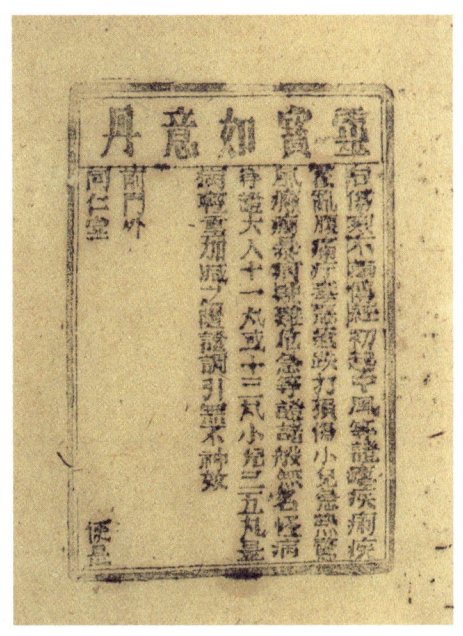

图2-134　19世纪末、20世纪初同仁堂"灵宝如意丹"仿单

在中华人民共和国成立初,公私合营时期,同仁堂"如意丹"包装上标注为"如意丹(原名灵宝如意丹)",所以说,"灵宝如意丹"又名"如意丹"。

图2-135为"如意丹"又名"灵宝如意丹"瓷药瓶。

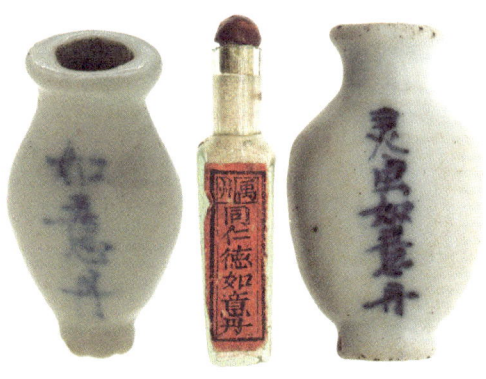

图2-135　"如意丹"瓷药瓶

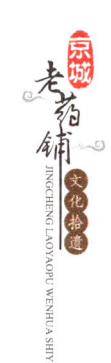

现选取处方内容相同的"灵宝如意丹"说明书,内容稍有删减,供大家参考。

灵宝如意丹(天水市红旗制药厂)

【成分】 含有麝香、蟾酥、朱砂、雄黄等数十种珍贵药材配合而成。

【主治】 初起恶疮,五疔恶毒,以上毒疮将药二三丸研细吐疮上自消而愈。小儿风寒咳嗽,瘟症疹子,小儿疟疾,胃寒气痛,咽喉胸膈疼痛,虫症胃痛,中风不语,口眼歪斜,手足麻木,腿脚疼痛,红白痢疾,噤口痢疾,饥饱劳碌,忘前失后,四肢无力,水泻水虫,气虫酒毒,伤寒偏坠,大小便闭,小便尿血,白浊下淋,癫痫风迷,鬼迷疯魔,转筋霍乱,怀孕过月,产后血晕,子死腹中,产后腹硬,小儿痘疹,蝎蛰虫咬,头疼牙疼,跌打损伤。不省人事,杨梅初起,火烧水烫,小儿食积,风寒惊唬等症。小儿年龄过于小时无法服用可将药数粒贴在乳头上,让其一同咽下。

【服法】 成人每服二十几丸,小儿一二岁者每服五六粒,四五岁者每服八九丸,照小孩年纪大小增减服用,姜汤或开水送下。(孕妇勿服)

上文约为20世纪60年代的说明书内容,当时尚未规范,与中华人民共和国成立前的风格大体相似,可作参考。

下文出自《北京市中药成方选集》(1961年版)。

如意丹(宋验方,原名灵宝如意丹)

【处方】 白粉霜一两,天麻一两,血竭一两,人参(去芦)一钱,生硼砂一两。

以上五味,共研为细粉过罗。每四两一钱细粉兑:麝香一钱,朱砂二两(上衣用一两),冰片一钱,蟾酥六钱(用酒化泛丸),雄黄粉一两。

【制法】 上药研细和匀,用烧酒化方内蟾酥,水泛小丸,朱砂一两为衣。每两八百粒。

【功能主治】 散风豁痰,解毒祛暑。主治中风不语,痰盛神昏,中暑眩晕,绞肠腹痛;外敷疔毒恶疮,蝎蛰虫咬。

【服法】 每服二十粒,温开水送下;外敷用凉茶调敷。

【禁忌】 孕妇忌服。

从清代记载的神奇疗效与当时的火爆情况,到今天看着貌似平淡无奇的处方和已经成了非遗的药名。这对于我们今天的从业人员来说,是否应该有些思考。

(四)同仁堂"驱疫救生丹"

欣赏一下20世纪初同仁堂的"驱疫救生丹"仿单(图2-136)。

驱疫救生丹

此丹为本堂秘制,专治四时不正之气,发为险恶瘟疫,阴阳霍乱,吐泻交作,绞肠阴痧,疫疠,暑湿,秋瘟化为转筋霍乱,里急后重急难等症,并治肚腹胀痛,头目晕眩,骤然昏朴,肢厥脉伏,外感寒热,山岚瘴气,中暑触秽,诸般险证,病重危急难以救治者,服下此药,立可起死回生,屡经试验,其效如神,真有换回造化之功,驱疫活命之力,诚防疫保身之至宝,救生无双之圣药也,万勿轻视。大人每服一服,重者加半服,小儿减半。白开水送下,凡瓜果荤腥生冷之物切宜忌食。

发售处京城同仁堂乐家老药铺开设北京大栅栏路南。

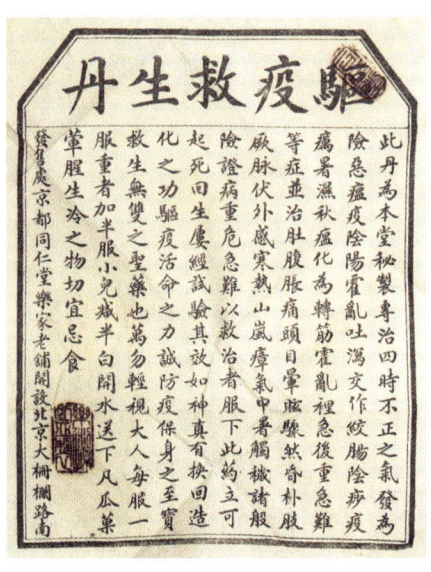

图2-136 20世纪初同仁堂"驱疫救生丹"仿单

图2-137为20世纪初同仁堂生产的"驱疫救生丹"药袋及药丸。

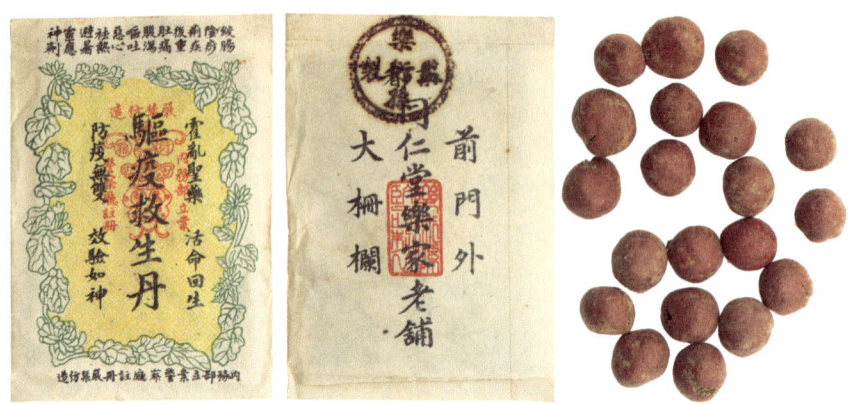

图2-137　同仁堂"驱疫救生丹"药袋及药丸

（五）德爱堂"沈家小儿七珍丹"

清代，北京东直门里北水关内羊管胡同东头路南有一家药铺"德爱堂"，其生产的"沈家小儿七珍丹"作为儿科良药行销全国。

图2-138为19世纪末、20世纪初的德爱堂"沈家小儿七珍丹"仿单。内容如下：

沈家小儿七珍丹

此丹药专治初生婴儿以至十岁小儿疑难百病，胎惊内吊，撮口脐风，肚腹坚硬，目睛上视，手足搐搦，角弓反张，痰涎壅盛，急慢惊风，痰喘，咳嗽喘急，惊悸，夜哭烦躁，不吃乳食，发热吐泻，一切停乳伤食，冷热不均，滞痢，四时感冒风寒及痘疹欲出，未明时行瘟疫等症并皆治之。此药解表清里败毒，善能镇惊安神，调中退热，立消痰涎，止嗽定喘，和胃止泻，伐肝补脾，进饮食，杀虫润肌，善养元气，添助精神，乃保身养生之圣药。

出生小儿至一个月用药每服三丸；至三四个月小儿用药五丸；六七个月小儿用药七丸；八九个月小儿用药八丸；至周岁小儿用药十丸；至三岁小儿用药十五丸；如四五岁小儿用药二十丸；如七八岁小儿用药三十丸；至十岁小儿用药四十丸。小儿病有轻重不等，如病症重多用几丸，如病症轻少用几丸，如不按方用药，不能见效；此药用时，如小儿发烧热，引用薄荷、灯心煎汤，研开化服，如不发热,用灯心汤研化服,如无病者常服,用滚白水送下,如不服者,暗加于饮食中亦可。此药乃密授仙方,婴童至宝,延生保命,长服者百病不生,大有神功,妙应济世灵丹,京城独门并无二家。此药每百丸全钱。

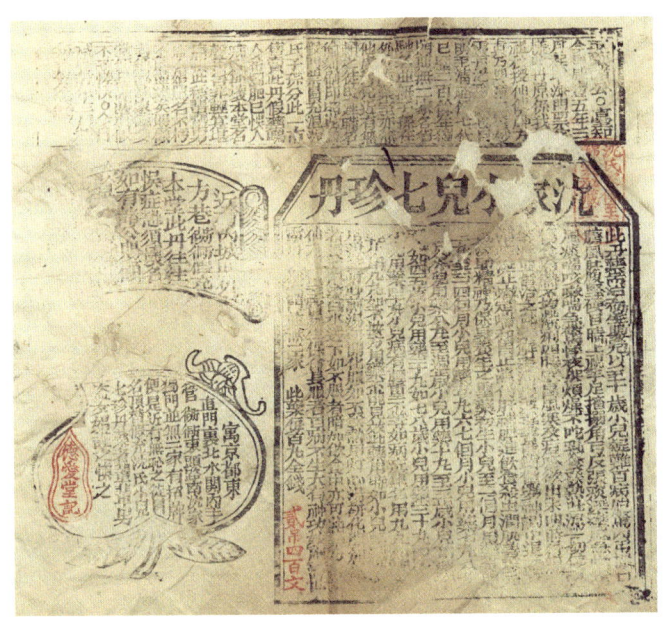

图2-138　德爱堂"沈家小儿七珍丹"仿单

图2-139为德爱堂"沈家小儿七珍丹"与说明书配套的原蜡封药瓶及药丸。

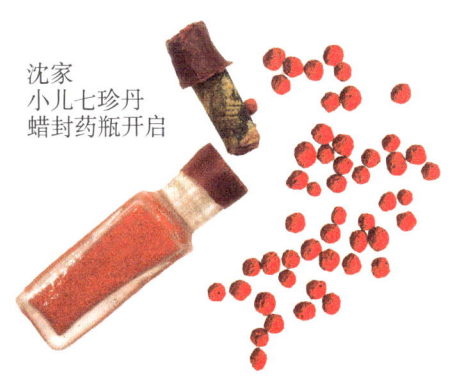

图2-139　德爱堂"沈家小儿七珍丹"药瓶及药丸

"小儿七珍丹"仅北京就有多家药铺生产，全国各地亦是如此，唯独沈家"小儿七珍丹"做得最为出色。中华人民共和国成立后，小儿七珍丹被《北京市中药成方选集》所收载。内容如下：

小儿七珍丹（经验方）

【处方】 胆南星二十两，天麻三十两，半夏曲三十两，滑石六十两，寒食六十两，全蝎三十两，巴豆霜七两五钱（含油量不得超过百分之十）。以上共七味，计二百三十七两五钱。

【制法】 先将胆南星、天麻等六味研为细粉，过罗。取巴豆霜研细，陆续兑入上细粉，和匀。用冷开水泛为小丸，朱砂为衣。每十六两干丸药用朱砂粉八钱。纸袋包装，每袋100粒。

【功能主治】 清热败毒，镇惊安神。主治急热惊风，痰涎壅盛，感冒风寒，呕吐泄泻。

【服法】 四五岁服二十丸，十岁服四十丸。白开水化服。

【禁忌】 痘疹及脾虚久泻忌服。

（六）长春堂"无极丹"

近代，北京长春堂的"无极丹"与"避瘟散"一样，在民族医药抗争外来侵略的过程中，取得了辉煌的战绩。

图2-140为中华人民共和国成立前长春堂"无极丹"的小包装袋。

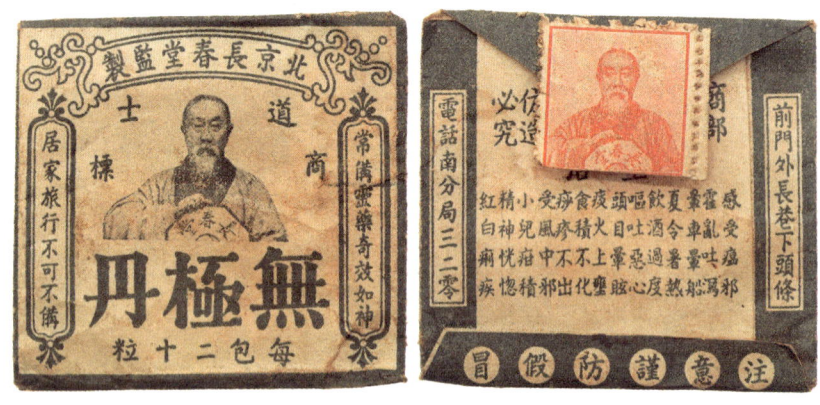

图2-140　中华人民共和国成立前长春堂"无极丹"小包装袋

图2-141为中华人民共和国成立后长春堂"无极丹"的小包装袋。

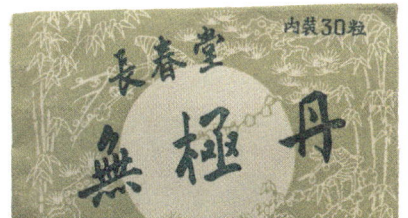
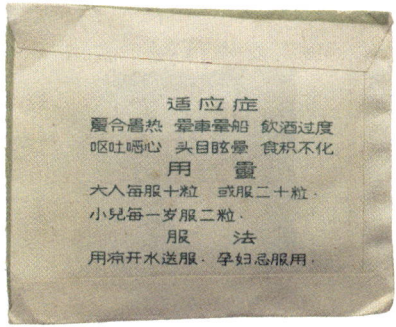

图2-141　中华人民共和国成立后长春堂"无极丹"小包装袋

图2-142中左侧为中华人民共和国成立前的"无极丹"药丸,由于存储环境的影响,其表面已经有菌丝霉变。右侧为20世纪七八十年代的"无极丹"药丸。

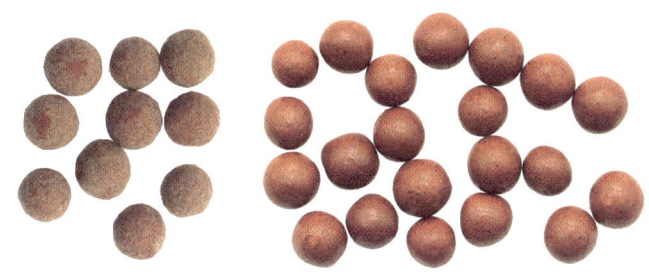

图2-142　中华人民共和国成立前后"无极丹"药丸

图2-143为20世纪初期,长春堂"无极丹"仿单。内容如下:
商标局核准注册北京卫生局化验批准仿造必究。

常备良药,无极丹居家旅行无可不备。

此丹乃系本铺自运川广云贵、地道诸品,原料纯粹,上等药材,选择精良,配合详慎,药性平和,威而不猛,常常服之有益卫生,以防备诸邪,诚妙药也。主治如下。

一治夏令暑热、一治霍乱吐泻、一治呕吐恶心、一治晕车晕船、一治肚腹疼痛、一治伤寒中暑、一治痰涎壅盛、一治卒中猝倒、一治伤风头痛、一治头目眩晕、一治含酸嘈杂、一治胃口不开、一治胸膈胀满、一治饮酒过度、一治不服水土、一治红白痢疾、一治口舌生疮、一治胃气疼痛、一治儿科风热、一治精神郁结。

以上各症均用白开水送下，其效如神，赐顾诸君请详认本堂招牌是幸。

备要：大人每服十粒或二十粒小儿每一岁服二粒按岁推服孕妇忌服。

北京长春堂 前门外长巷下头条；电话南分局三百二十号

天津长春堂 南市华楼

山西长春堂 太原府城内羊市街

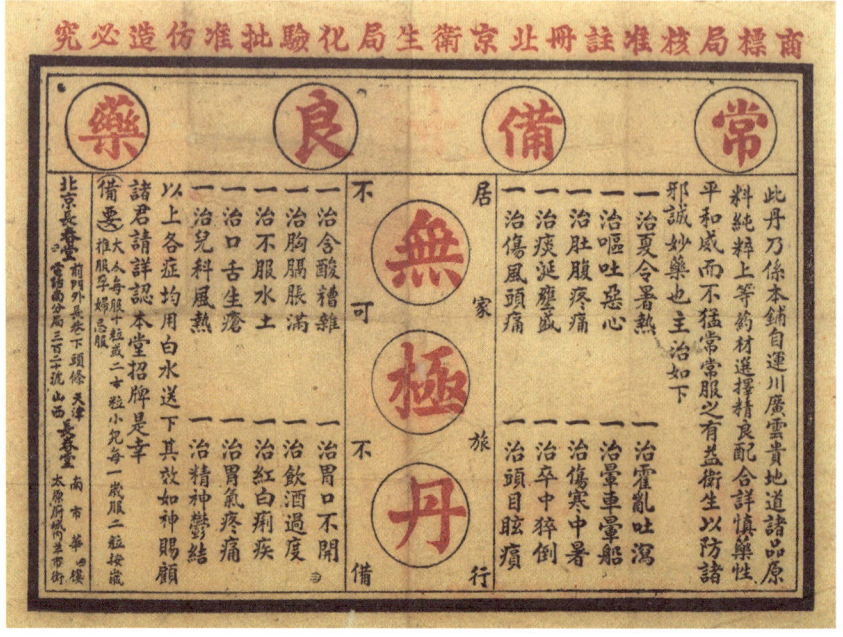

图2-143 20世纪初期长春堂"无极丹"仿单

（七）京城刀山班"精制接骨丹"

刀山班，可以理解为过去耍杂技的马戏团，称为"刀山班"，名称估计与过去经常有"上刀山"这类节目有关。因为耍杂技属于高危职业，日常也免不了经常受伤，所以跌打损伤药物使用率就要高一些，药物使用经验也就更加丰富一些。

图2-144仿单是以"京城刀山班"为名号进行销售"精制接骨丹"。尚无法确定确实是马戏团的药，还是打着马戏团的旗号，无论怎样，

这种营销理念还是很符合当时民众的心理。

京城刀山班

精制接骨丹,专治五劳七伤,跌打损伤,肩痛腰痛,四肢麻木,心痛肚痛,风气等症,食水寒气,无不神效。倘蒙赐顾者,请认图号为记,庶不致误。

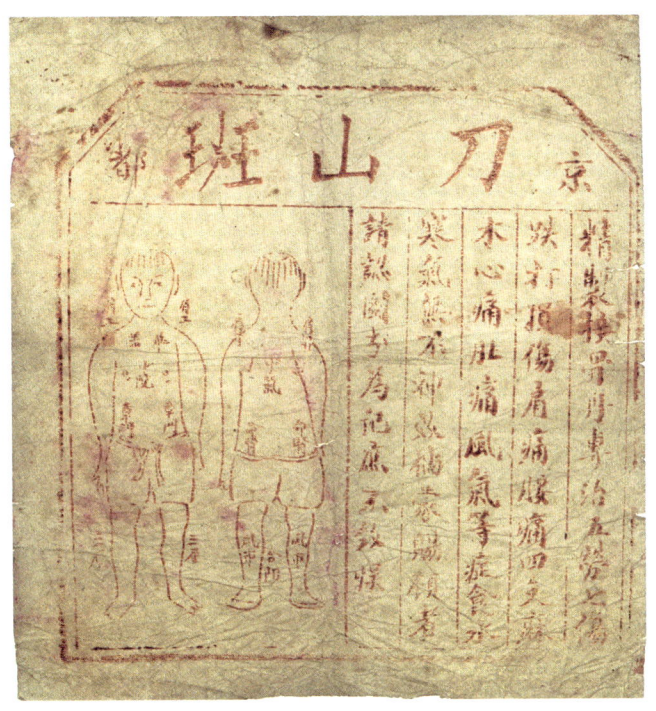

图2-144 京城刀山班"精制接骨丹"仿单

五、曲剂

过去常用"粬、麴",今规范字为"曲",是指经过发酵后制成的制剂。

曲剂品种概览:

(1)六曲:又叫六神曲、神曲,主要由面粉、杏仁泥、赤小豆、辣蓼草、青蒿、苍耳子草等药材碎成粉末,混合后,经发酵而成,是中药临床上最常用的一种曲。

但是大家要注意,过去的神曲,有时候名虽相同,但是组成会

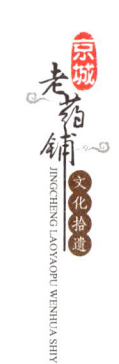

有所不同,功效自然也会有所差异。比如,清代《神农本草经读·本草附录·神曲》中就记载神曲"陈久者良。药用六种,以配六神聚会之日,发黄衣作曲,故名六神曲。今人除去'六'字,只名神曲,任意加至数十味,无非克破之药,大伤元气"。

(2)建曲:过去有范志吴亦飞的万应神曲、范志曲等名称,是在六神曲的基础上,加木香、青皮、枳实、荆芥、防风、羌活、厚朴、白术等药加工制成。

(3)採芸曲:以六曲为基础,加桔梗、白术、紫苏、陈皮等20多味药加工而成。

(4)半夏曲:以半夏、姜汁、面粉等为原料,经过发酵而成。

(5)霞天曲:将牛肉熬成胶(霞天膏),加入半夏或白术、茯苓等其他药加工制成。

(6)沉香曲:用沉香、木香、檀香、降香、藿香、槟榔、厚朴等多种药材加工制作而成。

在数千年历史发展中,人们创造了各类曲制剂,并且各类曲剂也大都存在"同名异物"的情况。即各家的产品名称相同,但是药物组成互有差异,这种情况目前依然存在,比如六神曲,全国各地的处方工艺多有不同。

在曲类药物的使用过程中,人们发现,年限较久的曲类药物效果更好些,所以古人总结曲类药物的使用也是"陈者佳"。

前面论述过,陈者佳,一般几年或十几年即可。把这辈子的药陈到下辈子去让别人用,实际工作中是很难实施的。

下列曲剂模具,收集于河北冀州。冀州,历史上曾归属于北京直隶,故被纳入传统的京帮范畴。

(一)沉香曲、开郁曲模具

图2-145为木质磨具,阴刻"沉香釉,开郁釉",长10.5厘米,宽5.2厘米,高2.6厘米,其中一个对角各有1根校准、固定木框位置用的铁质楔杆,用于固定上面安置的木框,木框内填充曲料即可压制成型。图片已被水平翻转,故大家看到的是正字。

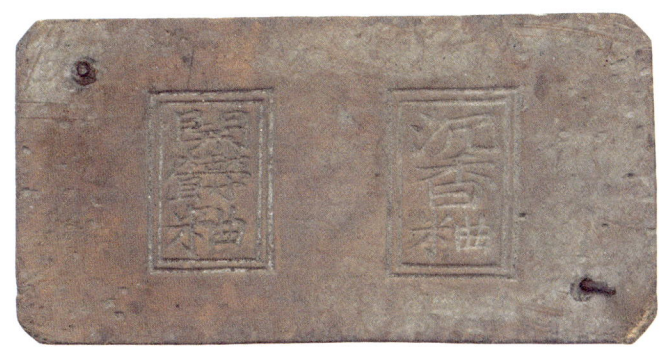

图2-145 沉香曲、开郁曲模具

沉香曲、开郁曲模具背面墨书"范春和义手丁卯置用"（图2-146）。

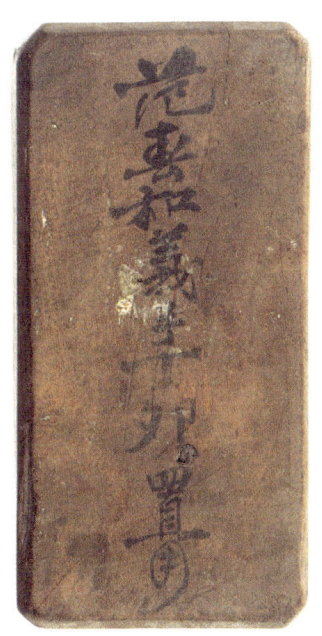

图2-146 沉香曲、开郁曲模具背面图

（二）採芸曲、建神曲模具

图2-147为木质磨具，阴刻"採芸粬，建神粬"，长11.1厘米，宽6.5厘米，高2.6厘米，其中一个对角各有一根校准、固定木框位置用的铁质楔杆，背面墨书"范春和置用，丁卯义手"，图已水平翻转。

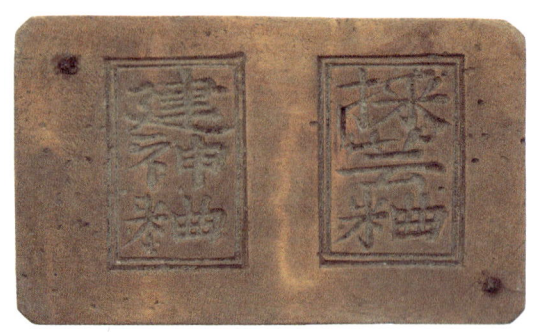

图2-147　採云曲、建神曲模具

（三）半夏曲模具

图2-148为木质模具，阴刻"半夏曲"，长5.3厘米，宽3.6厘米，高1.8厘米。其中一个对角各有一根校准、固定木框位置用的木质楔杆，图已水平翻转。

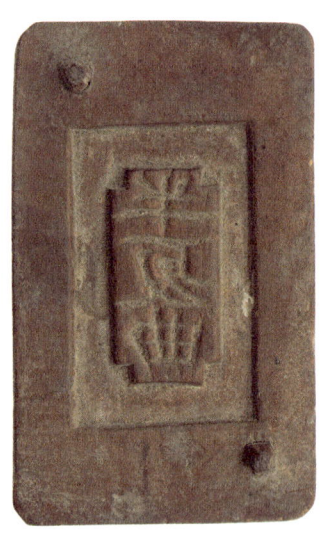

图2-148　半夏曲模具

（四）神曲模具

图2-149为神曲模具，阴刻"神曲"，木板较大，长度近30厘米，为制作大块神曲所用模具。上下稍有突出，呈长方形，可与安装其上的木框嵌合，以防止压制模具的方框移动。上下两端中部有插孔，用于嵌入楔子以固定模具。

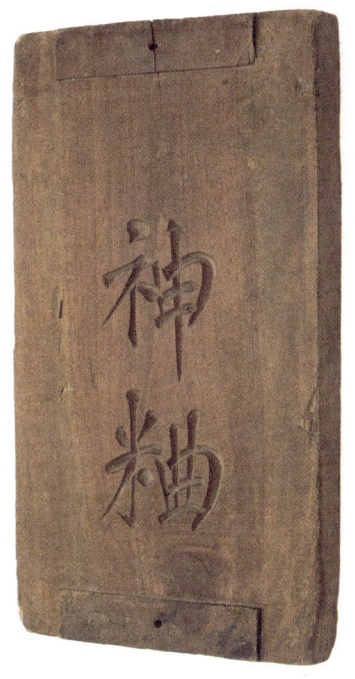

图2-149　神曲模具

六、锭剂

(一) 京城乐仁堂"万应锭"

万应锭是传统名药,有文献记载,过去皇帝赏赐大臣们的物品中,就有万应锭,足以说明其珍贵程度及临床价值。

在《清稗类钞·第五册·农商类·京师药铺》(清代徐珂,中华书局,1984年)中记载:"京师药铺著名者为同仁堂,堂主乐姓,明已开设,逾三百年矣。外省人之入都者,无不购其硇砂膏、万应锭以为归里之赠品。"

看得出,万应锭在当时被推崇的程度,成为外地来北京的人必须购买的名贵赠品。

乐仁堂药铺,亦为北京同仁堂乐氏分支之一。

图2-150为乐仁堂所生产的"万应锭"外包装袋,其正反面文字分别为"乐仁堂""万应锭"。

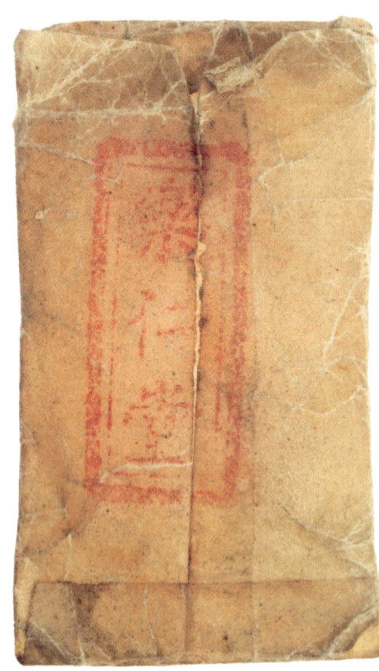
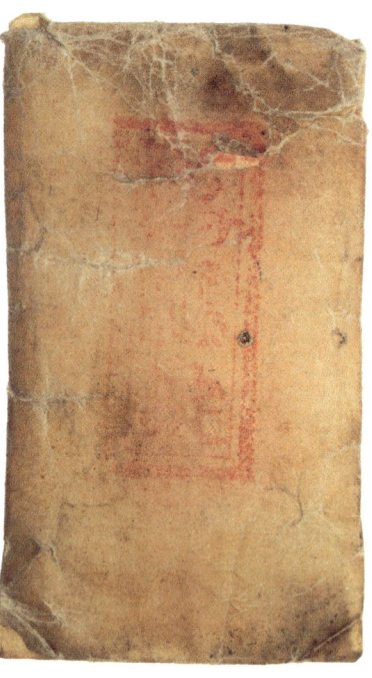

图2-150 乐仁堂"万应锭"包装袋

图2-151为京城乐仁堂乐家老药铺"万应锭"仿单。内容如下:

万应锭又名金老鼠屎

一治痰火中风,半身不遂,喉闭乳蛾,瘟疹伤寒,牙疳,中暑痢疾、血热,霍乱,瘟毒,黄病,片血,小儿痘疹,小儿惊风,妇女月经风。大人四五分,小儿二三分;俱用凉水送下。

一治肚痛、胃气痛俱用烧酒送下,疯癫初起奏效其送。

一治各样无名肿毒,俱用醋研上。

一治疔毒归心、痔疮、漏疮,俱用凉水送下。

一治臁疮、伤手疮,俱用醋研上。

一治骡马粪结、尿结、黄病、孤眼骡马跳朕、狗生疯、疟疾、牙疼,俱用凉水调开送下。

京城乐仁堂乐家老药铺,分设天津法租界梨栈,天津东马路官银号,天津北门外大街,开封相国寺后街,太原城内柳巷街,石家庄大桥街路南,保定城内西大街。

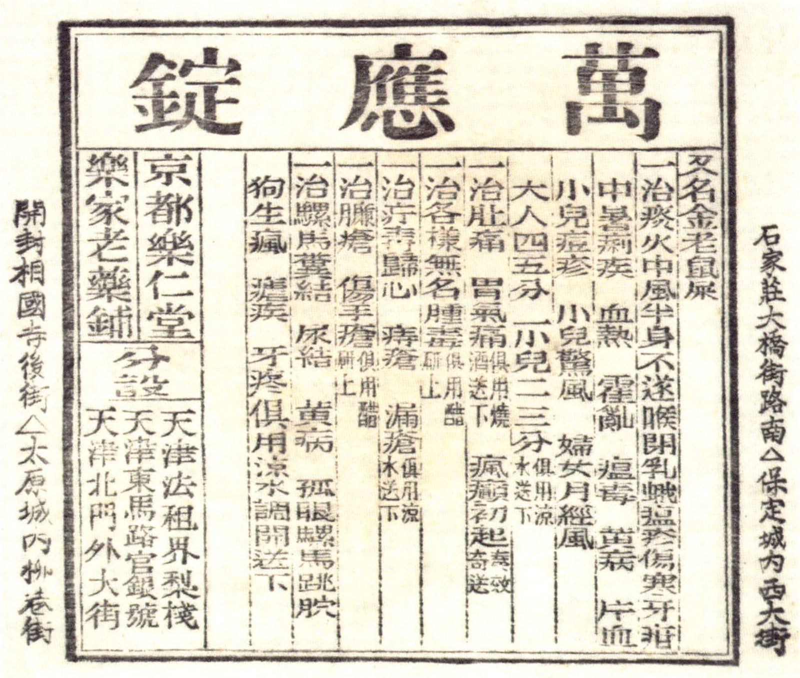

图2-151 京城乐仁堂"万应锭"仿单

图2-152为20世纪初期乐仁堂所生产的"万应锭"药丸。因外形似老鼠屎,外包金衣而显金色,故又被称为"金老鼠屎",图中包金衣的万应锭,金衣多已脱落,实际商品中也有不包金衣的。

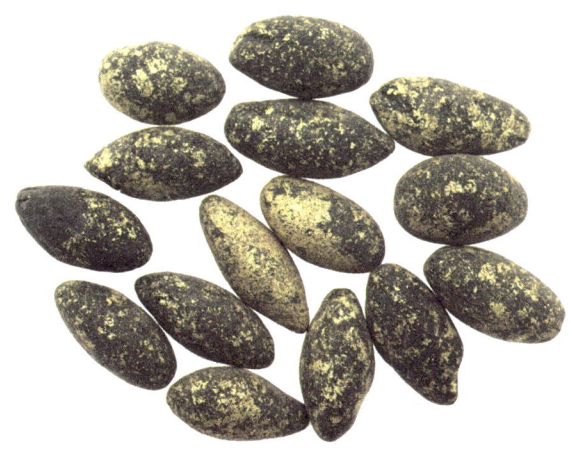

图2-152 20世纪初期乐仁堂生产的"万应锭"药丸

（二）圣济堂"万应锭"

图2-153为西直门内横桥路北的北京圣济堂所生产的"万应锭"药丸，直径为6～8毫米，圆球形，包金衣。

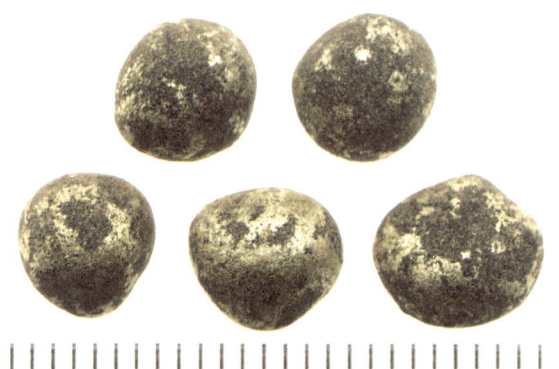

图2-153　北京圣济堂"万应锭"药丸

（三）京城南山堂"万应锭"

图2-154为京城南山堂所生产的"万应锭"药丸，球粒比圣济堂的稍小些，为红色包衣。

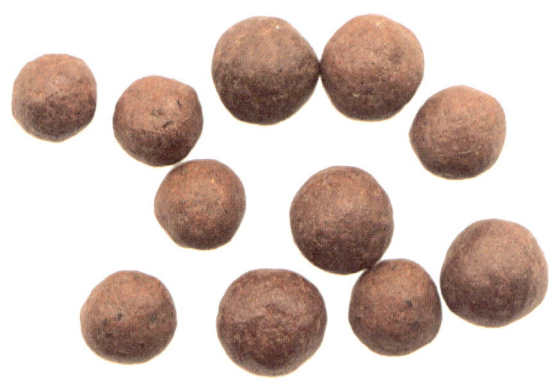

图2-154　京城南山堂"万应锭"药丸

（四）附：北京同仁堂"紫金锭"

图2-155为清代北京同仁堂生产的"紫金锭"残块，虽历经百余年，气味依然清香怡人。该锭完整时，形状大小与墨锭（墨块）类似，但与万应锭形状不同，药锭的正反面阳文为"同仁堂""紫金锭"。

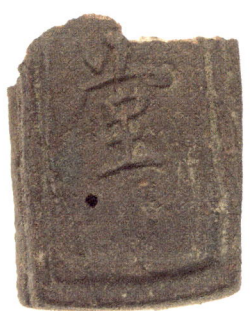
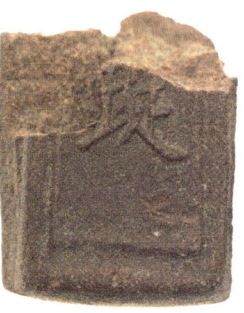

图2-155 清代北京同仁堂"紫金锭"残块

图 2-156 为清代同仁堂"万应锭"仿单。内容如下:

万应锭

一治痰火、中风、半身不遂、喉闭乳蛾、牙疳、瘟疹伤寒、中暑痢疾、血热、霍乱、瘟毒、黄病、片血、小儿痘疹、小儿惊风、妇人月经风,大人四五分,小儿二三分;俱用凉水送下。

一治肚痛、胃气痛俱用烧酒送下。

一治各样无名肿毒俱用醋研上。

一治疔毒归心、痔疮、漏疮,俱用凉水送下。

一治臁疮、伤手疮,俱用醋研上。

一治骡马粪结、尿结、黄病、孤眼、骡马跳肷、狗生疯、疟疾、牙疼,俱用凉水调开送下。

同仁堂乐家老铺设在北平正阳门外大栅栏内有招牌便是。

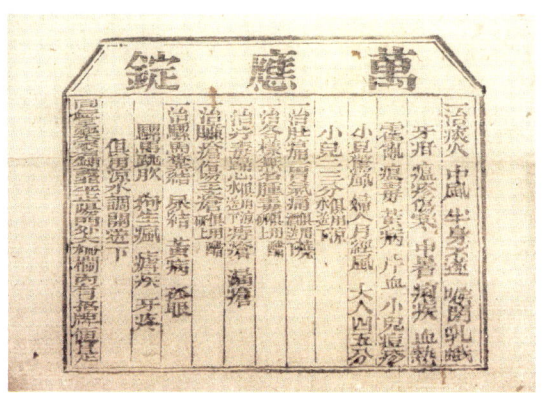

图2-156 清代同仁堂"万应锭"仿单

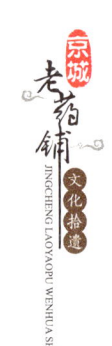

在《慈禧光绪医方选议》（陈可冀等，中华书局，1981年）的"慈禧太后医方选议"中，亦有"万应锭"使用记载。原文如下：

万应锭 光绪年四月十四日，寿药房传出奉懿旨：着合万应锭四料。

胡连四斤，黄连四斤，儿茶四斤，朱砂四两，熊胆二两，冰片二两，麝香二两上请，古墨六斤四两上请。

共研细面，用胆汁合药，拈如鼠粪形，上金衣。

评议：现在国内各地生产的万应锭配方，实来源于《清内廷法制丸散膏丹各药配本》，而减去熊胆等药。唯承德、武汉所出品与宫中药味接近，大约是宫廷秘方，轻易不能合盘传入民间。万应锭功能清火解热，凡中暑头晕，咽喉肿痛，无名肿毒等症，用之皆有效验，在中成药中享有很高的声誉，早为病家所习用。

万应锭存在同名异物的情况，由多个方药组成。其中《北京市中药成方选集》（1961版）收录了2个组方，内容如下：

万应锭（第一方，古今医方集成加减）

【处方】 香墨十六两，儿茶八两，胡连八两，黄连八两。

以上四味，计四十两共研为细粉过箩。每细粉四十两兑：冰片四钱八分，牛黄四钱，麝香四钱。

【制法】 以上和匀，每十六两药面，兑牛胆汁八两，适量加开水为丸干重一钱（约二十粒），放在阴凉通风处晾干。每十六两上金箔四十张为衣。装袋重一钱。

【功能主治】 清热祛暑，解毒止血。主治中暑头晕，吐血衄血，咽喉肿痛，口舌生疮，牙齿疼痛，无名肿毒及小儿热症。

【服法】 每服五分至一钱，周岁小儿每次服二三粒。四五岁酌加。温开水送下。

【禁忌】 孕妇忌服。

万应锭（第二方，经验方）

【处方】 乳香（炙）一千零五十六两，儿茶一千零五十六两，没药（炙）一千零五十六两，香墨一千零五十六两，胡黄连一千零五十六两。

以上五味，计五千二百八十两。

共研为细粉过箩，每五百七十六两细粉兑：麝香三两六钱，冰片三两六钱。

【制法】上药研细混合均匀，用牛胆汁三百六十两为锭。每两约作二百粒（干重），放在阴凉通风处晾干。每十六两，上金衣四十张，阴干。蜡袋装一钱。

【功能主治】清热祛暑，解毒止血。主治中暑头昏，吐血衄血，无名肿毒，咽喉肿痛及小儿热症。

【服法】每服五分至一钱，日服二次，温开水送下。小儿每服五粒；三岁以下者酌情递减。

【禁忌】　孕妇忌服。

七、其他

（一）北京同德堂汤药袋泡茶

人们常说中药简便廉验，其实，从使用角度讲，汤剂确实谈不上简便。近代，约为19世纪末、20世纪初的北京同德堂，为了方便患者使用，将其生产的"坤中汤"装入药包，用开水浸泡服用。这种袋泡茶的服药方式古而有之，但是相关器物留存下来的极少。

图2-157为北京同德堂"坤中汤"药盒，一面写有"煎法，早晨先将药包一剂入布袋内，搁在茶碗里，倒满开水，转动数下，待气出香高，而后吃之，残渣存留不可弃，味尽为度"的字样；"服法，此药每日食前一点钟或临睡时均服一次，连服一星期，必见其功，诸病皆除"。

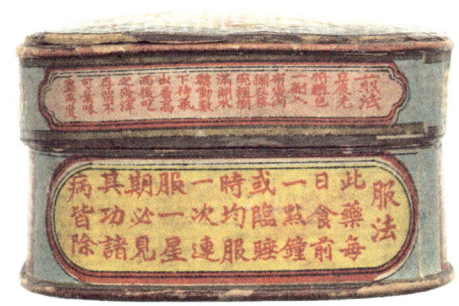

图2-157　"坤中汤"药盒写有"煎、服法"的一面

图2-158为北京同德堂"坤中汤"药盒,一面写有"坤中灵效药""主治,妊娠反胃则有飧食即吐,服此药能安胃止吐,强健精神,发长胎体,以防小产滑胎、难产诸危之症,其效难尽述,内有详细方单"。

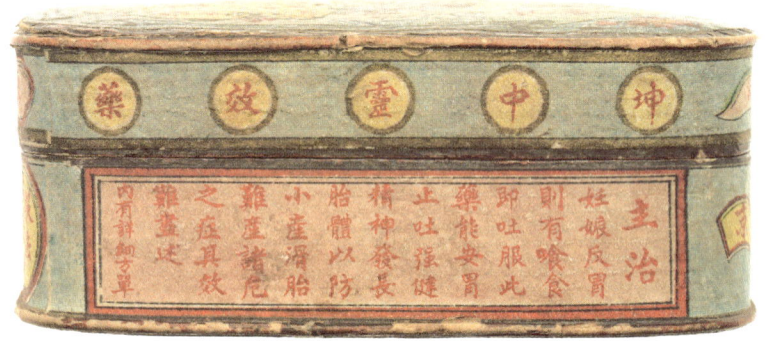

图2-158　"坤中汤"药盒写有"坤中灵效药"的一面

图2-159为北京同德堂"坤中汤"药盒,一面写有"妇女之至宝""主治,妇女经血不调,腹痛胸满,饮食不甘,两肋刺疼,呕吐痰水,骨蒸潮热,头目眩晕,耳鸣腰酸,夜不能眠,多睡少食,精神疲倦,行履困难,腰腿疼痛等症"。

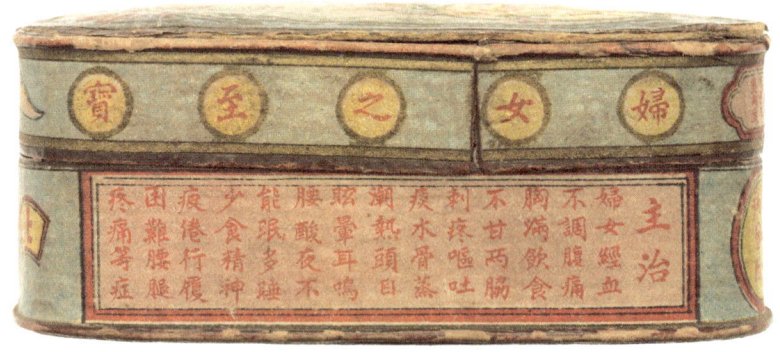

图2-159　"坤中汤"药盒写有妇女之至宝的一面

图2-160为北京同德堂"坤中汤"药盒,一面写有"坤中汤,北京,同德堂"。

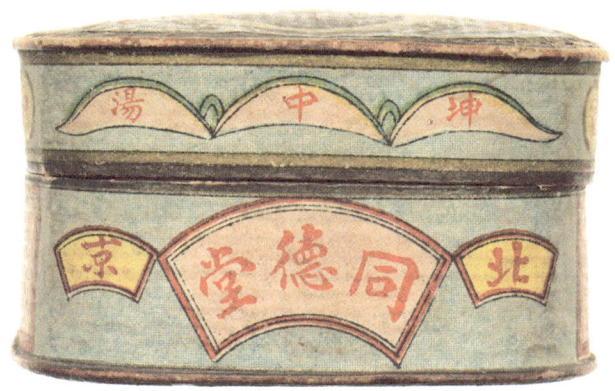

图2-160 "坤中汤"药盒写有同德堂的一面

图2-161为北京同德堂"坤中汤"药盒包装顶面,文字为"妇科灵药""坤中汤,妇女百病皆除而能健康身体,可为坤中之妙品,同德堂药庄监制,开设在北京前门外兴隆街东头路北电话南分局四百十六"。

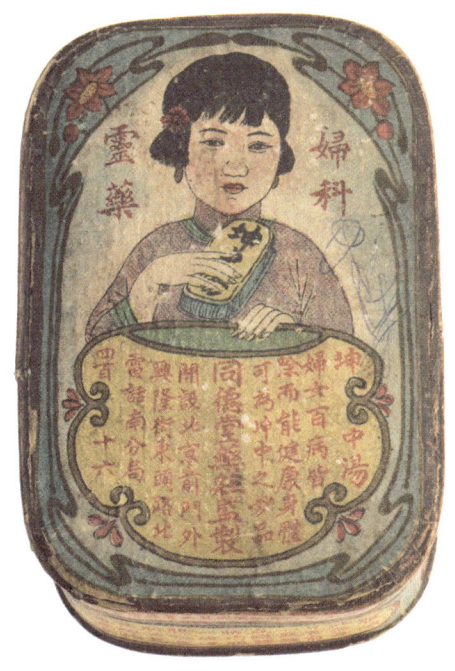

图2-161 "坤中汤"药盒包装顶面

（二）北京线香

古人时常用烧香来计算时间，比如一炷香的时间等，除了计算时间，拜神、祭祀时也都会用到香。另外，香还具有驱赶蚊虫、养生祛病等作用，如防疫抗疫的香品、改善睡眠的香品等。

图 2-162 为长寿仙香（水平翻转图）印章，长 4.2 厘米，宽 2.2 厘米，高 4.1 厘米。

图2-162　"长寿仙香"印章

图 2-163 为原始秘本药制龙涎香外包装盒，内含一捆老线香，由北京市通县苏坨人民公社制香厂出品。

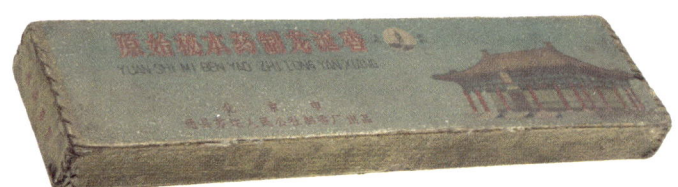

图2-163　原始秘本药制龙涎香外包装盒

图 2-164 为人民公社时期北京市通县（今通州区）苏坨人民公社制香厂出品的原始秘本药制龙涎香线香。

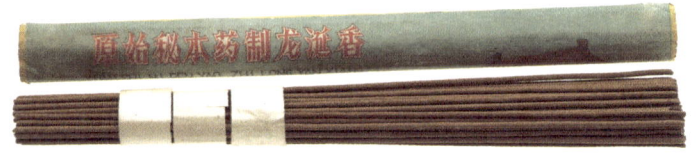

图2-164　原始秘本药制龙涎香线香

图2-165为香水线香包装盒，内含三支香，北京市广安门内人民公社日用化工厂出品。

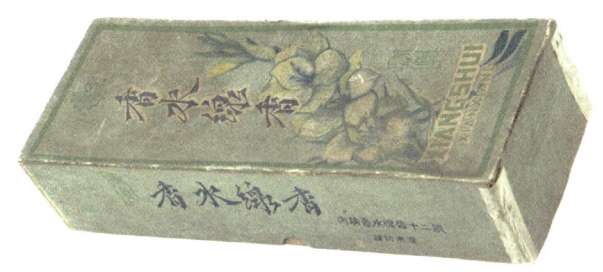

图2-165　香水线香包装盒

图2-166为北京市广安门内人民公社日用化工厂出品的香水线香。

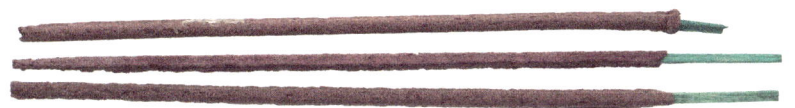

图2-166　香水线香

（三）北京外用名药"坎离砂"

19世纪末、20世纪初，北京"溥安堂"药铺生产的外用中药"坎离砂"与京城其他名药同时行销全国，是"溥安堂"药铺的主打产品。

图2-167为20世纪初"溥安堂段家坎离砂"木刻版仿单原影印图。内容如下：

溥安堂段家坎离砂

敬启者：本堂自前明嘉靖年间，先人精深医道，悉心研究，发明坎离砂，传至今日，数百余年，并无分号。凡用此药，沉疴立起，无不称为神效，驰名各省，功效昭著，非本堂好为大言。近有无耻之徒羡慕本药畅销，制造劣药，冒用本堂药包式样，在外行销。鱼目混珠，世人不察，往往受其欺蒙，患病者受害既大。本堂名誉亦蒙影响。今为顾全名誉，辨别真伪，特用太极图为记，请赐顾诸君认明图记，庶不致误。今将主治各症详列于后：

筋挛骨痿，小肠串气，跌扑挫闪，膝软足弱，腰腿疼痛，妇女血寒，肩臂不伸，左瘫右痪，妇女产后受风，四肢不遂，阴寒腹痛，妇女经血不调,麻木不仁,男子肾寒,妇女行经腹痛。

以上风寒各症用之,无不神效,此真乃舒筋活血,祛风逐寒之圣药也。

用药之法:以米醋三磁羹匙拌匀,将药纳入布袋内,以棉被盖片时,即自然发热,敷于患处,腾之热极,陆续垫布,药冷则去下,再用时仍按前法拌之,数次后药力已尽,则不能用矣。

每袋定价:国币三圆①。

注意此药勿受潮湿,出门概不退换。

本药室主人谨启:段少田②。

专售处:北京德胜门内德胜桥迤北路东门牌七十一号便是。

①注:"国币三圆"四个字为加盖的红章。
②注:名字为加盖的红章。

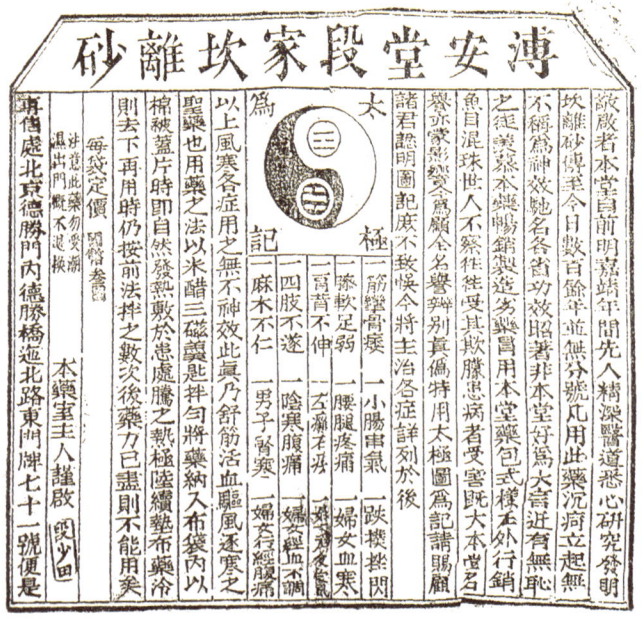

图2-167 "溥安堂段家坎离砂"木刻版仿单原影印图

从上面仿单内容,可以了解到当时"溥安堂段家坎离砂"产品特点以及药铺的一些经营情况。

"溥安堂段家坎离砂"在中华人民共和国成立后由北京中药厂继续生产、销售,并更名为"驱寒止痛砂",原药如图2-166所示。

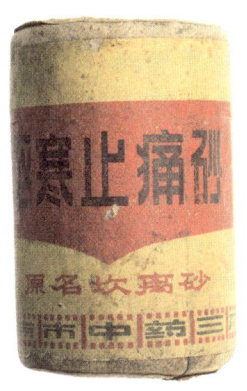
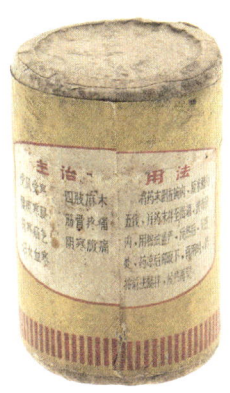

图2-168　北京中药厂"驱寒止痛砂"

《北京市中药成方选集》(1961年版)亦收载有坎离砂,从地域来看,北京方应该更符合传统名药"溥安堂段家坎离砂"的本意。原文如下:

坎离砂(经验方)

【处方】　乳香二钱,没药二钱,麻黄二钱,马钱子二钱,肉桂二钱,丁香二钱,川乌二钱,草乌二钱,小香香二钱。

共九味,计一两八钱。

【制法】　共研为细粉,过罗。用铁砂一百六十两入铁内煅红为度,取出用米醋四十两淬之。容其干后,兑入细粉,和匀。每袋装重八两。

【功能主治】　散寒止痛。主治受风受寒,腰腿疼痛,阴寒腹痛,男子肾寒,妇女血寒。

【用法】　先将一袋药末倒在碗内,以米醋二羹匙(五钱)将药拌匀装入袋内,用棉被盖两小时,药反热后,敷于患处。

中华人民共和国成立后,2020年版《中国药典》收载的"坎离砂",其组成为"当归3.75克,川芎5克,防风5克,透骨草5克"。制法为"以上四味,粉碎成粗粉,加入适量的铁粉、木粉、活性炭和氯化钠,混匀,制成1000克,即得",与北京的组方不同。

而公私合营以后，北京地区的很多名药，虽然原创企业已经不在了，但是国有药企依然继续生产、销售其传统经典名药。

因为在当时，该药符合大众需要，销路很好，所以中华人民共和国成立后全国各地有多家企业仿制生产。

图2-169为六七十年代，天津市井冈山中药厂生产的红花牌"坎离砂"外盒及内袋。

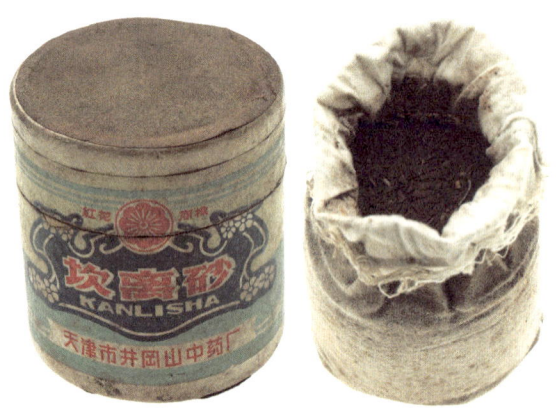

图2-169　天津市井冈山中药厂"坎离砂"外盒及内袋

图2-170为天津市井冈山中药厂生产的"坎离砂"实物。

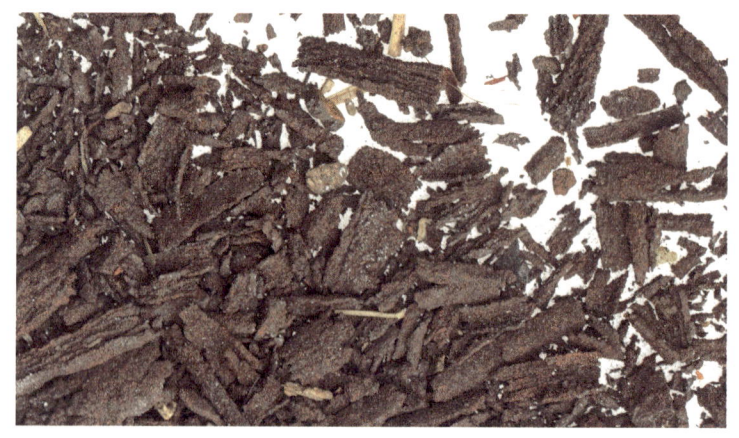

图2-170　天津市井冈山中药厂生产的"坎离砂"

图2-171为中华人民共和国成立初期，20世纪50年代，上海公私合营的黄浦中药联合制药厂生产的"坎离砂"外包装盒。

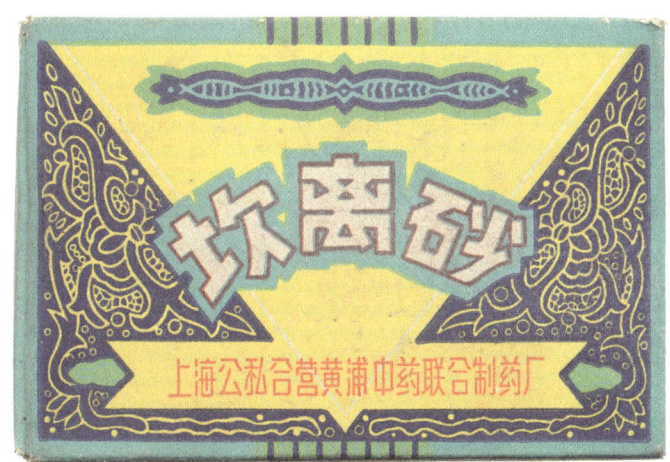

图2-171 黄浦中药联合制药厂生产的"坎离砂"外包装盒

图2-172为上海公私合营的黄浦中药联合制药厂生产的"坎离砂"实物,药物使用塑料袋包装,使用时还是要预备布袋才能方便使用。

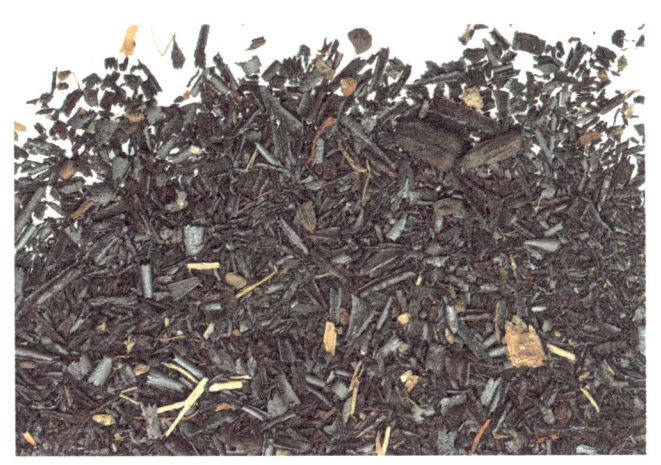

图2-172 黄浦中药联合制药厂生产的"坎离砂"

(四)药食两用的京式糕点"八珍糕"

《北京市中药成方选集》(1961年版)记载有"八珍糕"如下:

八珍糕(经验方,原名肥儿八珍糕)

【处方】 党参(去芦)二两,茯苓二两,生白术二两,扁豆二两,莲子肉二两,生薏米二两,生山药二两,芡实二两,白米面一百两,江米面一百两，白糖八十两。

【制法】 共研为细粉，过箩，搅匀蒸糕。每块重一两。

【功能主治】 培养脾胃，补中益气。主治脾胃虚弱，饮食减少，身体疲倦，面黄肌瘦。

【服法】 每服五钱，日服二次，温开水送下。

图2-173为19世纪末、20世纪初的木质糕点印章（水平翻转图），产地不详，文字内容为"自造肥儿糕，不惜工本，加工加料，欢迎主顾，天庆楼记"。

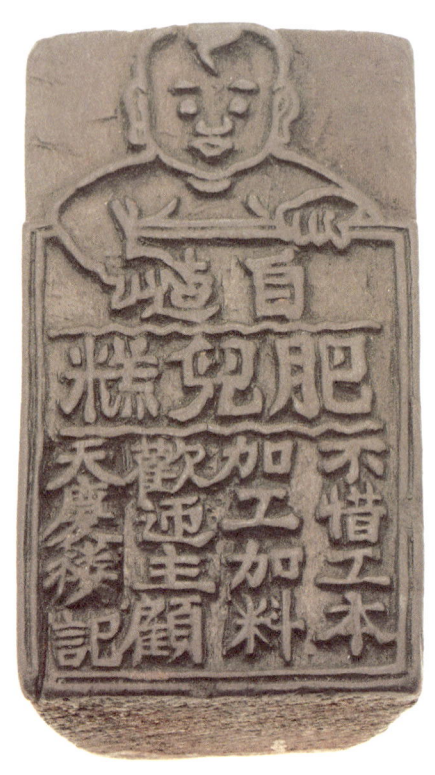

图2-173　木质糕点印章

北京因为有皇宫资源，所以好多宫廷御用等学术资源得以充分利用。同时，形成了自己的糕点特色，被称为"京式"糕点。

图2-174为近代"京式"木质糕点字模（水平翻转图），长方块状，使用时，将其镶嵌入模板中即可。

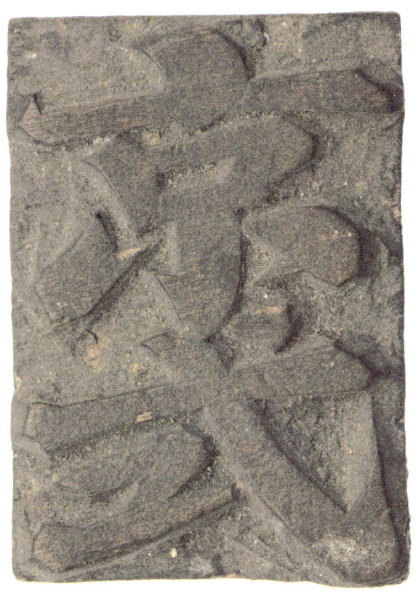

图2-174 "京式"木质糕点字模

茯苓具有利水渗湿、健脾、宁心的作用。目前，茯苓也是国家规定的药食同源品种之一。

图2-175为20世纪50年代北京地区所产的茯苓夹饼。

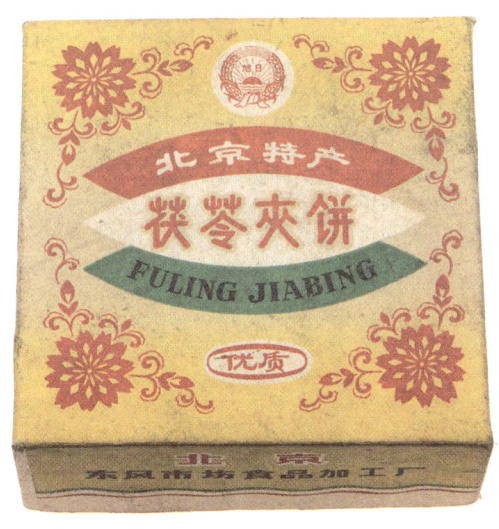

图2-175 茯苓夹饼

（五）京城中药美容"沤、霜、胰、粉"

图2-176为桂林轩"嫩面光"青花瓷罐。

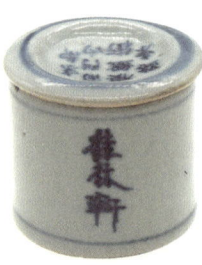
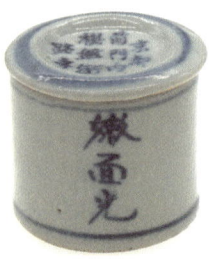

图2-176　桂林轩"嫩面光"青花瓷罐

图2-177为《桂林轩香雪堂各色货物簿》中记载的"嫩面光"，内容如下：

有粉名为嫩面光，童颜终古美清扬；
芙蓉影挹盈盈月，茉莉香含薄薄霜；
岂但去污兼去垢，居然传药不传方；
胡桃檀子凭君用，饰貌修容此最良。

每罐满钱肆佰捌拾

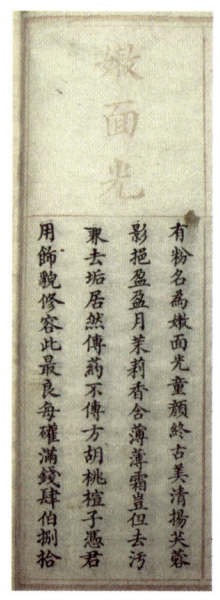

图2-177　《桂林轩香雪堂各色货物簿》中记载的"嫩面光"

图2-178为桂林轩"花露粉"青花瓷罐。

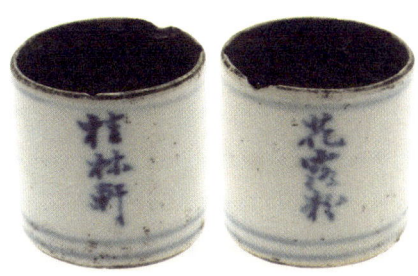

图2-178　桂林轩"花露粉"青花瓷罐

图2-179为《桂林轩香雪堂各色货物簿》中记载的"花露粉",内容如下:

粉名花露制原殊,滑腻真同塞上酥,
雨洗海棠花似玉,云擎仙掌露如珠,
花因露润容偏媚,露得花鲜色更腴,
用久不妨临镜照,花为容貌玉为肤。
　　每罐满钱陆佰肆拾

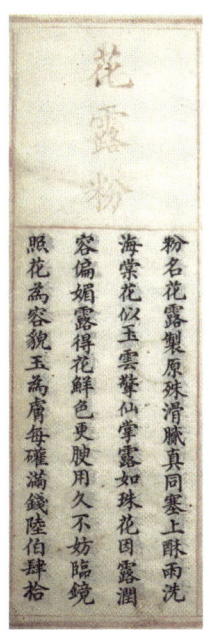

图2-179　《桂林轩香雪堂各色货物簿》中记载的"花露粉"

图2-180为桂林轩"礶子胰"青花瓷罐。

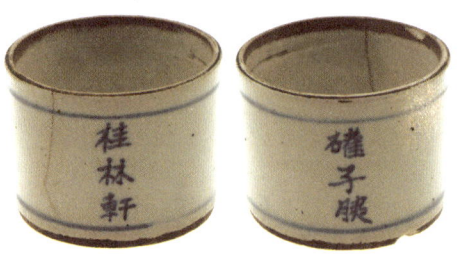

图2-180　桂林轩"礶子胰"青花瓷罐

图2-181为《桂林轩香雪堂各色货物簿》中记载的"礶子胰",内容如下:

礶子胰传有秘方,内加冰麝异寻常,
修容滑腻颜增润,着水清香味更长,
去垢妙能消痣瘩,舒纹兼可退风霜,
其中功效诚难述,常用方知此最良。
每罐京满钱二百文。

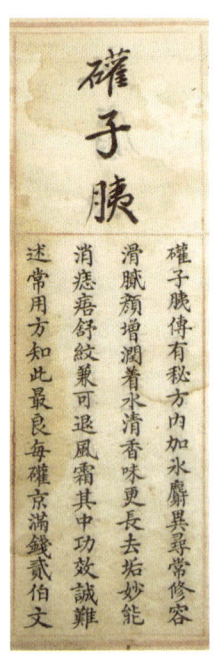

图2-181　《桂林轩香雪堂各色货物簿》中记载的"礶子胰"

清代，北京桂林轩，其自印的《桂林轩香雪堂各色货物簿》前部为洗洁、护肤、化妆品类，后部则是药品广告，由此可以判断，清代北京的桂林轩是一家经营胰皂、香粉、护肤、化妆用品及药品的店铺，从现有文献来看，还非常有名。

在其序言里提到"本轩百十年以来不误主顾十八省之内，久已驰名，只缘制作精工遂而声名洋溢。采丹桂之香，挹上林之露，名实相副"，并且坦言"芬芳袭过客之衣，并无二处，声价擅京城之盛，只此一家"，从现存器物来看，该企业的产品制作非常用心，针对产品功能及顾客心理做了深入的挖掘，使得产品在同行竞争中更受欢迎。

图2-182为19世纪末、20世纪初和香楼生产的"玉容沤"青花瓷罐。"沤"可以理解为一种流体状的剂型。

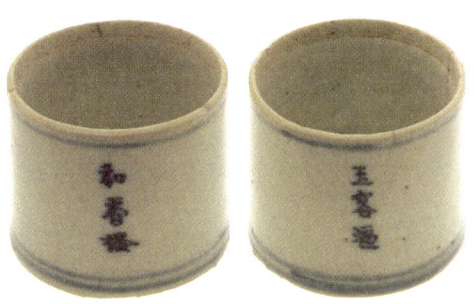

图2-182　和香楼"玉容沤"青花瓷罐

从云香阁"熟药店"青花瓷罐中可以看出，当时大名鼎鼎的云香阁还有自己的药店（图2-183）。

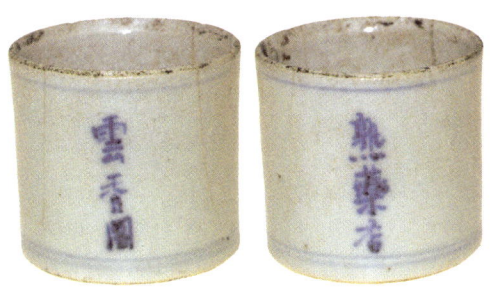

图2-183　云香阁"熟药店"青花瓷罐

云香阁的产品性价比非常高,其中的某款香制品,曾被北京"长春堂"选为原料药,用以生产著名的闻药"太上避瘟散"。后来,长春堂花高价聘请云香阁的制香师傅专门从事"避瘟散"的原料制作,使得产品更加质优价廉,从而打败了当时著名的日本"仁丹",成为传统中药抗击外来洋药的成功典范。

图2-184为云香阁"白玉粉沤"青花瓷罐。

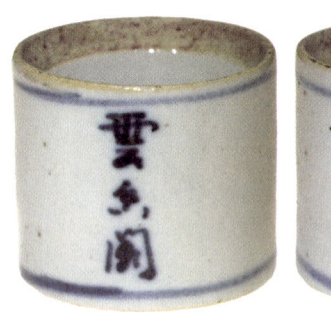
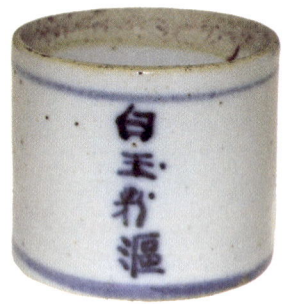

图2-184 云香阁"白玉粉沤"青花瓷罐

19世纪末、20世纪初的小瓷罐,已经碎裂多处,满布多个锔钉(图2-185)。

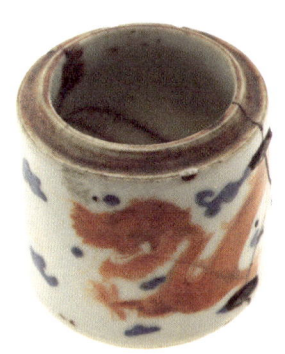
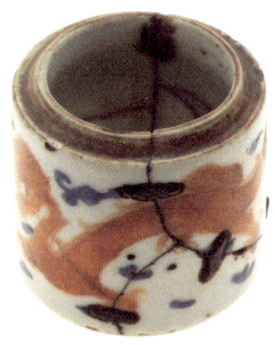
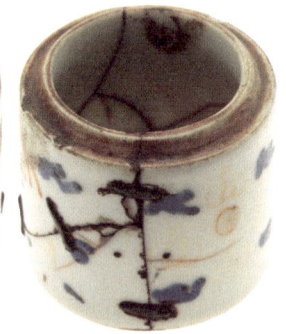

图2-185 带锔钉的小瓷罐

不一定小罐都必须有商品名称,有时,更多的是这种民俗常用容器"青花喜字罐",就像今天去超市购买各种杯、盒一样。

图2-186为青花喜字罐,也可以叫缸,内部药物已经干涸,黏附在底部。

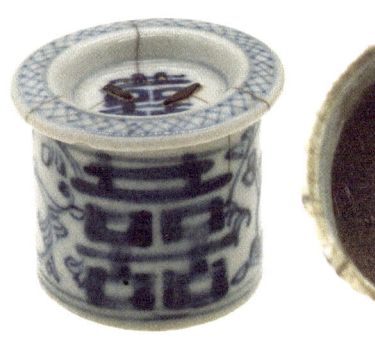

图2-186 青花喜字罐

过去，这种用作装汜的小罐，由于质脆易碎，罐盖时常有缺损。另外，有文献记载，也有被人为掰豁的，主要是为了倾倒液体时更加方便（图2-187）。

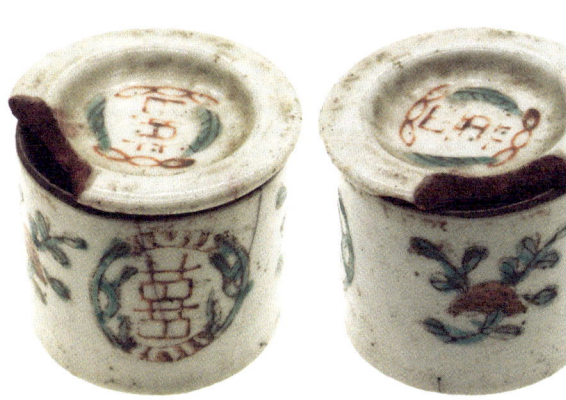

图2-187 装汜小罐

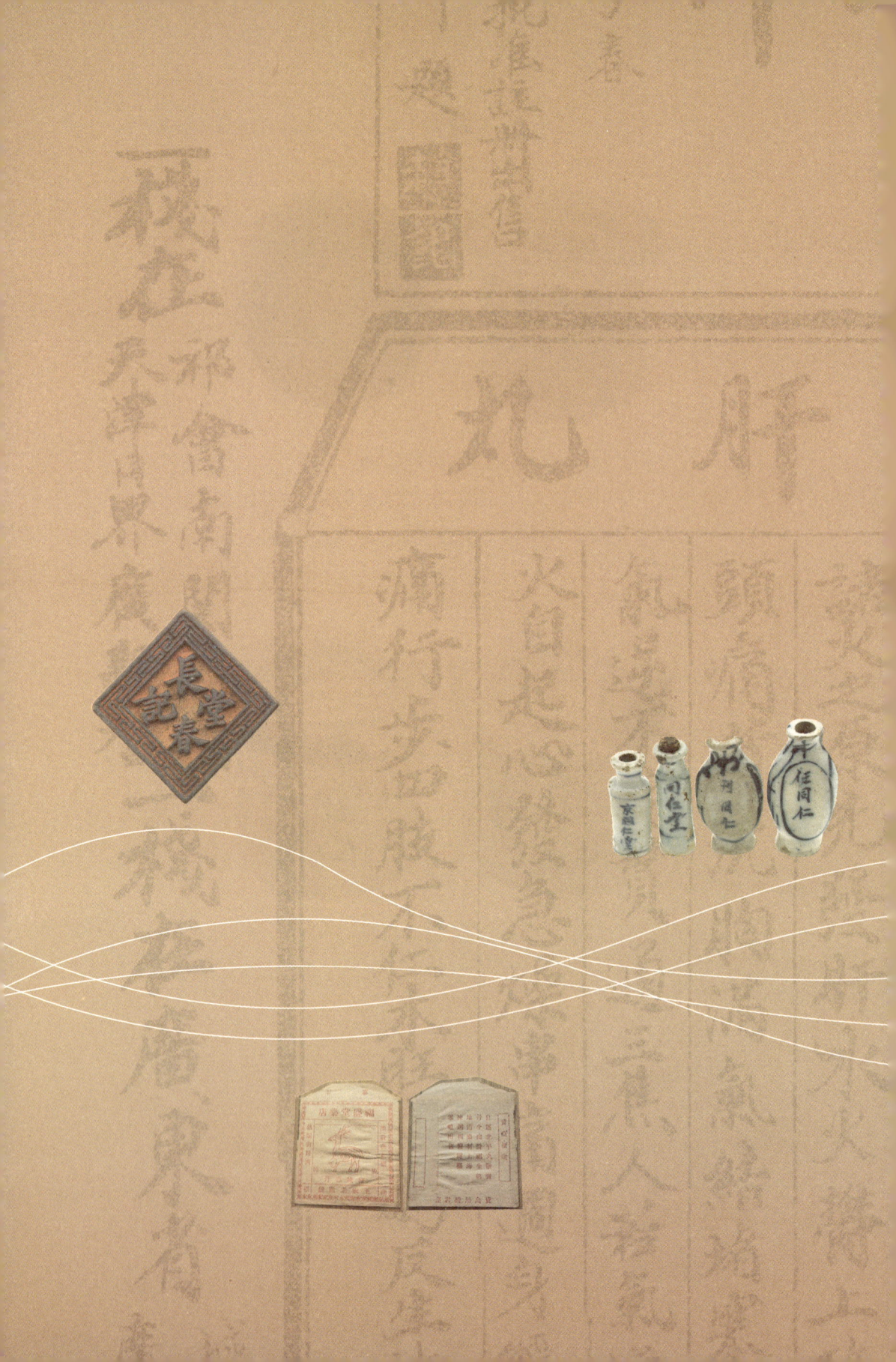

第三章 经营特色
——诚信为本的商业智慧

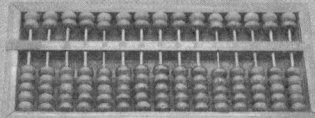
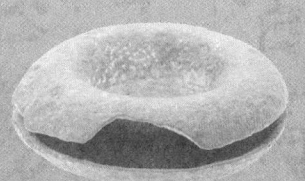
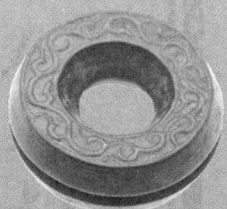

第一节　北京堂号、商品药章

图3-1中皮质膏药衬上盖有红、青两种颜色的4枚印章，个别文字已模糊不清，右侧长方形红印章内容为"宝善堂出品、万灵筋骨膏"，左侧上部红色长方形印章内容为"北京东单××北西总布胡同路南门牌四十六号"，在其下方为青色、边缘呈齿轮状的椭圆形印章，文字内容为"宝善堂张"，其下则为单独的青色"张"字印章。

一张膏药衬上，印有生产厂家、产品名称、经营地址、堂号品牌，甚至为了避免与其他堂号重复，另外加盖了一个"张"字，以示区别。

过去，由于堂号名称经常出现重复，当发生这种情况时，一般会在堂号前加上自家的姓氏，如陈同仁、刘同仁等。

宝善堂为了避免与其他家堂号重复，同时也担心自家堂号被冒仿，所以明确声明为"宝善堂张家老铺"，既体现了企业对自身产品的自信，走自己特色品牌道路，又表达了不想与他人碰瓷、也不希望被别人碰瓷的理念。

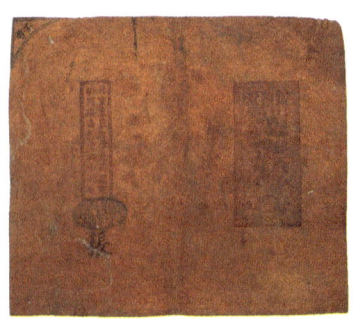

图3-1　宝善堂万灵筋骨膏的皮质膏药衬

宝善堂的"追风丸"和"万灵筋骨膏"在中华人民共和国成立初期被整理、收入《北京市中药成方选集》（1961年版）中。内容如下：

万灵筋骨膏（经验方）

【处方】　大黄三钱五分，香附三钱五分，五倍子三钱五分，香附三钱五分，山甲三钱五分，全蝎三钱五分，羌活三钱五分，防风三钱五分，杏仁三钱五分，芫花三钱五分，细辛三钱五分，牵牛子三钱五分，土鳖虫三钱五分，厚朴三钱五分，甘遂三钱五分，木鳖子五钱，三棱五钱，莪术五钱，川乌（生）五钱，天麻子五钱，生地五钱，草乌（生）五钱，独活四钱，猪牙皂四钱，黄柏四钱，肉桂四钱，大戟四钱，枳壳四钱，麻黄四钱，巴豆四钱，当归七钱五分，玄参（去芦）一钱，黄连二钱，柳枝八两，蕲蛇四两，蜈蚣二钱。

共三十六味，计二十五两一钱五分

【制法】　上药酌予碎断，用香油一百六十两炸枯，去渣过滤。炼至滴水成珠，入黄丹八十两成膏。取出放入冷水中去火毒后，再加热溶化摊贴，每张油重量一两一钱。布光。

【功能主治】　散风活血，舒筋定痛。主治受风受寒，腰腿疼痛，筋骨麻木，痞满腹胀。

【用法】　微火化开，贴患处。

追风丸（经验方）

【处方】　川乌（炙）一两，没药（醋炙）一两，木瓜一两，当归二两，续断五钱，麻黄五钱，马钱子（烫去毛）六钱，草乌（炙）一两，生杜仲一两，南红花一两，千年健五钱，独活五钱，蕲蛇（酒炙）五钱，乳香（醋炙）一两，菟丝子一两，虎骨（油炙）一两，追地风五钱，羌活五钱，甘草五钱。

以上十九味，共研为细粉，过罗。每十五两六钱细粉，兑麝香五分。

【制法】　上药研细和匀炼蜜为丸，重二钱。蜡皮封固

【功能主治】　祛风散寒，活络止痛。主治风寒湿痹，腰腿疼痛，

手足麻木，半身不遂。

【服法】 每服一丸，温开水或温黄酒送下。

【禁忌】 孕妇忌服。

图3-2为19世纪末、20世纪初，北京瑞芝堂"惊风散"木质印章，对角4×2.1厘米、高2.7厘米，刻有"瑞芝，惊风散，北京"字样。

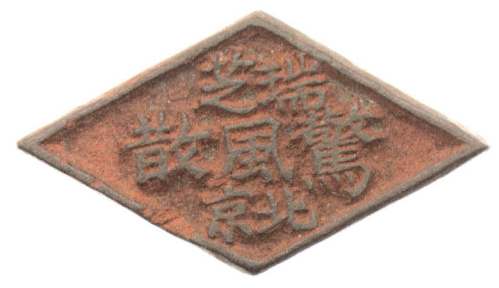

图3-2　北京瑞芝堂"惊风散"木质印章

图3-3为"长春堂记"方形木质印章，边长约为2.5×2.5厘米。长春堂为清代、20世纪初北京著名的老药铺，以生产闻药"太上避瘟散"而闻名于世。图中印章或为北京长春堂木印章，或为当时外埠同名、假冒印章。

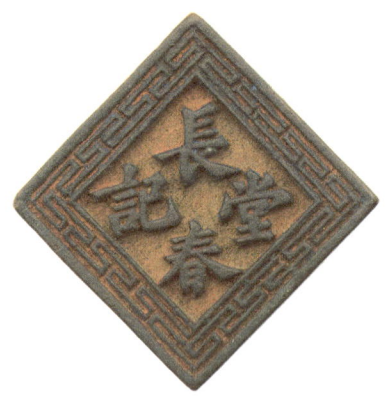

图3-3　"长春堂记"木质印章

图3-4为"长春堂财神"木质印章，长2.1厘米、宽3.2厘米、高3.3厘米。印章刻有长春堂天官赐福图案，天官（一说财神）双手执旗，旗上多为堂号或"一本万利、天官赐福"等语句，为传

统药铺常用印章模式之一。

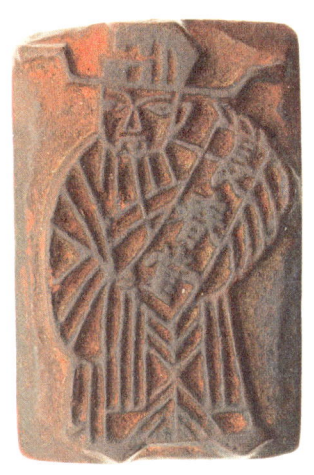

图3-4 "长春堂财神"木质印章

图3-5中木质印章诸图皆已水平翻转,从左向右分别为:

"1"为京城附子追风膏:长2.6厘米、宽6.3厘米、高4厘米。

"2"同仁堂乐氏分支"京城皮赞公":长1.5厘米、宽3.5厘米、高2.6厘米。

"3"皮赞公老药铺"红平安散":长1.1厘米、宽3.1厘米、高2.5厘米。

"4"皮赞公老药铺"八宝红灵丹":长1.0厘米、宽3.8厘米、高2.7厘米。

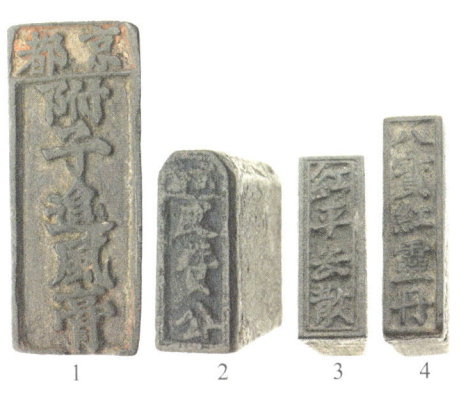

图3-5 木质印章

第二节 真不二价与货真价实

过去的商业经营中，商家经常会在自己的宣传单上印刷或钤印"货真价实"等字样。而中药行业、老药铺同样如此，经常在自己的宣传单上印有"货真价实""药真价实""真不二价""言无二价""不二价"等字样。

真不二价，一般理解为"真，不二价"的意思。也就是卖的是最好的真货，没有第二个价格，不讲价的意思，"货真价实"与"真不二价"的含义基本类似。也有人理解为"真不二价"是说商品总是这个价格，不涨价的意思。

图3-6为19世纪末、20世纪初北京王家老铺"同裕堂"的"蟾酥锭"仿单（说明书）。仿单左上角有红色钤印"同裕堂，货真价实，言无二价"。"货真价实，言无二价"，自然是提示买家，这里的商品"不讲价"。

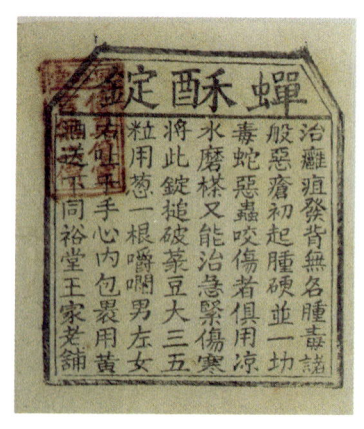

3-6 北京王家老铺"同裕堂"的"蟾酥锭"仿单

图 3-7 为河北蔚县"保生堂"的药包,外包装上印有"保生堂,货真价实"字样。

图3-7　河北蔚县"保生堂"的药包

图 3-8 为京城"阿魏麝香化疾膏药"外包装,膏药的衬为狗皮材质,药名下方,用朱砂钤印"武强,益正斋,货真价实,言不二价"。

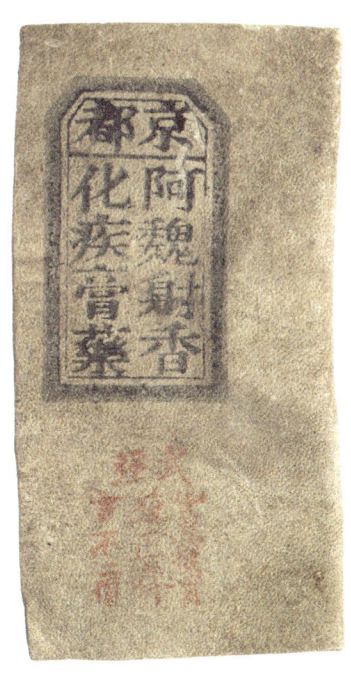

图3-8　京城"阿魏麝香化疾膏药"

图3-9为万生堂的木雕版,阳文刻有"万生堂,货真价实"(图片已水平翻转),长7.7厘米、宽9.2厘米,高2.2厘米。

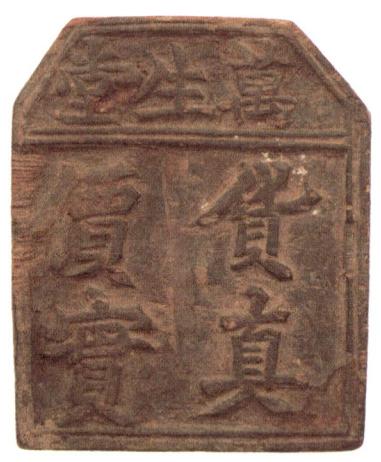

图3-9 万生堂"货真价实"木雕版

图3-10中木质印章诸图皆已水平翻转,从左向右分别为:

"1"为"真不二价":长1.7厘米、宽4,3厘米、高2.8厘米。

"2.1"为"包管来回":长0.9厘米、宽3.2厘米、高3厘米。

"2.2"为"货真价实":长1.1厘米、宽3.3厘米、高2.9厘米。此处的"包管来回、货真价实"为一套印章,因为长久使用,互有磨损,大小稍有差异。

"3"为"保管来回":长1.4厘米、宽4.2厘米、高5厘米。

"4"为"言不二价,出门不退":长1.8厘米、宽3.8厘米,高3.4厘米。

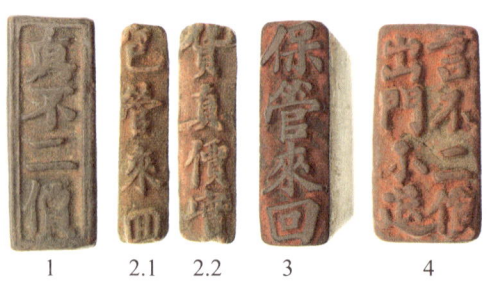

图3-10 木质印章

第三章 | 经营特色——诚信为本的商业智慧

"真不二价"前面已经提到过,这里的"包管来回"或"保管来回",意义基本一致,意思是说,如果商品出现了质量问题,可以找商家退换,商家同时还赔付往返路费。

作为药品,过去有出门不退换的规矩。主要是担心药品出门以后,无法确定退回来的是否为原物,因为药品出现质量问题会影响使用者的健康。所以,过去商家会以各种形式提示买家,药品出门后是不退换的。

图3-11中左侧印章(水平翻转),四周为方回文,内有阳文"管保来回",最中心为上阴下阳、逆时针旋转的太极图;右侧印章(水平翻转)为"药真价实,张",药真价实,突出了药品保真,质量好,价格实在无水分,对于"货真价实"而言,更明确了这是药品,中心的"张"是字号,为老板的姓氏。

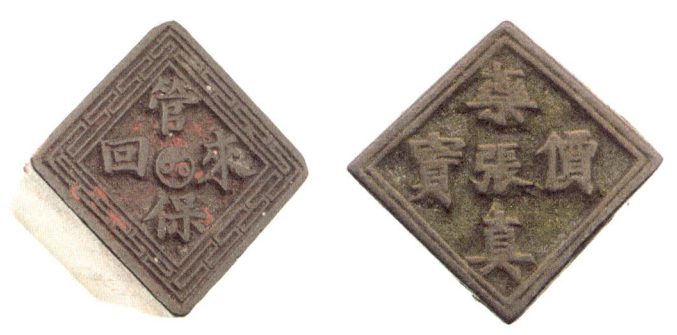

图3-11 "管保来回"及"药真价实,张"印章

图3-12水平翻转图,上部阳文雕刻"二合班",中部雕刻"海马追风膏",底部雕刻"管保来回"字样。

"二合班"是过去一个江湖卖艺的团队名号,此处的"班",是戏班的意思,类似于现在的曲艺团、马戏团、杂技团等。这类团体,因其工作性质,成员受伤的概率比较大。所以,跌打损伤、追风散寒等膏药就成为该类群体的必备药品。而卖膏药打着这类团队的旗号去宣传,有利于商品的推广,容易取得民众的信任。

中部的"海马追风膏"则是说本追风膏内加入了具有"温肾壮阳,散结消肿"功效的海马,更显其名贵。

底部的"管保来回",则是"无效退款,报销往返路费"的意思。

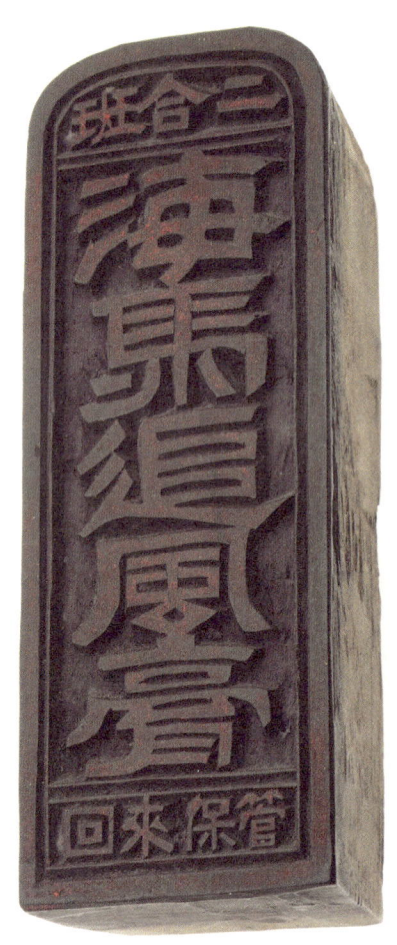

图3-12 二合班"海马追风膏"印章

第三节　京城字号咒假冒

1421年，永乐皇帝将明朝首都迁到北京，从此，北京就成了华夏政治、经济、文化中心，全国的优秀人才云集于此。而北京地区的中药字号、堂铺等，因为是在京城，服务的多为达官贵人，所以，在药物的制作上精益求精，不敢有丝毫马虎，同仁堂的门联药对"炮制虽繁必不敢省人工，品味虽贵必不敢减物力"更是深入人心，影响至今。

近代的北京，因为京药制作精良，所以效果卓著，于是有的药铺做大以后，就在全国各地选址开设分店，因为不可能每个省份市县都有自己的分店，所以全国各地就出现了代售京药的情况。

同时，由于近代物流的兴起，北京地区很多有自己特色中成药的大药堂相继开设了邮购业务，进一步扩大了京药的影响。

图3-13为开设在北京的福盛堂药店的包装袋，袋上宣传所销售的药品为"自运北平丸散膏丹，西药则采购自上海"。特别是背面包装袋底部特意提示"诸君请用高货"，显示了当时北京地区中成药在行业中的地位。

北京地区的中成药疗效卓著而被广为传颂的同时，也就出现了各种形式的仿冒、作伪。其他篇章内提到了注册商标被仿，如德寿堂的牛黄解毒丸，长春堂的避瘟散，则是从商标、包装、说明书、堂号等被全面仿冒。当时，其他有一定规模和影响的企业都遭遇过此种情况，本文再重点说一下"堂号"被仿冒。

大约创作于1821年，从奥地利国家图书馆所收藏的《外销画册·市井人物一·卖膏药》（水粉画）中，可以看到清代当时医药商贩在集市上卖药的情形。

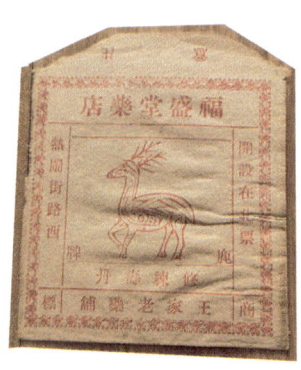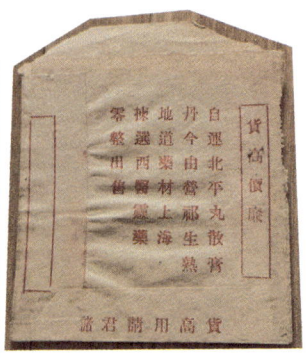

图3-13　福盛堂药店包装袋

小贩右肩斜跨一个膏药兜的背带,膏药袋在身体左侧,上书"京城广济堂膏药",左肩前竖一条旗,上书"京城广济堂追风膏药三六九奉送",右手平端木质方盘,内放置六帖对折好的传统黑膏药。

这种情况,可能是京城的广济堂药铺为了扩大宣传,增加营业收入而派营业员下乡赶集进行营销。更为可能的则是小商贩为了谋生而冒用京城字号。目前,尚未发现近代北京地区有广济堂的堂号,因此,图中内容,考虑是作者为了避免误会而虚拟一个北京药铺的堂号。从这一点也看出,北京地区的中成药在当时的影响力。

在当时,很多商家不仅仅是医药企业,其他行业亦是如此,都有这种堂号、字号被冒用的情况。于是很多商家就经常在自己的广告宣传单或说明书上发表声明,大多内容相似,如仿冒本堂字号者"无耻之徒、男盗女娼、断子绝孙"等,希望以此来喝退图谋仿冒者。一般情况下都是规模比较小,有自己独门技艺的药堂店铺这么做。或者有些百年老店在规模还不太大的时候也这么做过,比如长春堂就曾经在早期的说明书上发表声明称"本堂并无子孙在外冒充赶集,赶庙摆摊,假充字号男盗女娼"。

图3-14为近代北京地区修明堂的药物说明书,镌刻内容为大字体的"修明堂,天官为记,平良心";小字体内容开头为"本堂祖传七世自造硇砂守病丸";结尾则言明"如有假充字号男盗女娼"。

第三章 | 经营特色——诚信为本的商业智慧

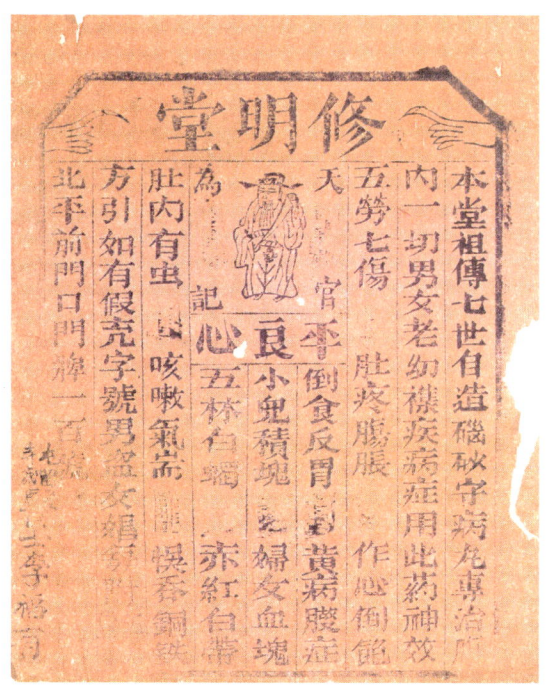

图3-14 修明堂"硇砂守病丸"说明书

图3-15为"同和堂"包装纸（无具体省份标识），图文提示"谨防假冒"。纸张约20厘米见方，其中四分之一角的位置印有"同和堂，谨防假冒"字样。"谨防"字样一侧为一个手指做枪状，指向对面"冒充"字样旁边的跪地之人，可见当时该药铺主人对于假冒者的心态。

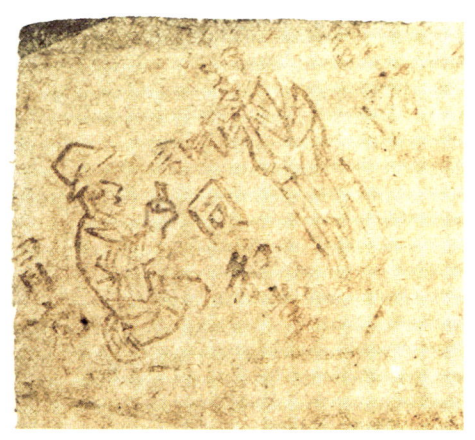

图3-15 "同和堂"包装纸

243

近代木质印章："诸君注意、谨防假冒"（图3-16）。

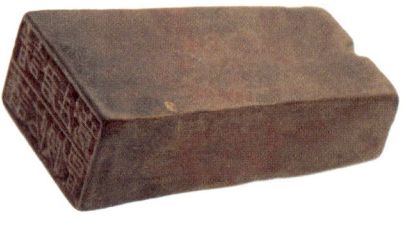

图3-16　"诸君注意、谨防假冒"印章

北京著名的"沈家小儿七珍丹"，清代至中华人民共和国初期一直畅销，所以冒充字号生产的也非常多。甚至在清代中期就有假冒仿制者，我们看嘉庆年间的一则广告单"德爱堂沈氏，取药诸公台，知此丹系沈氏祖传七代已历百十余年，在东直门内羊管胡同东头路南开设，并无子孙在外分设药室，近有无耻之徒，万代忘八羔子，假充本堂方票，只图获利，误人病症，并坏本堂名声，其害非轻，恐真假难辨，今自嘉庆十四年七月内起，内加德爱堂图书小方票一张为记"。

上文中的"忘八"，原为"忘八端"之意。八端，是过去做人的基本道理和原则，指的是"孝、悌、忠、信、礼、义、廉、耻"这八种德行，亦称"八德"。有说侮辱人的"王八蛋"即忘八端演变而来。

即便是到了19世纪末、20世纪初，这种咒语类的用语依然在延续使用。图2-138中提示买家注意假冒，咒有"假充沈氏小儿七珍丹药者辈辈男盗女娼"。

北京地区的药品非常有名，很多字号都被假冒仿制，作为给皇家供货的同仁堂更是难以幸免。据光绪己丑年（1889年）仲春重刊的《同仁堂药目》记载，京城的于大、于二因为私刻同仁堂的公章，仿制同仁堂的成药进行销售，被当时的同仁堂喊告官府，结果，在咸丰二年(公元1852年)三月十一日，官方贴出判案告示，于大、于二被缉拿归案，处以"游街示众"后，再另行处理。此事作为有史以来第一次有记载的中药行业的官府打假事件，而被载入同仁堂药目。

无论是中药饮片还是中成药,看得出,假冒伪劣产品从古至今始终存在。随着社会的进步,法律、法规的日臻完善,饮片与中成药的管理也越来越严格,这种人为假冒的事情日渐减少。然而,随着社会的发展,还会出现一些新的问题,比如种植资源、化肥农药等对中药材、饮片及中成药的影响等问题逐渐地显露,可以说,中药质量,始终是一个动态发展的问题。

同时,更多的则是小商小贩冒充京城知名药堂,专门赶集行医、卖药以牟利。对此,有的药堂则在药品说明书中明确表示自己没有分号,也没有派人下去赶集做推广,并且对此行为表示憎恶和诅咒。

同仁堂,全国各地多有分号,所以,北京的则标明了京同仁堂。而不同姓氏的同仁堂则为了与其他同名堂号相区别,而加上了自己的姓氏,如刘同仁、任同仁等。

再有,在不同城市,则冠以城市名称,如北京同仁堂,南京同仁堂等。而同一城市如果出现字号重复,则有多种区分的方法,比如按成立时间区分,先开设的称为"老××堂",或按在同一城市的方位来区分,比如"东××堂"、"西××堂"等,或者堂号加上店铺老板的姓氏,如"张××堂"、"陈××堂"等。

图3-17从左向右,分别为"京同仁堂、同仁堂、刘同仁、任同仁",过去以"同仁"命名的堂号较多,有的至今依然存世。

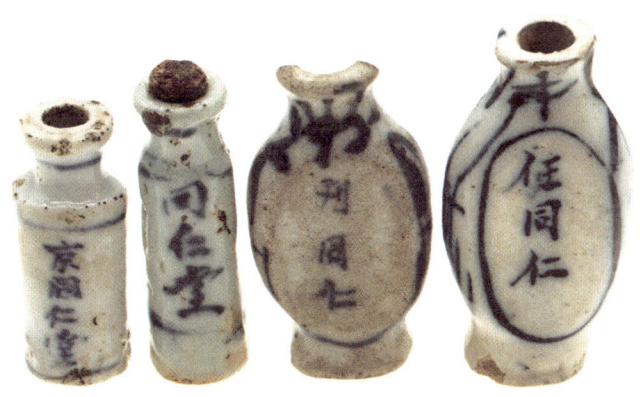

图3-17 "同仁"瓷瓶

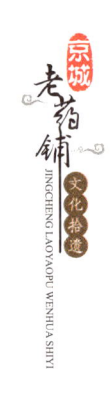

堂号名称的高度相似，是因为当时起名常用字主要集中在几十个字里，如"仁、义、信、成、春、和"等，所以堂号的重复率比较高。另外，也不排除为了谐音或蹭热度的，如达仁堂有名，就出来一个大仁堂，结果，大仁堂做得也不错。

如今国家对于企业起名有了规范的管理，杜绝了过去较为混乱的现象。

第四节　全国各地、各行各业代售京药

北京虽然号称"京帮",但主要还是以中成药见长,因为信誉好而蜚声业界,因此外省各地均代售京药。在当时,对于药物管理比较松散,以至于几乎任何一个行业,只要是做生意的,都可以代售中成药。

图3-18中可见山西太原"裕兴花局皮件扇店"的经营内容,看图有皮带、腰串(药包)、方匣、眼镜、篦子、木梳、折扇、瓶花、鞋帽等日用杂货,就这样一个日用杂货店的宣传单,两边赫然写着"本号代售北京德寿堂牛黄解毒丸,长春堂闻药避瘟散"。看出当时对中药的管理相对比较宽松,同时更是体现了北京中成药的销售之广。

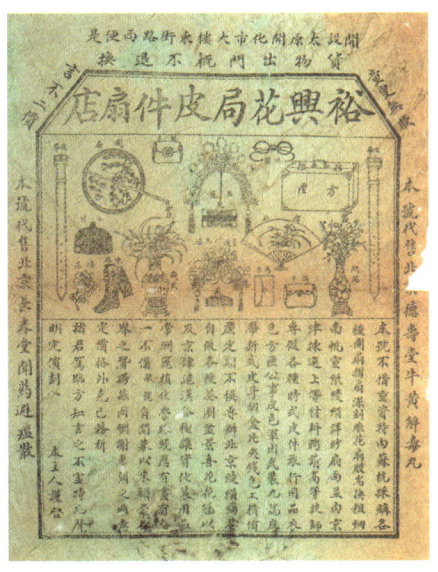

图3-18　山西太原"裕兴花局皮件扇店"宣传单

图3-19为山东济南的"福安医院"代售北京专门丸药的药单。

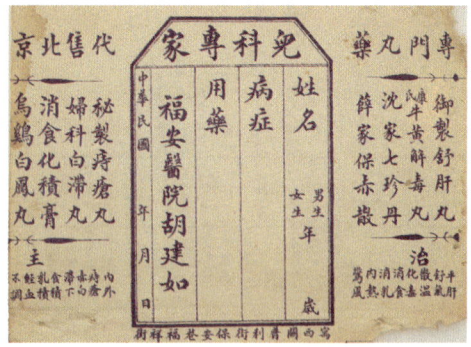

图3-19　山东济南"福安医院"药单

图3-20为山西祁邑"元兴久"药铺仿单。看得出，该药铺的经营特色是以代理京城中成药为主。内容如下：

元兴久记

本铺自在京城拣选驰名应症丸散膏丹发行，不惜资本拣选，以图永远济世，远近驰名，童叟无欺，近有无耻之徒，假冒名家印票，哄骗世人，误症不浅，故加本铺印票以辨真伪，凡士商赐顾者，请认祁邑西街路北西即元兴久记，庶不致误，谨曰。

言不二价，不准退换。

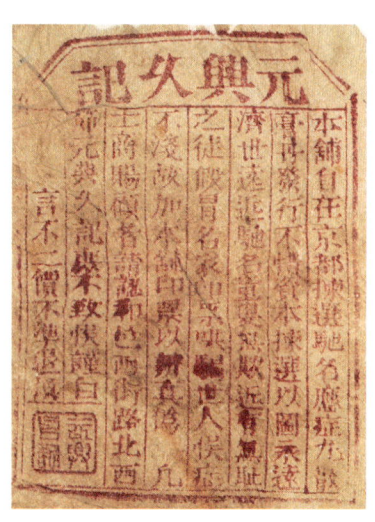

图3-20　山西祁邑"元兴久"药铺仿单

天津的"广川庆顺奎京货店"专门销售京货，店铺除了经营各类鞋袜、腰包、带子等日用品外，还经营"京城各名家丸散膏丹"（图3-21）。

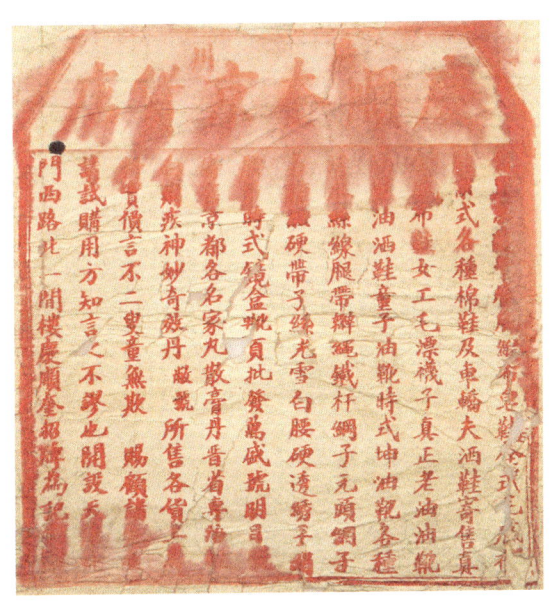

图3-21　天津"广川庆顺奎京货店"宣传单

类似情况非常多，近代，全国各省市除了专业医院、药铺以外，其他诸如小到书店、食杂店，大到各类货铺、大卖场、商超，当时的各类商业部门只要有渠道都经营北京中成药，足可见北京中成药在当时业界的影响，也反映出当时北京中成药技术精良、质量过硬、商业繁荣的景象。

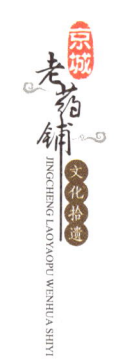

第五节　北京中药的加料与双料

中华人民共和国成立前,京城乐仁堂生产有"加料六合定中丸"、北平大明堂生产有"秘制加料五香丸"等,都用了"加料"来描述产品。

清朝宣统年间,由安国县(今河北省安国市)赵省三监制、增盛和大药房经销的"加料舒肝丸"仿单如图3-22所示。

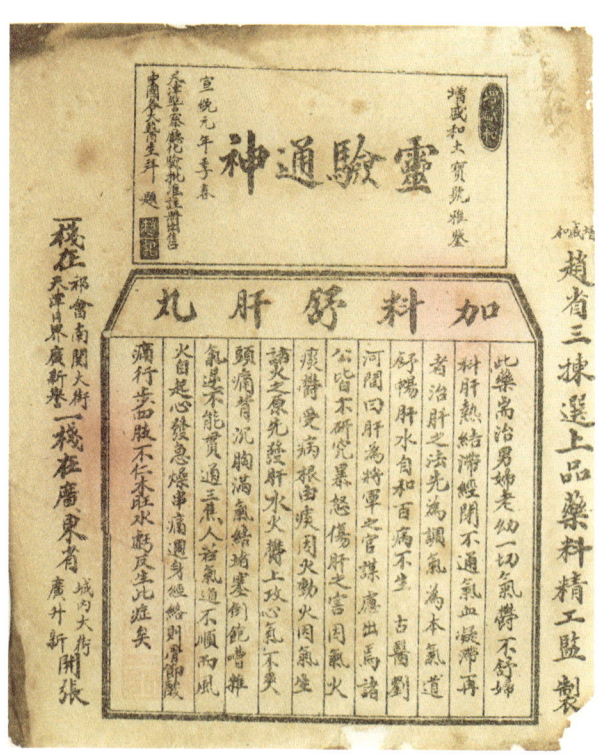

图3-22　"加料舒肝丸"仿单

狗皮为衬的"加料阿魏化痞膏"(图3-23)。

图3-23 加料阿魏化痞膏

1911年的"极品阿胶",外包装阴刻有"北京永盛合加料宝珍"字样,中华人民共和国成立前的极品阿胶木盒(图3-24)。

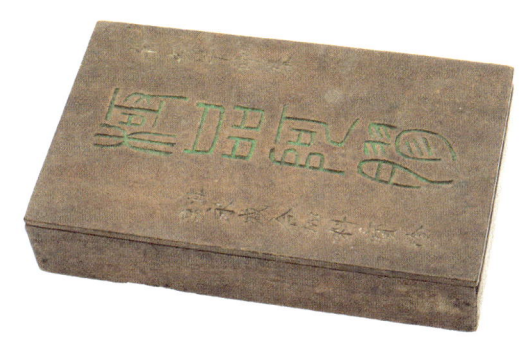

图3-24 极品阿胶木盒

一般来说,带有"加料"字样的处方,多含有贵细药物。加料,意思是加了贵细药,但是加多少没说。双料,其实字面理解就是增加了2倍的意思,但在当时,实际上是表示该产品"用料足,没有偷工减料"的意思。

图3-24的极品阿胶中提到的"加料宝珍",为复方阿胶,目前的组方大体含有"熟地黄、白芍、川芎、驴皮、当归、甘草、茯苓"等药味,显然,这里的加料,带有复方的含义。

因此,同为加料,其含义可能各有不同,目前已经规范生产,一切以标准为主,不得擅自更改其含义。所以,加料、双料等词语逐渐淡出了药品宣传和使用,极个别中成药依然有"加料"的描述,但已经非常少见。

第六节 老药铺的算盘

过去在中药生产、经营活动中都需要计数,自然就离不开算盘。很有意思的是,中国算盘图案第一次出现在古代的医馆里。

在宋代《清明上河图》中,商铺林立,唯独画卷最左端"赵太丞家"医馆兼药铺的桌上,清晰地摆放着一架15档算盘,也有说是9档的,两种说法都对,因为《清明上河图》被历代摹画多次,版本众多,所画算盘档数稍有不同。因此,算盘作为药铺的标配,是当之无愧的。

图3-25为清中期道光年间"俞顺之正记"制作的15档红木算盘,背面有挡板,边框由金属丝嵌入形成的字号"俞顺之正记"。

横梁上多标注有度量衡单位,从左向右大体分别为"万、千、百、十、两、钱、分、厘、毫、丝、忽、石(dàn)、斗、升、合(gě)、勺"等,根据档数酌情增减。

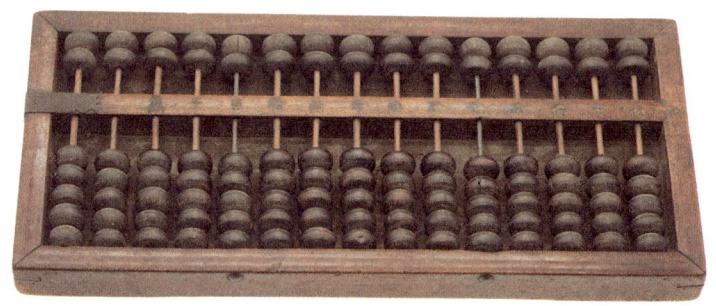

图3-25 "俞顺之正记"15档算盘

图3-26为中华人民共和国成立初期,"北京市算盘生产合作社"制作的13档算盘。

第三章 | 经营特色——诚信为本的商业智慧

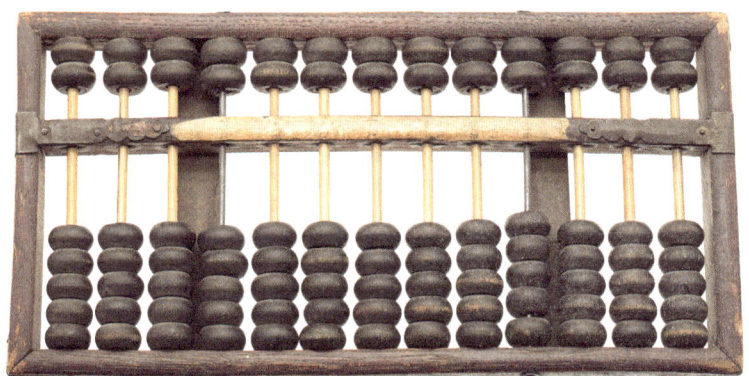

图3-26 "北京市算盘生产合作社"13档算盘

作者在刚参加工作的时候,中药局的老药工,就是一边看着处方,一只手托着小算盘,另一只手打算盘,速度非常快,我们拿计算器跟先生比速度也没比过。

老先生扫一眼数字就直接在算盘上出数,而我们用计算器得把所有的数字都点按一次,确实没有用传统算盘计算的速度快。

当然,算盘虽然好用,但是很难学。算盘的使用也需要多年扎实的基本功才行。目前,此项技术也已经成了非遗项目之一。

第七节 虎衔的意义

虎撑，又名虎衔，其名称与药王医虎的故事有关。

传说中，药王曾经用此物撑开老虎嘴给虎拔出骨刺，故称"虎撑"，因为此物是被老虎含在嘴里，故又名"虎衔"。

具体制作所用的材质主要是铁质和铜质，结构为2个凹形圆环相扣，内部环状部位相衔接而成，直径为4~12厘米，内部含1~2个铁珠用于撞击环壁发出声响。

图3-27为虎衔，铁质，最大直径约11.6厘米，有残缺、铁珠遗失。

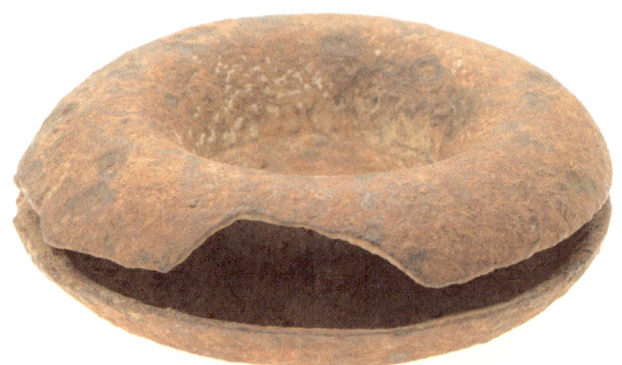

图3-27 铁质虎衔

图3-28中左侧铜质虎衔，直径约7.7厘米，镂有六孔，内含2个铁珠。右侧铜质虎衔，直径约8.6厘米，錾刻梅、兰、竹纹饰。

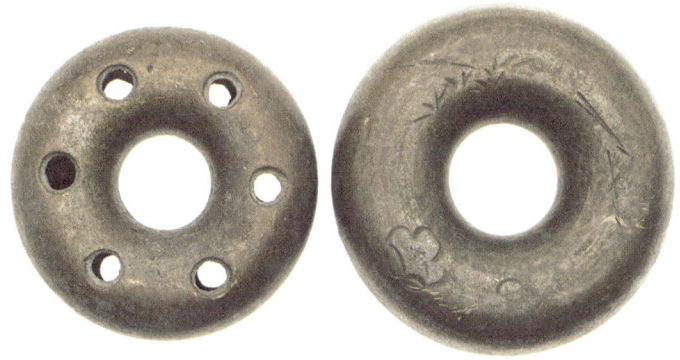

图3-28 铜质虎衔

图3-29为半块铜质虎衔,直径约6.4厘米,似剖开的空心手镯。

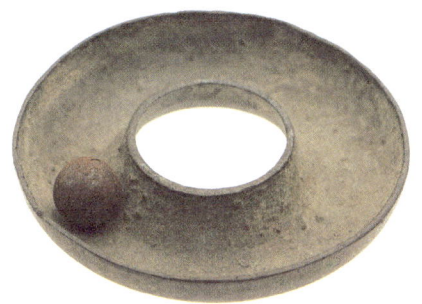

图3-29 半块铜质虎衔

图3-30为铁质虎衔,直径约4.3厘米,铸有草龙文,内含2个铁珠。

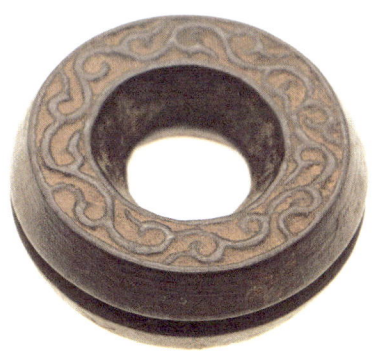

图3-30 草龙文铁质虎衔

图3-31为铜质虎衔，外部闭合，内部悬空分离（安装柄时会封住此部位），这种虎衔中部安装有柄，使用时像拿冰激凌一样，虎衔上可以看到安装时留下的2个对称豁口。

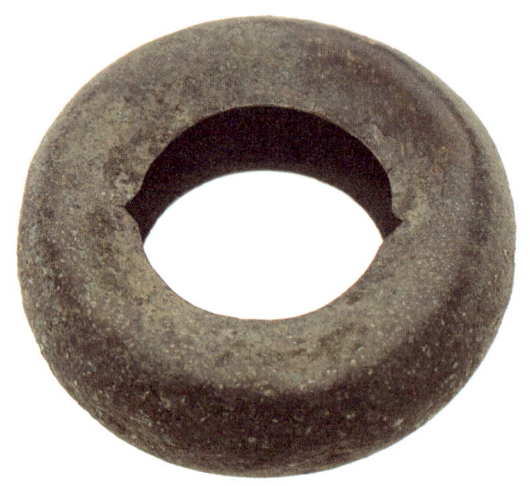

图3-31　外部闭合、内部悬空分离的有柄虎衔

过去游医（走方医）行医看病时摇动虎撑，发出响声，让人知道医生来了，所以也称其为"报君知"。

在使用时，走方医摇举虎衔的高度与其自身医术的高低有关。

清代《妙香室丛话》卷十四中有这样一段记载："一日，忽遇走方医摇虎撑者，手擎铁器，状如梭、摇琅琅。其术精者，上擎恒过头，术愈下则愈杀……"如果按照胸肩、耳部、高出头顶这3个高度来判断的话，大体分别相当于今天的医师、主治医师、主任医师的技术水平。

虎衔内部环孔的大小与其整体大小有关。整体大的，内环孔径则大，可以穿过2~3根手指，整体小的，内环则小到仅仅可以穿过一根手指。

关于虎衔的执法，在《京城叫卖图》（*Calls. Sounds and Merchandise of the Peking Street Peddlers.*，康士丹，1936年第119页面）曾有绘图，图画题名为"卖膏药看病的"。

图中游医左手执扇，右手立于胸前，拇指与穿过虎衔的中指共同握住虎衔，左肩斜跨一个木质医药箱，生动形象地展现了当时游医的社会形象。同时，还会有虎衔和方形红衬黑色圆心的膏药图。场景还原如图 3-32 所示。

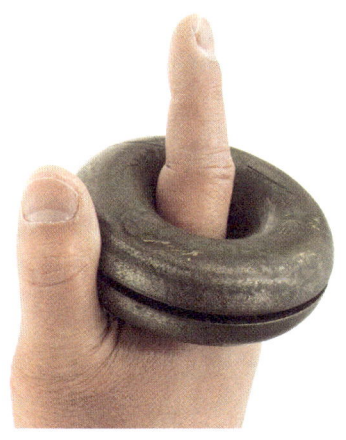

图3-32　《京城叫卖图》中虎衔执法

在《清末各样人物图册·十二册·二百八十八幅·水粉外销画》（1773—1776 年）绘有"卖鼠药"图。商贩左侧斜挎布兜，左手执长柄雨伞，雨伞上端悬挂小旗招幌，上书"三步跳"，同时悬挂数个老鼠，其右手执握虎衔。场景还原如图 3-33 所示。

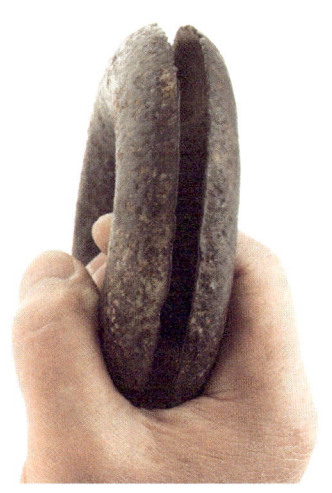

图3-33　《清末各样人物图册》中执握虎衔的方式

第八节　老药铺招幌

过去的老药铺，经常用膏药做招幌。因为当时的民众普遍文化水平不高，为了让患者直观辨识自己的药铺，商家就将招幌的主体设计成广为人知的膏药形。传统膏药，是以铅丹与油经过熬炼化合而成，也就是平时说的大黑膏药，常衬以柔软韧性的狗皮制作而成，所以也常称其为"狗皮膏"，此类膏药经常用于治疗风湿、跌打损伤。幌体颜色的设计，就像现实当中的膏药一样，时有变化，有时膏药肉是红色的，于是招幌有时也被设计成红色圆心，外衬白色。后来由于日寇发动侵华战争，这种型制的药铺招幌与日本的国旗非常相似，于是人们就不再使用红色圆心的药铺招幌了。

图3-34出自《京药集成》（1928年），页面书有"德爱堂，沈家老铺缩影，北平东直门内羊管胡同"，外墙上钉有横梁，悬挂着传统膏药型药铺招幌。北京德爱堂，生产极具盛名的"沈家小儿七珍丹"，热销全国。

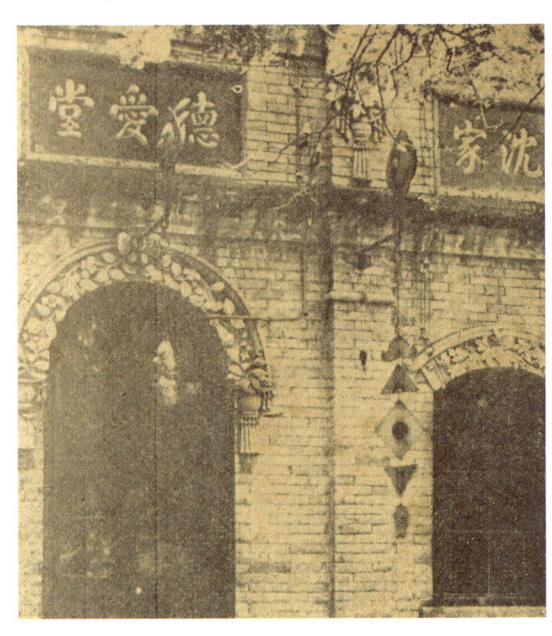

图3-34　德爱堂药铺招幌图

图 3-35 为《京药集成》中收录的北京老字号药铺"宝善堂"的画面局部。可见牌匾两侧及广告招牌都设计有膏药图形。页面书有"宝善堂张家老铺缩影,北京东四牌楼北西总胡同中间路南",其中"万灵筋骨膏"和"张氏追风丸"最为有名。

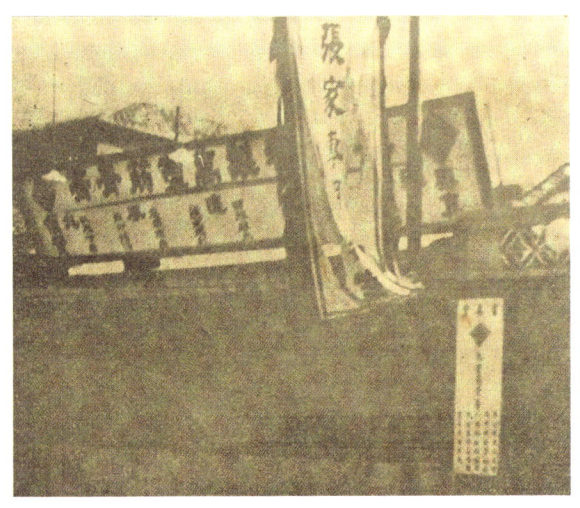

图3-35 宝善堂药铺招幌图

图 3-36 为药铺招幌的主体结构图,分别由幌杆、幌挑、幌挂、幌冠、幌体、幌座、幌坠组成。

(1) 幌杆:直立竖起,用于支撑幌子离地,把幌子挑起来的杆子,类似于旗杆。

(2) 幌挑:横向固定于幌杆上,用于直接悬挂幌子的横杆,称为幌挑。

(3) 幌挂:是招幌顶部用来悬挂幌子的部位,常见为铜、铁钩或环。

(4) 幌冠:类似于帽子,位于幌体的上部。

(5) 幌体:是幌子的核心内容,有的幌子没有幌冠和幌座,但是必须有幌体。幌体为展开的膏药形,上下为对半的三角形膏药状,有时也有用长方形半块膏药状的。

(6) 幌座:也叫幌托,位于幌体的下部,具有类似于底座、托住幌体的意思。

（7）幌坠：在挂幌的最底部，材质多为重坠的木质或其他金属材质，幌坠一般以红绳系在幌座或幌体上。

幌冠与幌座，具有装饰美观的作用，有时挂幌没有幌座，或这2个部分都没有。

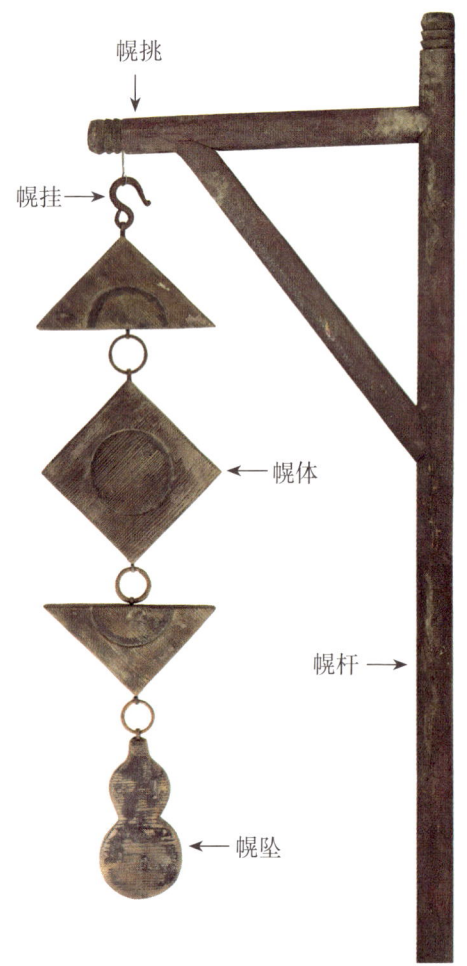

图3-36　药铺招幌的主体结构图

药铺招幌，形式较为固定，主体多为展开的膏药形。幌体中部圆形中心有时画一条鱼，或底部幌坠使用双鱼形，谐音"余"或"玉"，表示有余、富余、金玉满堂的意思，这也是传统的一种借喻方式。

有说这里的"鱼"通"愈"，寓意痊愈、病好；还有说，鱼24

小时不闭目,表示药铺全天营业、济世救人。

底部常拴系飘带,更多的则是坠以双鱼、葫芦、类葫芦形的幌坠。葫芦,作为古代民俗常见器物,有长寿、子孙万代、繁荣昌盛之意,与中医药亦有很大关联。

有时幌体等不同部位之间,相连以圆球,代表药丸。总之,药铺无论是以膏药,还是以药丸做招幌,都是为了让人直观地知道,这是经营药品的店铺。

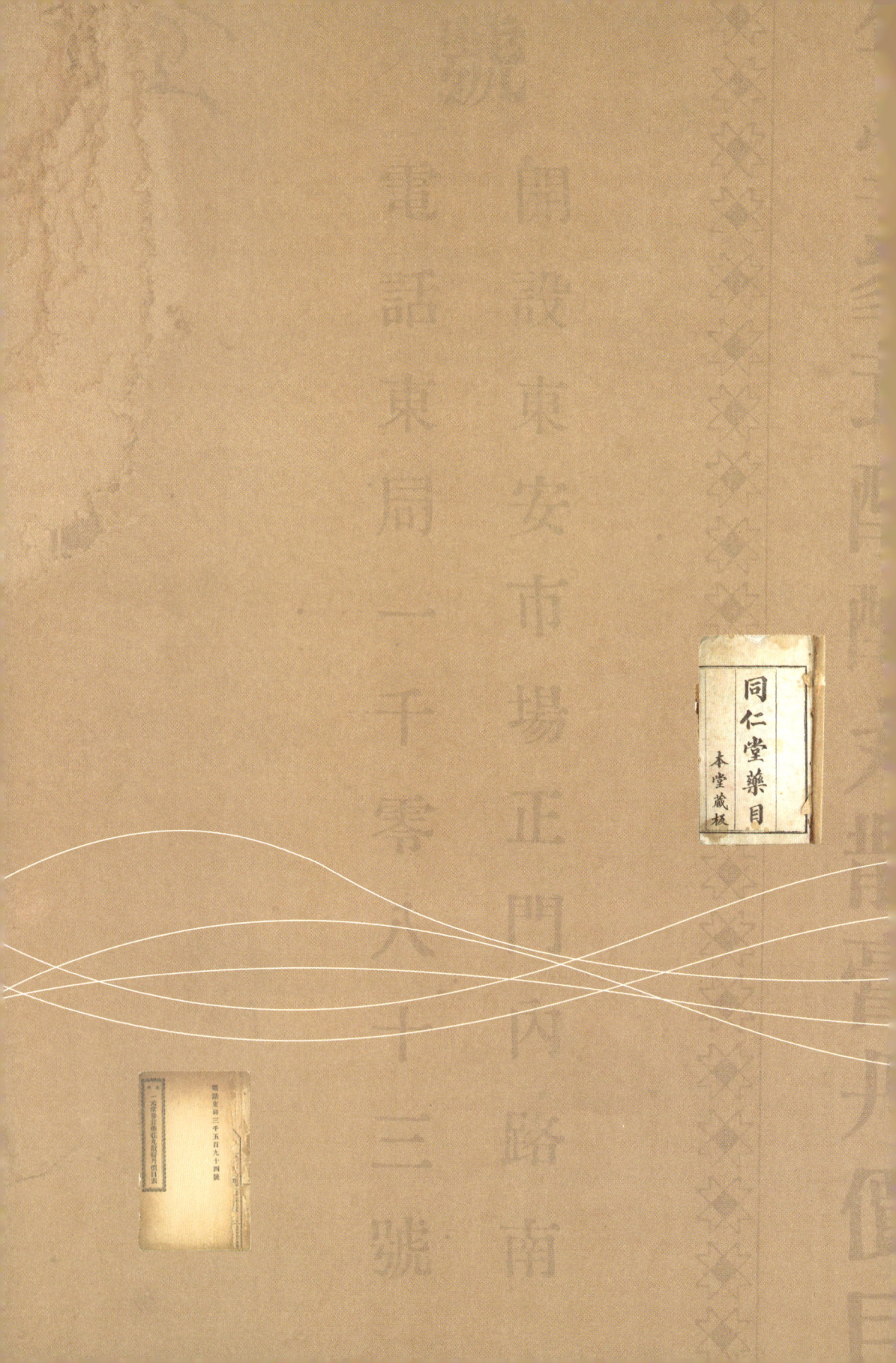

第四章 药目序选
——行业发展的历史见证

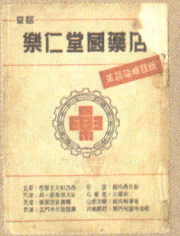

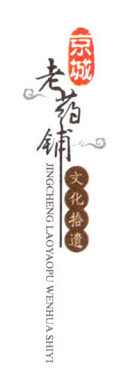

《中国中医古籍总目》将药目归为古医籍的一类，类同"本草""方书"[①]，通常是指制药堂号常用方剂，经调剂制剂后的成方制剂目录，作为制药堂号特有的内部规范[②]。明清时期随着社会经济的发展，药铺林立，为了吸引顾客，招揽生意，各家堂号纷纷刊行本堂的成方药目、丸散谱集。这些药目记载各个堂号在不同时期制售成药的名称、主治病证、服用方法等信息。它作为药铺售卖成药的一种宣传品进行发行，类似今天的产品手册，起到推广宣传的作用。在当时也是老字号药铺的招牌之一，记录老字号药铺的历史兴衰和产品特色。药目兼具历史性、便利性、通俗性、流通性、宣传性等特点，作为当时行业的特殊文献保留下来，至今尚存于世的清代药目就有 119 种[③]。药目作为古籍，既具备文献学特征，同时涵盖了鲜明的时代健康观念、疾病变化趋势、成药制剂概貌等独特的文化内涵[④]。

药目在一定程度上可以看作老字号药铺的招牌，且伴随老字号药铺的兴衰，记录了老药铺的源起、传承谱系、制药精神等方面的文化内涵和历史脉络。药目本身虽不是当时政府的官方药典，但其中所收载的药物功效显著，在一定地域被群众所接受，可以认为是某制药堂号的"药典"。

（一）药目的形式和内容

药目记载了各个堂号药铺制售成药的名称、主治病证、服用方

[①] 薛清录.中国中医古籍总目[M].上海：上海辞书出版社，2007：52—357.

[②] 韩凯利，王凤兰.药目考释[J].中医文献杂志，2019，37（02）：21—23.

[③] 侯酉娟,牛亚华,王蕊,等.明清中医古籍中的药堂药目考[J].时珍国医国药，2017，28（11）：2714—2715.

[④] 韩凯利.《同仁堂药目》文献研究[D].北京：中国中医科学院，2019.

法等信息,是一部精简的成药宣传手册。通过对药目成药治疗病证分类整理,可知所治病证十分广泛,包含内科、外科、妇科、儿科、五官科多科病证。如同济堂药目分为风痰门、伤寒门、瘟疫门、暑湿门、燥火门、补益门、脾胃门、泻痢门、眼目门、妇科门、痰嗽门、气滞门、疮科门、小儿门、咽喉口齿门、补遗门等16类。在剂型方面,制售成药涵盖丸剂、散剂、膏剂、丹剂、锭剂、酒剂、粉剂等10余种剂型。药目除了宣传作用,还提示所载药物的使用方法和注意事项。例如:内服药物法包括用水、酒、汤等送服;外用药物应用方法包括外敷、外洗、灸、搽、外贴等。药目刊行所体现的作用,是为了方便医家和客商选购药物。总的来说,药目的作用主要有三种:一是为顾客按药目所示选取购药提供便利,二是防止其他人冠以名号制售假药,三是让人们知晓该号老药铺售卖的药物品种,取得社会的信任及监督。

(二)药目的文化价值

关于药目在中医学研究方面的价值,中国中医科学院学部委员、国医大师余瀛鳌指出:"药目这类宣传手册用过即丢弃,存世的种类和数量较少,但可作为研究医学史、药学史、经济史、手工业史等方面的第一手资料,史料价值颇高",可见药目一类书籍具有重要的史料价值。药目是一种特殊的中医文献古籍,它保留重要配方和制法,同时也记载着药铺的发展历史和文化内涵。

传统的老字号老药铺所编制的堂号药目、价目表、货物簿等,都是中医药文化的重要组成部分。这些史料记载了多种剂型的成药,反映了中药制剂的文化。所收录药物、增加门类的变化反映了所处时代的特征及流行病种的情况。例如:清代瘟疫的多发,以及温病学派的崛起,不仅使医家的用药习惯发生了一定的改变,还对药堂所制售的药品产生了深刻的影响。老药铺药目中也增加了瘟疫一门,并衍生出众多治疗温热病的名方,如银翘散、银翘解毒丸、清瘟解毒丸、安宫牛黄丸、清营汤等。另外,药目中的打假告示,让读者与买家深刻认识到维护品牌的重要性,逐渐养成打假重信誉的行为。药目中记载堂号重视信誉的打假事件,传达着它诚信

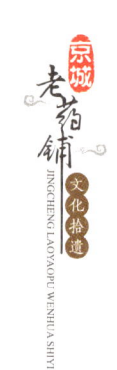
经营的理念。堂号的价目表和货物簿,也如实反应了当时老药铺传统手工制剂的丰富性、经营销售的多样性和历史文化的价值性,见证堂号的开设和业务的发展,以及特殊历史时期的行业概况和经济形势。

第一节 《同仁堂药目》
（本堂藏版，光绪己丑仲春重刊）

同仁堂是中国最悠久的中药老字号之一，创立于清康熙八年（1669年），由乐显扬在京都正阳门外大栅栏创办，至今已有超过350年的历史，其名字取自"同修仁德，济世养生"的理念。

《同仁堂药目》含：风痰门33种，伤寒门27种，瘟疫门6种，暑湿门14种，燥火门28种，补益门88种，脾胃门28种，泻痢门6种，眼目门19种，妇科门44种，痰嗽门31种，气滞门37种，疮科门52种，小儿门54种，咽喉口齿门12种，补遗门12种。共计16门类，491种中成药（含部分饮片如黄芪、鹿茸、姜制半夏、法制陈皮等），涉及丸、散（粉）、膏、丹、酒、胶、汤、油、锭、糕等多种剂型。

该书记载有著名的同仁堂店训"炮制虽繁必不敢省人工，品味虽贵必不敢减物力"，至今还是行业行为准则。书中记载的咸丰二年（1852年）同仁堂状告于大等人冒充同仁堂字号售卖假药事宜，该诉状为中药行业史上企业上报官府打假的首次记载。

《同仁堂药目》书影内容如下：

同仁堂药目，本堂藏版。（图4-1）

本堂自康熙壬午岁，开设京都正阳门外大栅栏路南。多历年所，并无分店在外，前有在都城私刻本堂字号及开设同人堂药铺者，悉经本堂呈禀都察院御药房出示严禁在案。但此等图利小人，靡所不（图4-2）至，或冒称自本堂窃出，或借口代买，不无以假混真之弊。

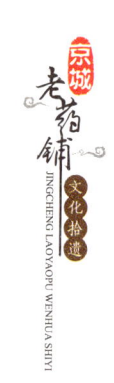

近又闻各省市镇有冒充本堂字号,直挂京都同仁堂招牌售卖假药,希图渔利。且勾通串卖,谬称本堂分店。数十年来远近受其欺愚者不知凡几,误人性命,莫此为甚。所愿远近宦商鉴及本堂向无分店,凡赐顾者务须亲(图4-3)至本堂当面交易。即托人代买亦必托妥实亲友亲身陪取,毋为小人所惑。庶鱼目不至混珠,碔砆不至乱玉。保生延年、同登寿寓。则非特本堂之幸也。谨白。(图4-4)

本堂之有药目也,有由来矣。先四世祖尊育公为太医院官,喜览方书,辨药味地道疑似,尝曰:古方无不效之理,所虑者,修合未工、品味不正耳。爰依古方按法炮制,以之养生,以之济人,多历年所。五世伯祖梧冈公,守其遗训于康熙壬午(图4-5)岁,在京都正阳门外大栅栏路南设立本堂字号。肆应之余博览群书,自国初诸名医,循流溯源,上逮岐伯黄帝之属,凡古方之适用者无不悉心考究。炮制必依古法,购料不惜重赀,五易寒暑而丸散膏丹厘然各备,遂别类分门汇为一书。一时海内流播,各省仕商之至京师者,皆(图4-6)枉顾本堂按目购取,以备除疴延年之用。果其对症服食,莫不应验如响。

迄今,御药房供奉各珍品,亦必由本堂拣选,所谓门擅桐君之术,家传葛氏之方者,殆久为举世所共信矣。嗣是世守先业,遇有奇方立即修治,及先大夫印川公司职兵曹,情殷济世,更于公余之(图4-7)暇广求活人之方。前此品汇愈加精拣,所增药目殆不下数十百种。如虎骨药酒之强壮筋骨,能治风湿脚气,气虚作喘,诸般风痰。安坤赞育丸之调经养血,种子延年,兼治半产滑胎,胎前产后诸般弱症尚已。而益仙救苦金丹之培养血气,凡虚痨失血等症,尤徵验不爽。八宝药墨(图4-8)之消肿败毒,凡狂血不止,口舌生疮,飞丝入目等症,亦效应如神。他如五味槟榔之健脾和胃,消瘴止疟;定喘丸之止嗽定喘,助气安神;参茸酒之能治五劳七伤,痿痹虚弱;如意长生酒之能治气血两亏,夜不成寐诸症。凡此等类,皆系先大夫印川公虔诚创造,屡奏奇功,实古方所(图4-9)未备用,珍秘而不授人者也。兹将药目细加订正,重付梓人,以便惠顾诸君子详阅取用焉。(图4-10)

第四章 | 药目序选——行业发展的历史见证

同仁堂药目叙

同仁堂名,先君之素志也。先君号尊育,为太医院吏目。秉性朴诚、居躬简约。喜阅方书,辨药味地道疑似。尝语人曰:古方无不效之理,因修合未工、品味不正,故不能应症耳。平日汲汲济世,兢兢小心。凡所用丸散无不依方炮制,取效有年。每庭训之余,谓:可以养生、可以济人者,唯医药为最。又云:同仁二字,可命堂名,吾爱其公而雅,须志之。予业举子,碌碌三十余年,先君之训几忘之矣。壬午乡比(图4-11)后闲居无事,追忆昔年遗训,翻然勃然鼓舞而为之,遂立同仁堂药室焉。汲汲济世,兢兢小心,虽不能承继先人万一。至于遵肘后,辨地产,炮制虽繁必不敢省人工,品味虽贵必不敢减物力,可以质鬼神,可以应病症,庶无忝先君之志也。谨将药名治证分门开列于右,取用诸君子庶便观览焉。

康熙丙戌年蒲月吉日乐凤鸣梧冈氏自志(图4-12)

本堂自康熙年间开张至今,选料精纯,配剂详慎,以此名驰四远,赐顾云集。乃有无耻之徒偷刻本堂门票,造作假药,勾串客店会馆,谬称其药自本堂盗出,自甘认贼,减价骗人。历年以来,远近受其欺哄者不知多少,病人受此耽误者,更不知多少,损人利己,大伤本堂修合济世之心。是以本堂万不得已,于咸丰二年三月初六日呈送,蒙院宪大人将售卖假药之于大等枷责示众,并出示严禁假药在案。唯思此辈党伙甚众,四方商宦或未周知,仍复受此愚弄,故又加此招帖。凡赐顾者,务请亲到本堂当面交易,或托亲友代买,亦须枉驾到铺,庶不受此辈诓骗。病人甚幸,本堂幸甚,特白。(图4-13)

钦命巡视中城察院,端袁,为出示严禁事,据同仁堂喊告于大于二,因私刻伊铺字号,冒充卖药等情一案,并经本院饬坊起出同仁堂等字号图记等物,当堂呈验,查该犯等冒充字号,售卖假药,误人病症,性命攸关,且屡经犯案,怙恶不悛,实堪痛恨,除将于大等枷号示众满日责惩外,为此出示严禁,如再有知法故纵,仍蹈前辙,经该铺访知,或别经发觉,许该铺扭禀送院。本院定将该犯加重治罪,绝不宽宥。勿违特示。右谕通知。咸丰二年三月十一日。告示,实贴同仁堂。(图4-14)

本堂自康熙壬午年开设至今,并无分铺,近有开设同人堂药铺者,与本堂字号音韵相同,希图售卖假药,当经禀请御药房行文都察院转行五城察院衙门一体出示严禁,不准该铺冒充字号,并将私刻本堂门票售卖假药之人一并严拏查禁,实因若辈以假混真,误人性命,所关甚重。今将都察院扎行五城出示晓谕刊刻于后,并述此启。

赐顾商宦必须枉驾亲至正阳门外大栅栏同仁堂方不致误。谨启五城告示（图4-15）钦命巡中城察院为严禁晓谕事奉都察院札开准。

御药房文称,据同仁堂药铺东乐孟繁、商人张志云呈称:杨梅竹斜街开设同人堂药铺,显系冒名影射,以假混真,且有渔利小人私刻同仁堂门票,售卖假药,误人病症,大有妨碍等因前来查,庸医杀人系属无意为恶,若假药骗人,大有误损疾病之害,久干例禁似此,影射冒充字号,亟应严行禁止,为此,示仰司坊即派干役并甲捕人等,随时访查,倘有前项私合伪药,假冒该商号票以及有意混乱该商字号各情,许尔等禀明,立即严拏详城惩办,绝不姑宽,毋违特示。同治八年三月初三日。（图4-16）

药目目录页。(图4-17~图4-18)

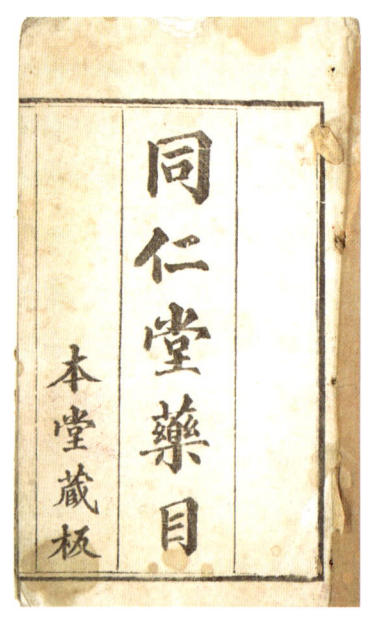

图4-1

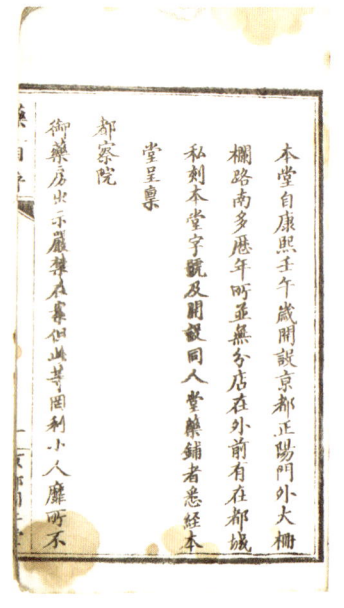

图4-2

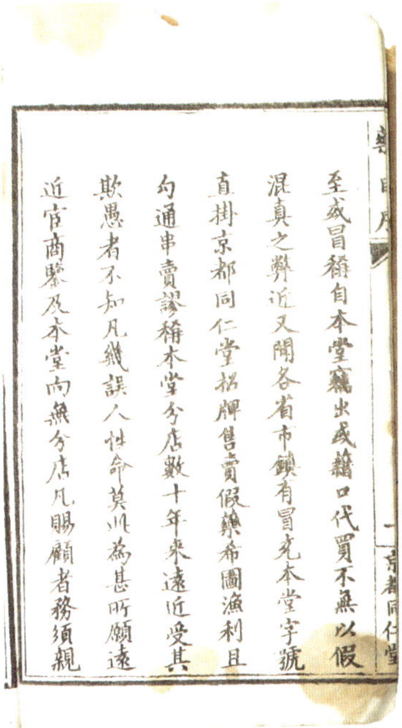

第四章 药目序选——行业发展的历史见证

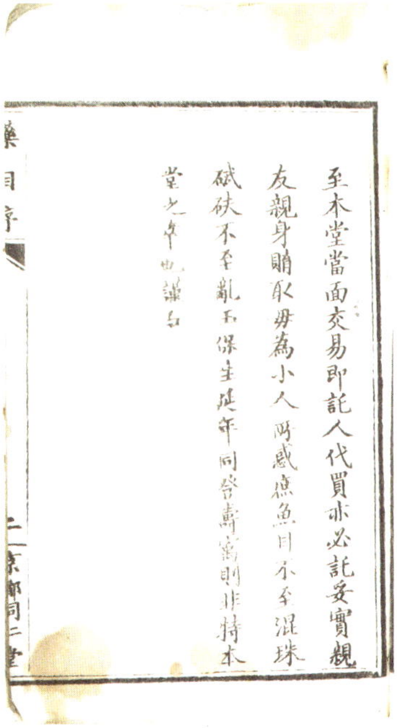

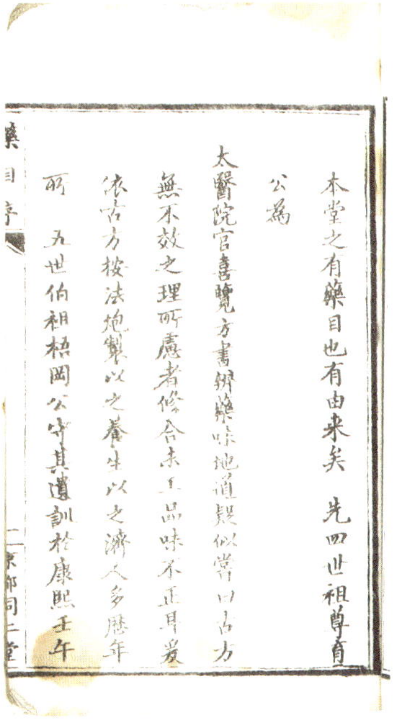

图4-3

图4-4

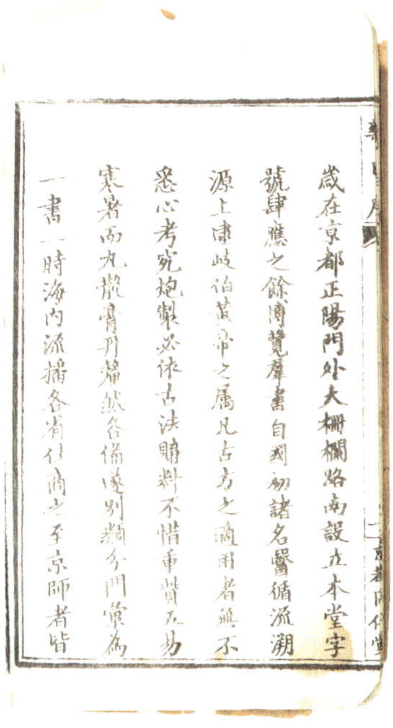

图4-5

图4-6

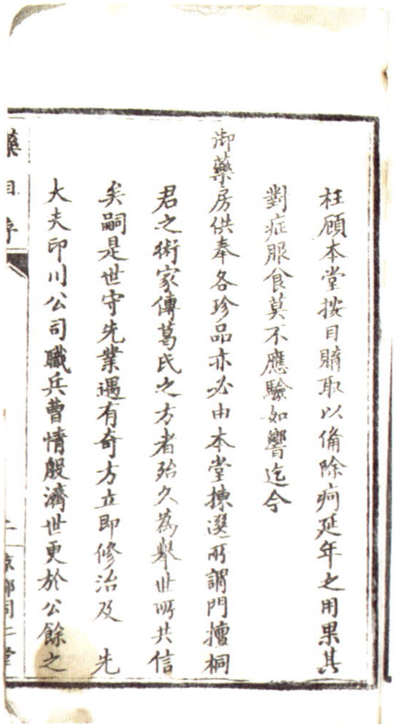

杜顧本堂按目購取以備除痾延年之用果其
對症服食莫不應驗如響迄今
御藥房供奉各珍品亦必由本堂揀選所謂門擅桐
君之術家傳葛氏之方者殆久爲舉世所共信
矣嗣是世守先業遇有奇方立即修治及　先
大夫印川公司職兵曹情殷濟世更於公餘之

图4-7

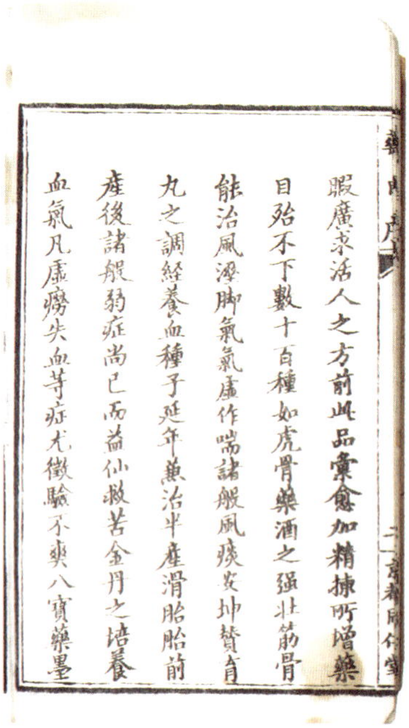

暇廣求活人之方前此品彙愈加精揀所增藥
目殆不下數十百種如虎骨藥酒之强壯筋骨
能治風溼脚氣氣虛作喘諸般風痰安坤贊育
丸之調經養血種子延年兼治半產滑胎胎前
產後諸般弱症尚已而益仙救苦金丹之培養
血氣凡虛癆失血等症尤徵驗不爽八寶藥墨

图4-8

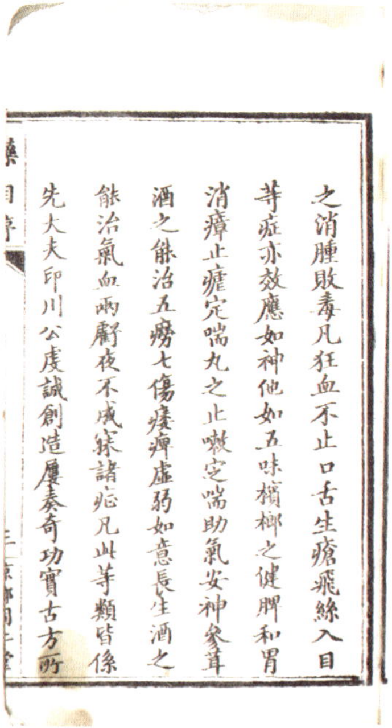

之消腫敗毒凡狂血不止口舌生瘡飛絲入目
等症亦效應如神他如五味檳榔之健脾和胃
消癖止瘧定喘丸之止嗽定喘助氣安神參茸
酒之能治五癆七傷痿痺虛弱如意長生酒之
能治氣血兩虧夜不成寐諸症凡此等類皆係
先大夫印川公虔誠創造屢奏奇功實古方所

图4-9

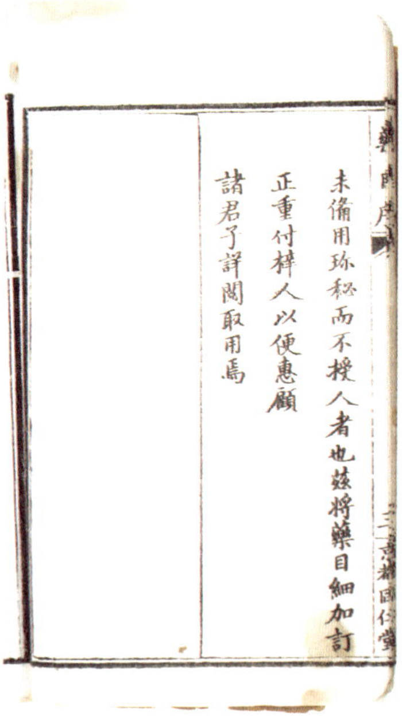

未備用珍秘而不授人者也茲將藥目細加訂
正重付梓人以便惠顧
諸君子詳閱取用焉

图4-10

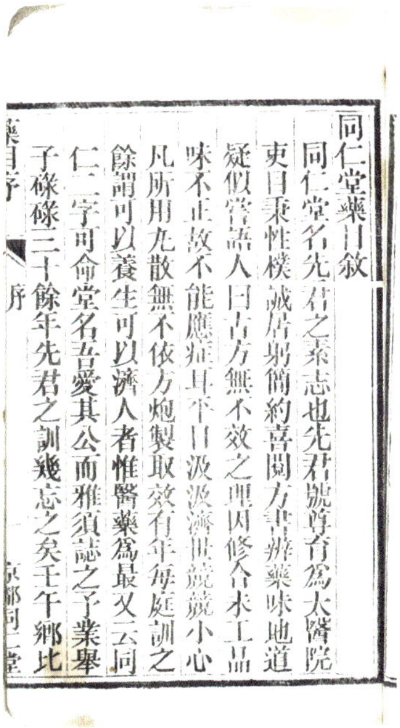

同仁堂藥目敘
同仁堂名先君之素志也先君號尊育爲太醫院
吏目秉性樸誠居躬簡約喜閱方書辨藥味地道
疑似嘗語人曰古方無不效之理因修合未工品
味不正故不能應症耳平日汲汲濟世兢兢小心
凡所用丸散無不依方炮製取效有年每庭訓之
餘謂可以養生可以濟人者惟醫藥爲最又云同
仁二字可命堂名吾愛其公而雅須誌之予業舉
子條條二十餘年先君之訓幾忘之矣壬午鄉比

图4-11

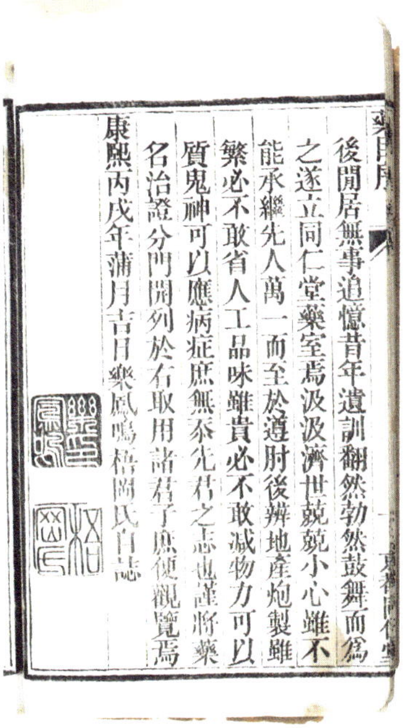

後閒居無事追憶昔年遺訓翻然勃然鼓舞而爲
之遂立同仁堂藥室焉汲汲濟世兢兢小心雖不
能承纘先人萬一而至於遵肘後辨地產炮製雖
繁必不敢省人工品味雖貴必不敢減物力可以
質鬼神可以應病症庶無忝先君之志也謹將藥
名治證分門開列於右取用諸君子庶便觀覽焉
康熙丙戌年蒲月吉日樂鳳鳴梧岡氏自誌

图4-12

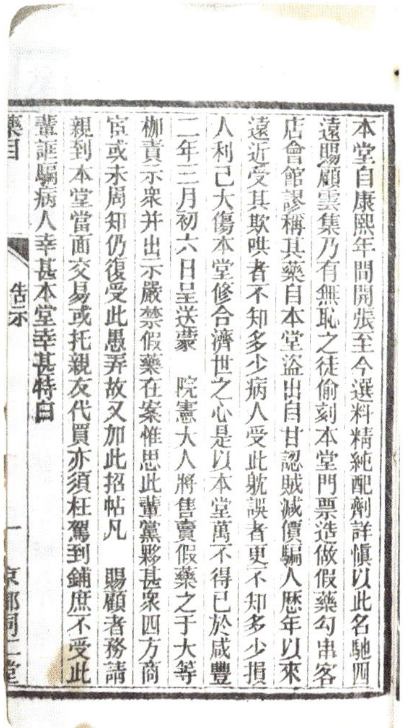

本堂自康熙年間開張至今選料精純配劑詳慎以此名馳四
遠賜顧雲集乃有無恥之徒偷刻本堂門票造做假藥勾串客
店會館謬稱其藥自本堂盜出自甘認賊減價騙人歷年以來
遠近受其欺哄者不知多少病人受此躭誤者更不知多少損
人利己大傷本堂修合濟世之心是以本堂萬不得已於咸豐
二年三月初六日呈送蒙　院憲大人將售賣假藥之于大等
枷責示衆并出示嚴禁假藥在案惟思此輩黨夥甚衆四方商
宦或未周知仍復受此愚弄故又加此招帖凡　賜顧者務請
親到本堂當面交易或托親友代買亦須枉駕到鋪庶不受此
輩誆騙病人幸甚本堂幸甚特白

告示

图4-13

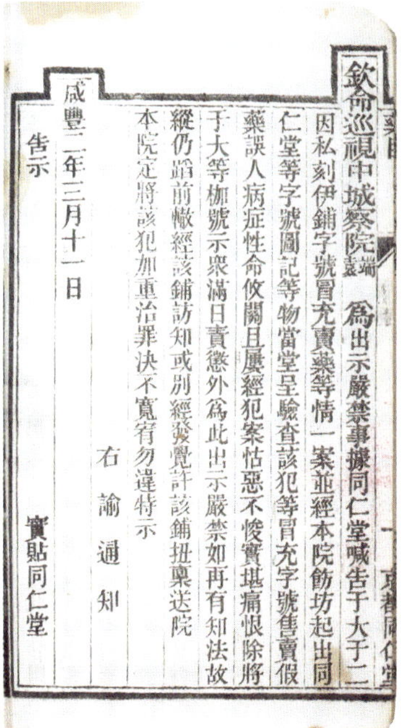

欽命巡視中城察院袁端　爲出示嚴禁事據同仁堂喊告于大于二
因私刻伊鋪字號冒充賣藥等情一案並經本院飭坊起出同
仁堂等字號圖記等物當堂呈驗查該犯等冒充字號售賣假
藥誤人病症性命攸關且屢經犯案怙惡不悛實堪痛恨除將
于大等枷號示衆滿日責懲外爲此出示嚴禁如再有知法故
縱仍蹈前轍經該鋪訪知或別經發覺許該鋪扭稟送院
本院定將該犯加重治罪決不寬宥勿違特示
右諭通知
咸豐二年三月十一日
告示
實貼同仁堂

图4-14

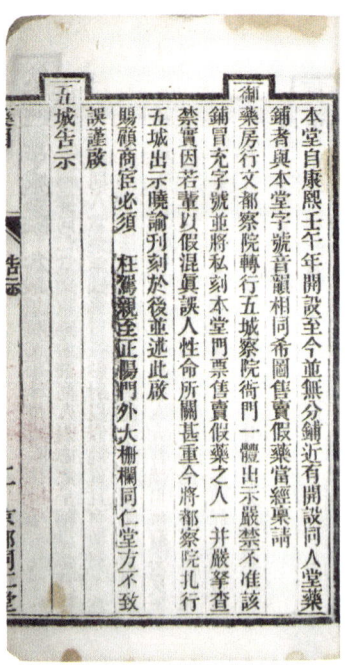

图4-15

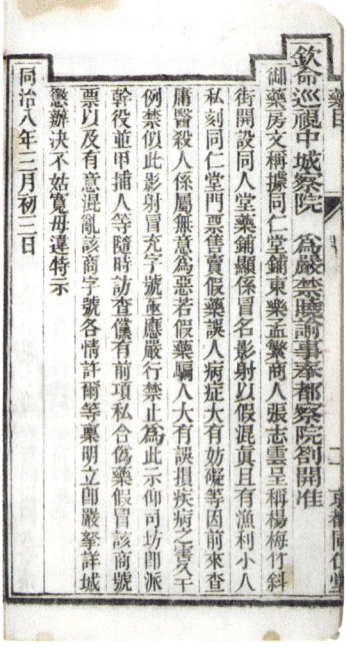

图4-16

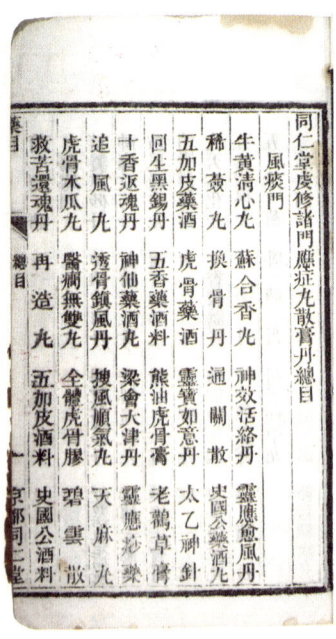

图4-17

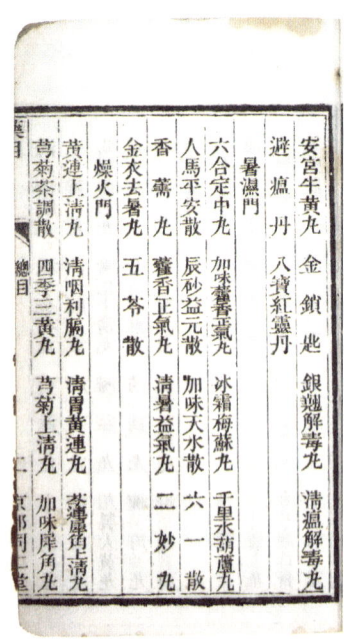

图4-18

第二节 《达仁堂药目》

达仁堂是中国著名的中药老字号之一，与同仁堂同出一脉，均源自乐氏家族的"乐家老铺"。由乐氏第十二代传人乐达仁先生于1914年在天津创办，1917年在京都正阳门外大栅栏开设了分店。随着社会的发展，达仁堂从传统老铺成长为现代化制药企业，始终秉持"只求药料真实，不惜重资，炮制之术必求其精"的经营理念。

《达仁堂药目》全书分类：风痰门32种，伤寒门29种，瘟疫门8种，暑湿门20种，燥火门29种，补益门94种，脾胃门29种，泻痢门6种，眼目门24种，妇科门49种，痰嗽门35种，气滞门41种，疮科门71种，小儿门58种，咽喉口齿门21种。

上述共计15门类，546种中成药（含部分饮片如番泻叶、法制黑豆、法制半夏等），涉及丸、散（粉）、膏、丹、酒、胶、油、茶、锭、曲、汤、水、糕等多种剂型，比晚清的《同仁堂药目》多了水、曲、茶等剂型。

书中介绍达仁堂创造了多个秘效验方，投入生产后"屡奏奇功"，"凡曾服食莫不啧啧称道"，并介绍了本与同仁堂同源却不用同仁堂字号的具体原由。

该药目序言共计9个页面，本书对文字内容进行了重新编排，并附以原文，以供参考。

《达仁堂药目》扉页。（图4-19）

民国二年本堂刊印。（图4-20）

序言

我乐氏自四世祖尊育公研精医理，尝信古方无不效者。读书之

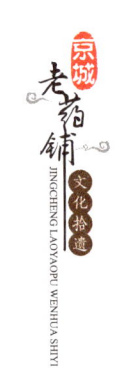

暇辄按法炮制，日汲汲以养生济世为志，尝谓同仁二字，可以名堂，素志然也。五世祖梧冈公克承先志，益肆力于药，辨地产，别品味，修合必依古训，久之得丸散膏丹数十种乃于前清康熙壬午年设肆于京师（图4-21）之大栅栏寄以同仁堂名之，历二百载。

迨先大父印川公，笃好医学，上自岐伯黄帝，下及汉唐以后诸大家之书，无弗读得，秘方尤多，如虎骨药酒之强筋壮骨，能治风湿脚气，气虚作喘，诸般风痰。安神赞育丸之调经养血，种子安胎，以及诸般弱症。益仙救苦金丹（图4-22）之培养气血而虚劳失血等症，尤征验不爽。八宝药墨之消肿败毒，凡狂血不止，口舌生疮，飞丝入目亦效应如神。五味槟榔之健脾和胃，消胀止痧。定喘丸之止嗽定喘，助气安神参茸药酒之能治五劳七伤，痿痹虚弱。如意长生酒之能治气血两亏，夜不成寐。以及参茸固（图4-23）精膏，专贴精寒肾冷，夜梦滑遗。梅花点舌丹之治疔毒恶疮。牛黄抱龙丸之治小儿急热惊风。他如灵应痧药、万应锭为夏日所必需，参茸卫生丸为补中之圣药。此皆先大父印川公虔诚创造，屡奏奇功，实古方所未备用。是珍秘而不授人者。凡曾服食莫不啧啧称道。（图4-24）

京师为冠裳会集之所，于是同仁堂之名益彰，而良药之功亦益溥矣。四方来购，函属于途，几有应接不暇之势。而一时罔利之辈，有私冒字号者，有设同人堂以影射者。夫药以愈疾，失之毫厘差之千里，赝品一出，误人实多。先大父忧之，乃请於官声不设分号，然每以限（图4-25）於方隅不能广。

先人养生济世之志为歉，近时轮轨交错，南中诸君子来游都门，必过同仁堂，每种各购少许，以为却病延年之备，唯药品甚多，捆载不便，难於编购则又相与叹息，甚有责本主人墨守成规，不求推广，以致供不应求。而养生济世之先志亦因以未能发展。达仁（图4-26）束发好交游，从诸君子后，闻责言屡奕，感当世相需之殷，承祖考利济之训，不敢自怠，唯是同仁堂系公共营业，达仁虽系同仁堂一份子，未敢擅专用是，自集资本，不惮烦劳，先设肆於北京，以为向各方运输药料之根本，又查中国商场，以上海、汉口、天津等处为交（图4-27）通之要点，复经亲身游历，先后设肆，以餍。

惠顾诸君向望之情。至本堂一切药品悉本家传秘制,与众实有不同,溯自同仁堂开设以来,只求药料真实,不惜重资,而炮制之法必求其精,且不徒饰外貌装潢,望之似不甚宝贵,服之实效应如神。凡曾服食同仁(图4-28)堂良药者,必能言之,亦无用达仁之自炫,本堂所以用达仁个人名义而不以同仁名者,则又欲自别于分号,以免为他人滋口实耳。谨述缘起,唯赐顾诸君子鉴之。

北京乐达仁谨启。(图4-29)

书籍内容示例页面。(图4-30)

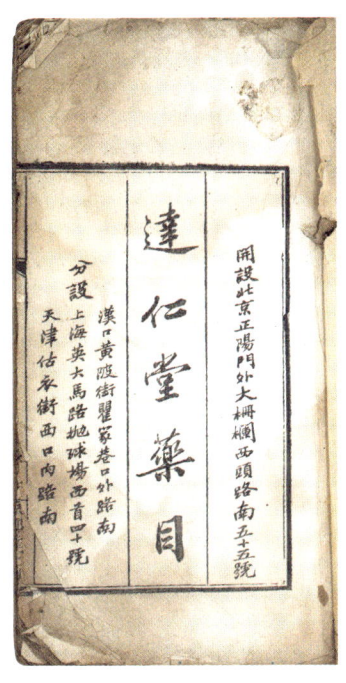

图4-19

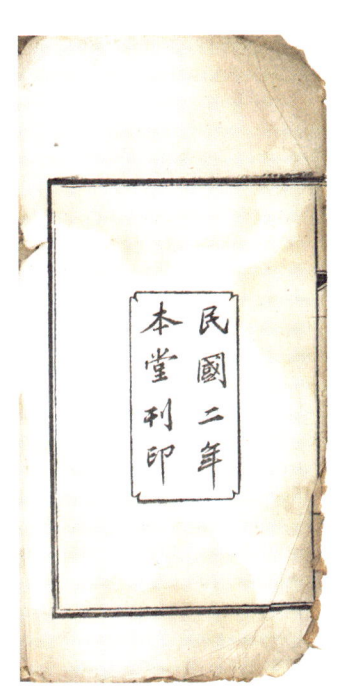

图4-20

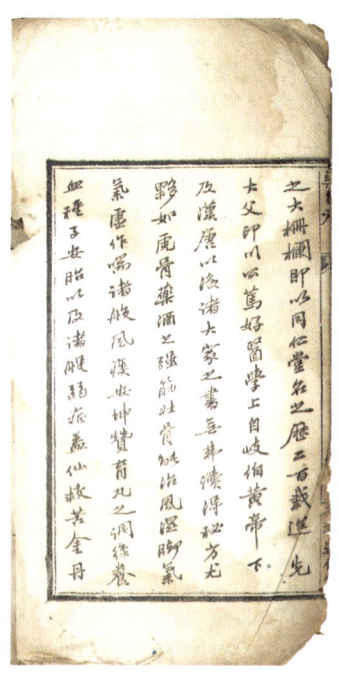

图4-22

之大栅栏即今同仁堂名之历二百载迄先
大父即以此为好医学上自岐伯黄帝下
及汉唐以来诸大家之书无非探得秘方妙
药如虎骨药酒之疗筋骨疼痛治风湿脚气
气虚作痛诸般风疾饮坤赞育丸之调经养
血种子妇胎以及诸疮疡无敌仙救苦金丹

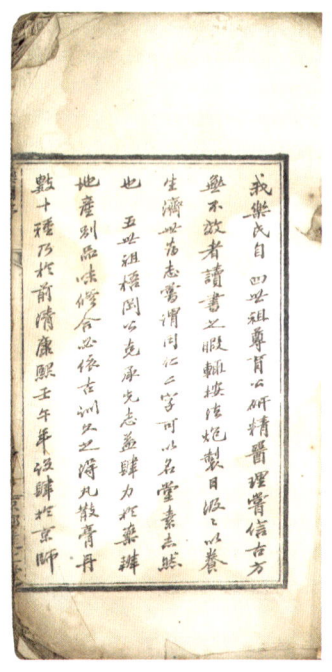

图4-21

我乐氏自四世祖尊育公研精医理肯信古方
屡不敢者读书之暇辄按谱炮制日取以养
生济世为志尝谓同仁二字可以命名堂素志既
地五世祖梧闇公克承先志益肆力于药辨
地产别品味修合必依古训以之游丸散骨丹
数十种乃于前清康熙壬午年设肆于京师

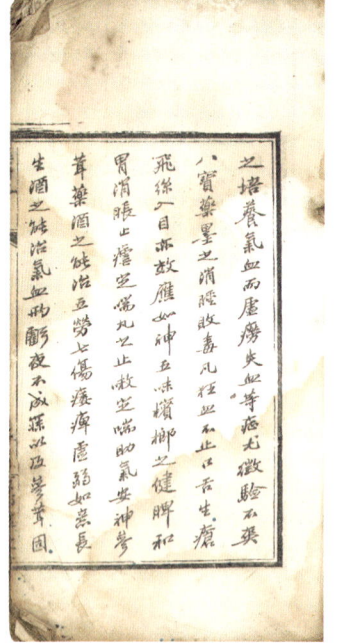

图4-23

之培养气血而虎膀丸等症无徵验不获
八宝药墨之消肿败毒风狂以止吾生瘴
飞丝入目亦可雁空觉丸之止嗽助喘助气安神和
胃消胀止疼亦神五味槟榔之健脾和
茸药酒之能治五劳七伤猿猴虚弱如疑真丸
生酒之能治气血两亏夜不成寐补五劳真元

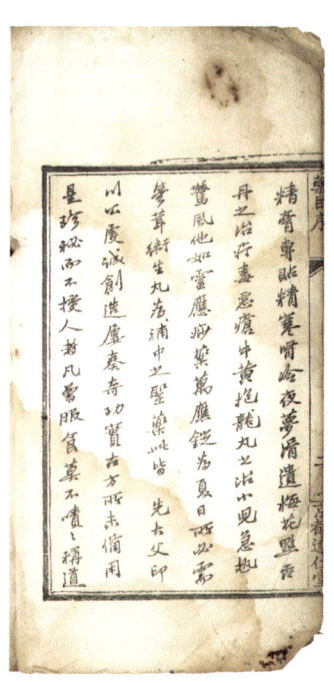

图4-24

精育专贴精篡肾冷夜梦滑遗梅花暨
丹芝治疗垂恶疮中黄抱龙丸之治小儿惊捆
薑风他如灵应妙药万应锭为夏日所必需
参茸卫生丸为浦中业圣药此皆先大父印
以以虔诚创遣虽来奇功宝右所未偷用
星珍秘而不授人故凡常服是药不贵稱道

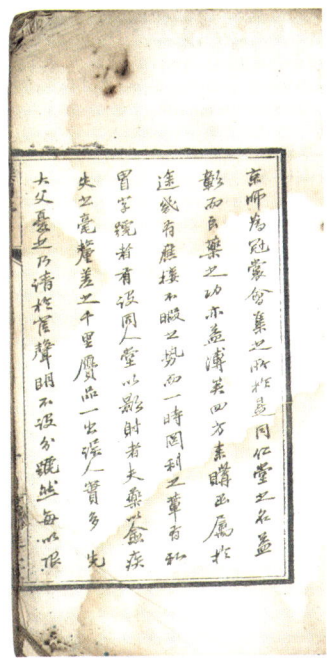

图4-25

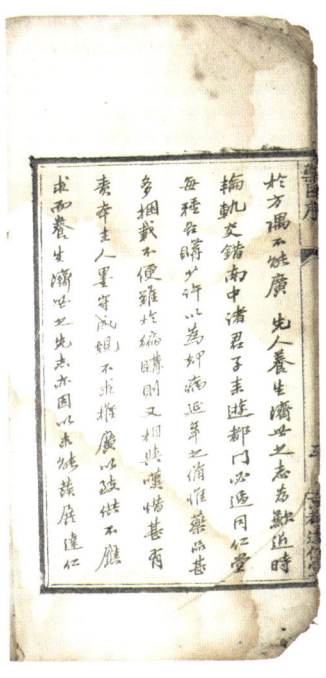

图4-26

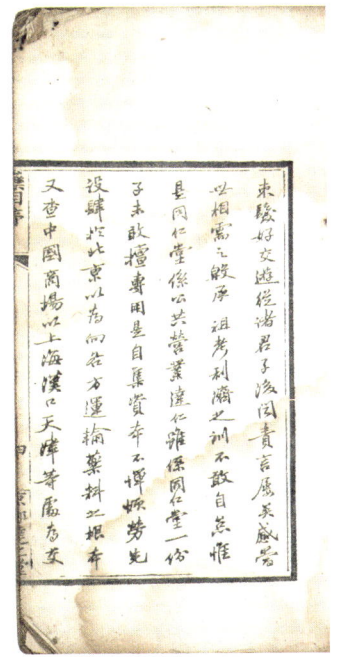

图4-27

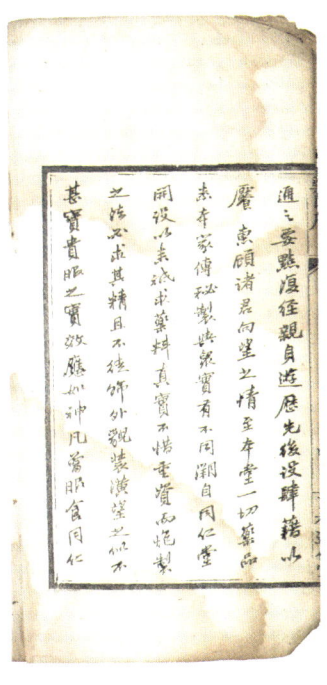

图4-28

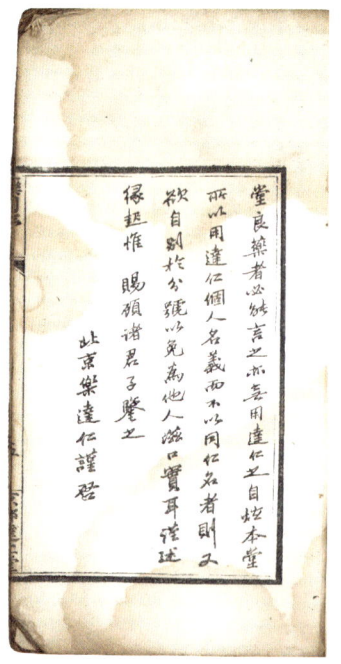

图4-29

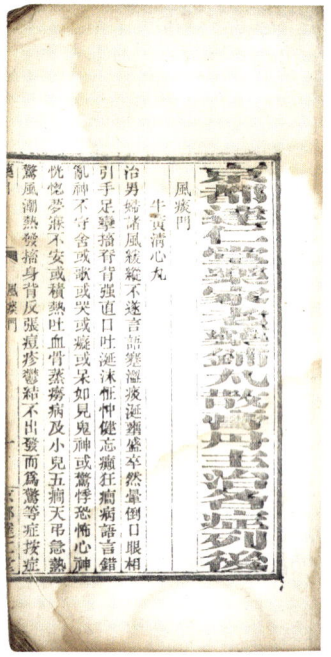

图4-30

第三节 《北平西鹤年堂参茸醪醴丸散膏丹价目表》

西鹤年堂是鹤年堂的分号之一，其总店鹤年堂由元末明初著名医学家、诗人丁鹤年于明永乐三年（1405年）创立，是北京现存最古老的中药老字号之一。

明嘉靖年间（约1556年），鹤年堂开设五家分号，形成"五鹤朝天"格局，其中"西鹤年堂"位于菜市口总店的原址。

《北平西鹤年堂参茸醪醴丸散膏丹价目表》约成书于晚清或民国时期，该堂号最为突出的莫过于明代严嵩所书的匾额"鹤年堂"三字。该药目分为风痰门41种，伤寒门25种，瘟疫门21种，暑湿门21种，燥火门38种，补益门93种，脾胃门31种，泻痢门8种，眼目门25种，妇科门51种，痰嗽门46种，气滞门44种，疮疡门80种，小儿门62种，咽喉口齿门19种，各种药露门21种，参茸门37种，胶类门9种，细料药材门38种。

该药目共分为19门，710种，记录了当时多种剂型的中成药及贵细药药材，其中尚包含部分贵细药材与饮片。在"各种药露门"中记录了21种当时的药露，类似于中药饮料，其中的鲜金银花露、鲜青蒿露、鲜枇杷露等露剂在中华人民共和国成立后依然有所生产。

《北平西鹤年堂参茸醪醴丸散膏丹价目表》封面。（图4-31）
邮政专柜启示。（图4-32、图4-33）
西鹤年堂店铺地址及门面照片。（图4-34）
明代杨椒山所书对联。（图4-35）

明代嘉靖年间严嵩所书匾额。（图4-36）

公告（介绍经营特色）。（图4-37）

序言，内容如下：

西鹤年堂价目表叙

本堂创设于明嘉靖间，至今历年数百以京师之商肆而论，其寿命之长未有及于此堂者也。然不唯历世之久，其声名洋溢早已飞驰各省，即就北京言之，凡谈及药肆者，人人皆知，并非虚有其名，皆因妙计剂良方，用者奏效如神，有以致之也。本堂常年选择素有经验者，分赴各省采购地道药材，修合炮制，取其精华，弃其糟粕，精益求精，力求进步，今兹重整新张，扩充局面，对于药品，特备有价目表一册，以便主顾之索阅，立门较从前加多，定价比昔日为廉，购者手执一编，凡购平安药品者，皆可预先储备，即疑难大症，欲求速愈，冀得真实药物者，既可以按目购买，诚讲卫生者之一方便门也。京外各省凡欲光顾，欲知本堂药目之详者，函索即寄。非敢云济世救人，不过稍慰本堂期望同登寿域之念尔。

本堂主人谨启（图4-38～图4-41）

介绍自家先人辅庭。（图4-42）

启示。（图4-43）

全国商会联合会、京师总商会谨跋，原文如下：

右药目一编为西鹤年堂重张所增定者，分别部居门类判，然其药目之多，多至五百，数十内外诸症，妇孺各科，无不兼收并蓄，可以做功臣于卢扁踵，神效于桐君矣。推原其始，皆自辅庭先生一人之所遗传。先生悬壶多年，兼深药业，以名世之良医而与药质复剖判分明，生前奔走于各产药名区，手自采办，于是医药合为一家，其参和古今传世配制之方，有不发声起效者乎？此册除精细药品以外，兼及参茸燕桂，有病者捐除固疾，无病者多福延年寿世，寿人舍此，别无良术，诚卫生者宜人手一编，按目所索购，以期共登耆颐之大年也夫。

全国商会联合会、京师总商会谨跋（图4-44、图4-45）

内页示例。（图4-46）

第四章 | 药目序选——行业发展的历史见证

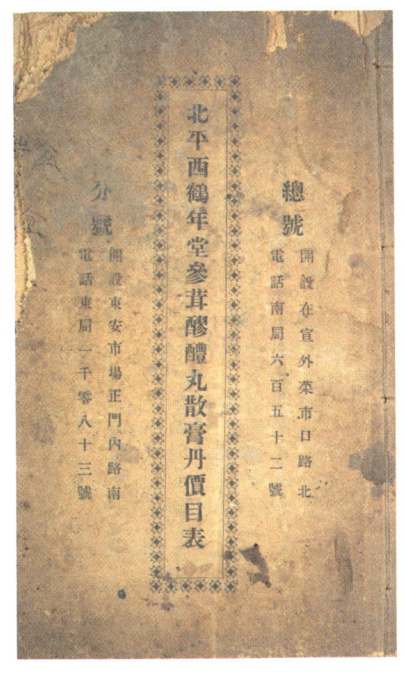

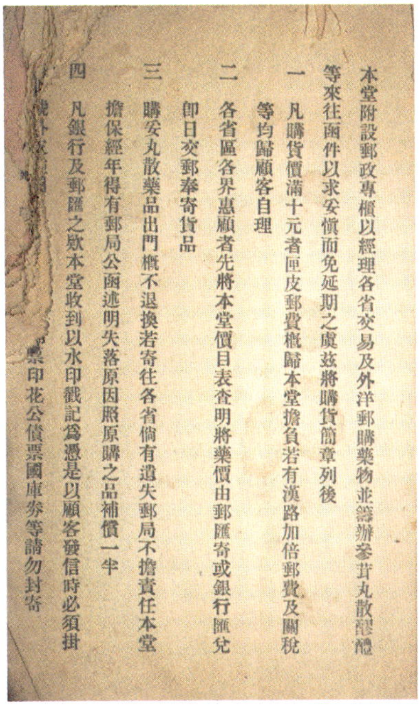

图 4-31

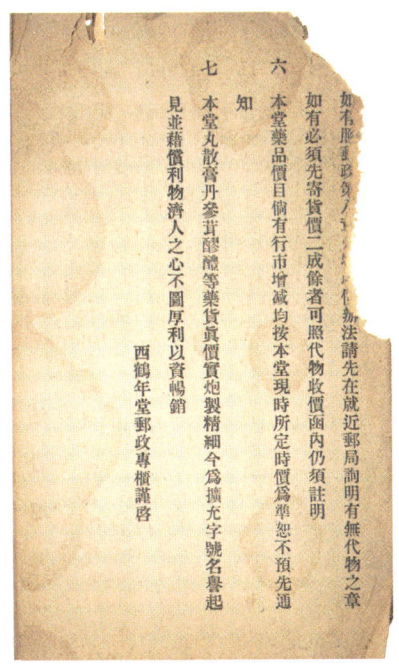

图 4-32

图 4-33

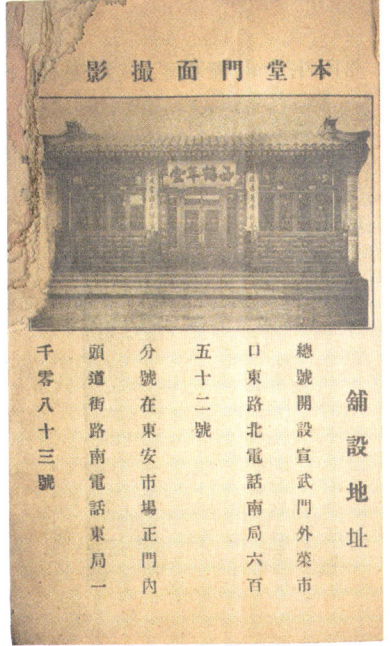

图 4-34

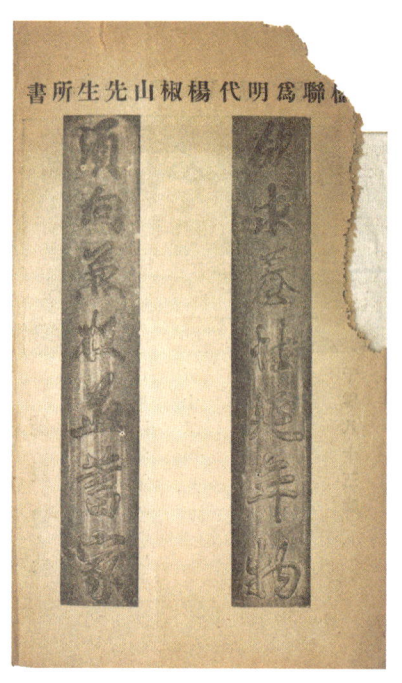

图4-35

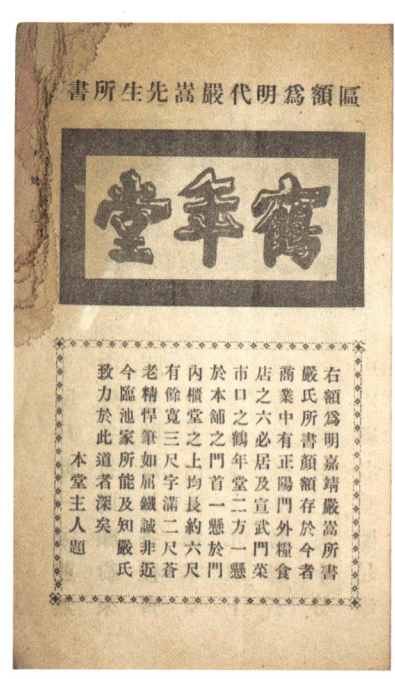

图4-36

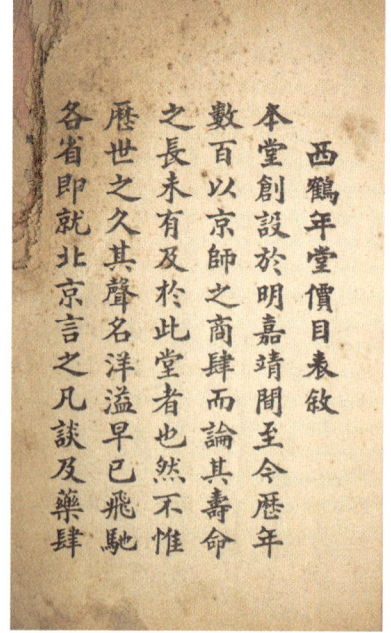

图4-37

本堂開設北平歷有年所只此一家並無
外省分號久已馳名中外各省賜顧紛來
凡參茸細料藥酒仙膠丸散膏丹各種齊
備均行載入藥目及價目表內統係本堂
配製之良藥凡由郵寄藥品在十元以上
本堂備有木匣布皮以防燥濕寒暑總不
使藥失其性遠邇如一旦郵寄之時十分
珍重絕無瞻日遲滯之虞顧者垂鑒是幸

图4-38

西鶴年堂價目表敘
本堂創設於明嘉靖間至今歷年
數百以京師之商肆而論其壽命
之長未有及於此堂者也然不惟
歷世之久其聲名洋溢早已飛馳
各省即就北京言之凡詠及藥肆

第四章 药目序选——行业发展的历史见证

者人人皆知並非虛有其名皆因
妙劑良方用者奏效如神有以致
之也本堂常年選擇素有經驗者
分赴各省採購地道藥材修合炮
製取其精華棄其糟粕精益求精
力求進步今茲重整新張擴充局

图4-39

面對於藥品特備有價目表一冊
以便主顧之索閱立門較從前加
夥定價比昔日為廉購者手執一
編凡購平安藥品者皆可預先儲
備即疑難大症欲求速愈莫得真
實藥物者即可以按目購買誠講

图4-40

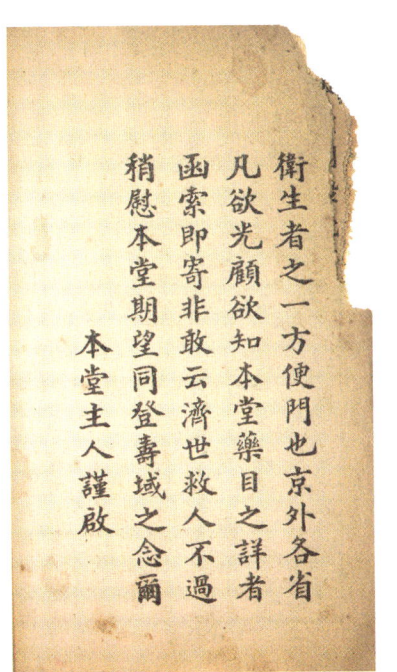

衛生者之一方便門也京外各省
凡欲光顧欲知本堂藥目之詳者
函索即寄非敢云濟世救人不過
稍慰本堂期望同登壽域之念爾

本堂主人謹啟

图4-41

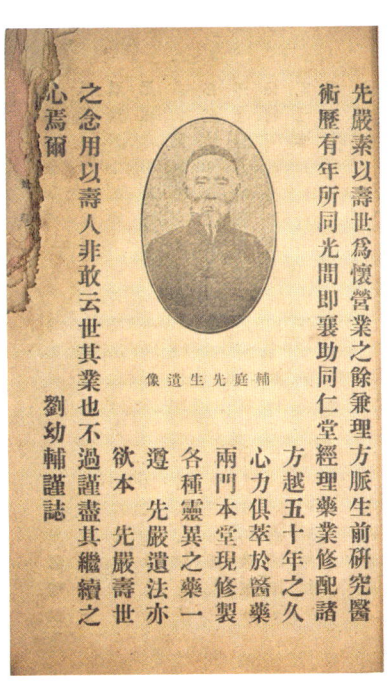

先嚴素以壽世為懷營業之餘兼理方脈生前研究醫
術歷有年所同光間即襄助同仁堂經理藥業修配諸
方越五十年之久
兩門本堂現修製
各種靈異之藥一
遵先嚴遺法亦
欲本
先嚴壽世
之念用以壽人非敢云世其業也不過謹盡其繼續之
心焉爾

輔庭先生遺像

劉幼輔謹誌

图4-42

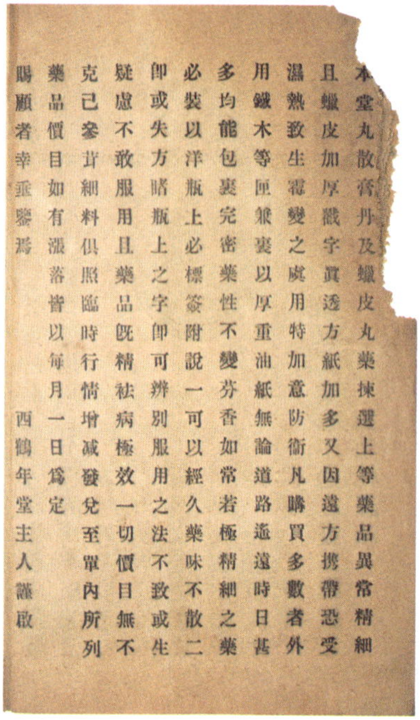

本堂丸散膏丹及蠟皮丸藥揀選上等藥品異常精細且蠟皮加厚戳字貫透方紙加多又因遠方携帶恐受濕熱致生霉變之處用特加意防衛凡購買多數者外用鐵木等匣兼裹以厚重油紙無論道路遙遠時日甚多均能包裹完密藥性不變芬香如常若極精細之藥必裝以洋瓶上必標簽附說一可以經久藥味不散二卽或失方睹瓶上之字卽可辨別服用之法不致或生疑慮不敢服用且藥品既精祛病極效一切價目無不克己參茸細料俱照臨時行情增減發兌至單內所列藥品價目如有漲落皆以每月一日爲定

賜顧者幸垂鑒焉

西鶴年堂主人謹啟

图4-43

右藥目一編爲西鶴年堂重張所增訂者分別部居門類判然其藥目之夥多至五百數十內外諸症婦孺各科無不兼收並蓄可以作功臣於盧扁踵神效於桐君矣推原其始皆自

輔庭先生一人之所遺傳　先生

懸壺多年兼深藥業以名世之良醫而於藥質復剖判分明生前奔走於各產藥名區手自採辨於是醫藥合

图4-44

爲一家其參合古今傳世配製之方有不發生奇效者乎此册除精細藥品以外兼及參茸燕桂有病者捐除痼疾無病者多服延年壽世壽人舍此別無良術誠衛生者宜人手一編按目索購以期共登耆頤之大年也夫

全國商會聯合會
京師總商會謹跋

图4-45

補益門　九十三種

琥珀天水散　通利水道化膀光之邪熱滑血不止疼痛難忍　每服八分　兩四角

麻仁滋脾丸　潤腸之燥傳導糟粕除滓使胃氣與腸腑通和　每斤洋六角四分

參茸藥酒　培補氣血延年種子活絡疎風　每大桶洋一元八　小瓶洋一元六　八角

精製參茸丸　陰分不足氣血兩虧常服此丸補養身體　每盒洋一元

參茸衛生丸　治諸虛百損有病服之除病無病服之延年　每丸洋三角二分

關東黃毛鹿茸片　壯陽補腎益氣養血　每兩洋

參桂鹿茸膏　暖丹田去寒補命門之真火療氣血之虛寒　每張洋八角　兩一元二

鮮金釵石斛膏　治陰虛火旺口燥喉痛肝陽亢耳聾齒疼　每斤洋二元四角

如意長生酒　治氣血兩虧夜不成寐下部痿軟肢體浮腫　每大桶洋一元八　小瓶洋一元六　八角

人參鹿茸丸　男子壯陽補髓婦人溫煖子宮　每丸洋二角

鹿角膠　治腰腎虛冷肢體酸疼頭眩眼黑一切虧損　每斤洋四元

秘製鹿茸膠　生精髓壯筋骨調理榮衛滋養氣血　每兩洋三元六角

參茸固精膏　專貼精滑下淋腰脊作痛及婦女氣血兩虧　每張洋九角

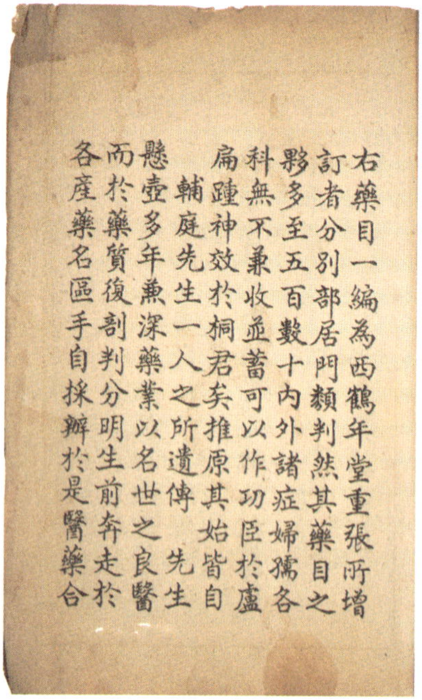

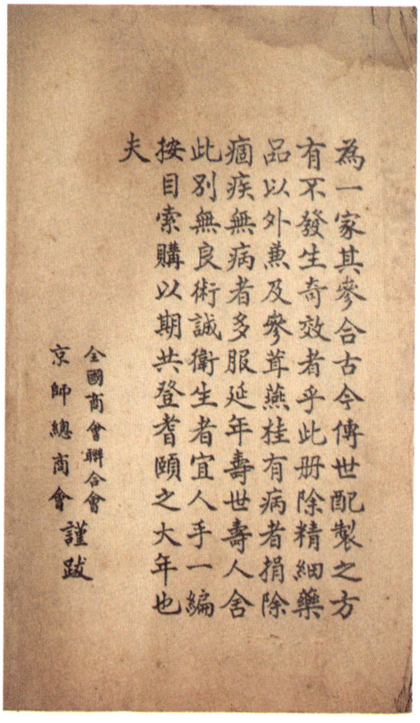

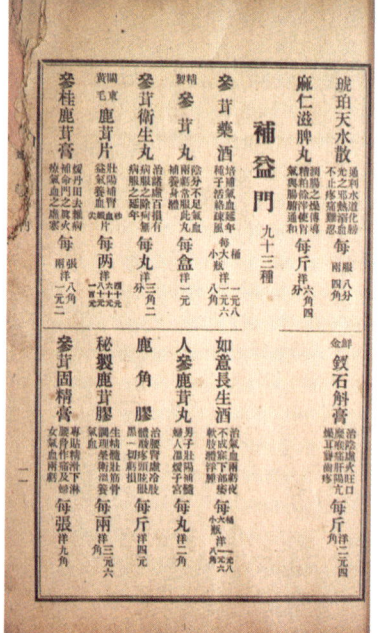

图4-46

第四节 《北平同济堂参茸醪醴丸散膏丹价目表》

同济堂于1919年创建，店名取自"同人救世，先代济人"，全称为"北平同济堂参茸药材庄"。与京城众多老字号药铺齐名。随着社会的发展，在公私合营的历史浪潮中，同济堂也经历了相应的变革，被纳入国家统一的经济体系中，但其丰富的中医药文化依然传承至今。店址在京都正阳门外大栅栏路北，对面就是同仁堂老铺。

《北平同济堂参茸醪醴丸散膏丹价目表》分为：风痰门40种，伤寒门26种，瘟疫门24种，暑湿门22种，燥火门34种，补益门102种，脾胃门28种，泻痢门6种，眼目门22种，妇科门56种，痰嗽门44种，气滞门46种，疮科门66种，小儿门62种，咽喉口齿门14种，古方新方补益门30种，参茸门36种，胶类门12种，细料药材门39种。

全书大体共分为19门类，载药709种，含饮片及细料药材80余种。涉及丸、酒、丹、胶、膏、散、曲、片、露、茶、锭、油、汤、糕等十数种剂型，亦有法制黑豆、法制半夏、法制贝母等复制法炮制的饮片。

《北平同济堂参茸醪醴丸散膏丹价目表》封面。（图4-47）

门面外观照片的页面文字内容如下：

启者，本庄开幕以来，颇蒙各界欢迎，建筑地点在原北平大栅栏路北街市繁华所，备各种原料细药拣选最上之品，材料丰富，资本充盈。配制丸散膏丹、仙胶药酒、各种参茸，无不悉备。饮片尤为特色，举凡各省商埠以及外国华侨不时来函购取。仕商到平赐顾者，亦称药真价实、收效异常。卫生家幸垂鉴焉。

电话南局二千九百十四号，电报挂号八〇〇二。（图4-48）

本堂主人谨启，内容如下：

本庄开设于北平，只此一家并无分号，中外各省驰名。凡参茸药材、药酒仙胶、丸散膏丹，齐备精纯，均行载入药目及价目表内。此外并无在本堂寄售之品，确为自配极上之良药。内容规模系本经理率同医药师，遵古炮制配得宜，参茸丸散一律改度量衡新平加一。凡由邮寄货品在十元以上，本堂担负木匣、布皮、邮费，一倍寄件保险，遗失赔补原物，以答外省各界诸公赐顾之雅意，并冀营业上之日见发达，顾者垂鉴，是幸。

本堂主人医药学士翰臣氏谨启。（图4-49）

自序内容如下：

自叙 自神农尝百草以疗疾，医药之学始行发明于世。此后周秦汉晋，代有传书，如难经、伤寒、金匮要略、华氏中藏经，以及甲乙、灵枢、千金宝要等籍，皆垂诸不朽，悬壶者咸道源焉。先叔辅庭君，原本家学，研究医术五十余年，于药性辨别尤称素有经验，就一生诊治极有效验者修有方书一册，其中集方至数十百种之多，藏诸家中未敢梓以问世。今忆先叔没矣，遗墨宛然，仆恭荷家学，素乏经验。今春组织同济堂参药庄一肆，现已落成，本同人救世之心，副先代济人之愿，命名之义实取于此，锱铢之较，尚居后焉。故药品力求真正，价目一概从廉，并将先叔遗方制成各种丸散膏丹，用以专售，不唯先叔一生心力借以长存，即仆拯救鄙怀亦稍慰。若揆诸先哲，实不及万分之一，不过同此寿世寿人之志也夫。

前清太医院 御医 参药行商会会长 刘文英沐手谨叙（图4-50～图4-52）

介绍自家前辈。（图4-53）

内页示例。（图4-54）

右药目一册，为门十五，为目五百有余，举凡远年近日，旧疾新疴，无不包括其中。抱采薪之忧者，按病索方，门径斯在，在通都大邑。兼有明医可以指导，即穷乡僻壤亦能一目了然，断无误授之虑。尤可贵者，所列各病皆为人之所必有，所制各药必为人所不能无，几

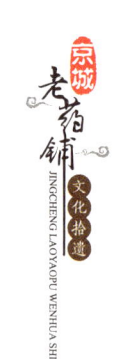

如日用生活布帛鲜栗有不可斯须离者,观其每一目中,加以解释,诸症兼罗,或服或敷,表里互济,诚足以祛膏肓而起废疾,视彼矜奇炫异,妄生名目,以图诈人之金钱者固大相径庭矣。益寿延年,此目足称为嚆矢也夫。

全国商会联合会,京师总商会谨跋(图4-55、图4-56)

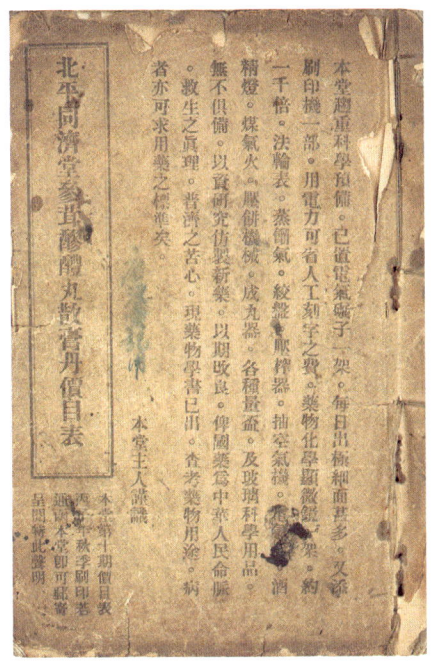

图4-47

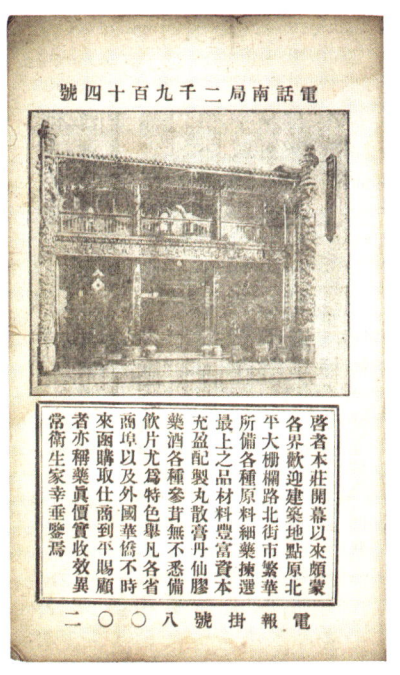

图4-48

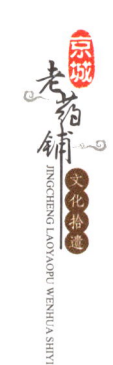

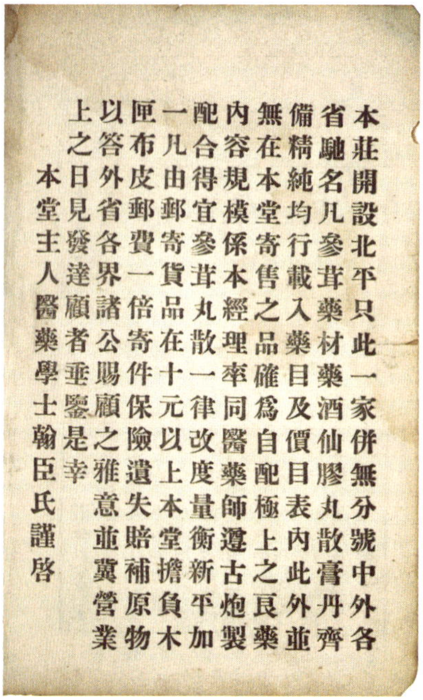

自叙

自神農嘗百草以療疾醫藥之學始行發明於是此後周秦漢晉代有傳書如難經傷寒金匱要略華氏中藏經以及甲乙靈樞千金寶要等籍皆垂諸不朽懸壺者咸漢源為 先叔輔庭君原本家學研究醫術五十餘年於藥性辨別

图4-50

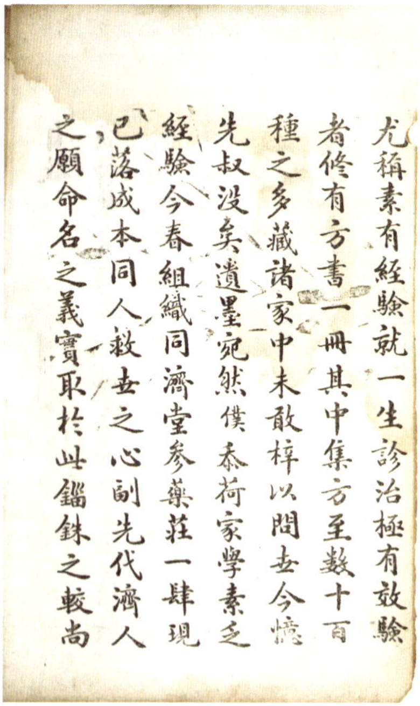

本莊開設北平只此一家併無分號中外各省馳名凡參茸藥材酒仙膠丸散膏丹齊備精純均於此行藏入藥目及價目表內此外並無在本堂寄售之品確為自配極上之良藥內容規模係本經理同醫藥師遵古炮製配合得宜參茸丸散一律改度量衡新平加一凡由郵寄貨件保險遺失賠補原物匯布皮郵費一倍寄上本堂擔負以答外省各界諸公賜顧之雅意並冀營業上之日見發達顧者垂鑒是幸
本堂主人醫藥學士翰臣氏謹啟

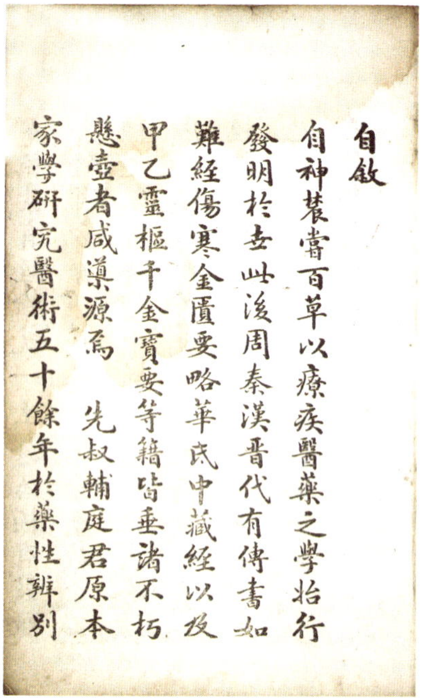

图4-49

尤稱素有經驗就一生診治極有效驗者修有方書一冊其中集方至數十百種之多藏諸家中未散梓以問世今懷先叔沒矣遺墨宛然僕忝荷家學素乏經驗今春組織同濟堂參藥莊一肆現已落成本同人救此之心副先代濟人之願命名之義實取於此鑑鉢之較尚

图4-51

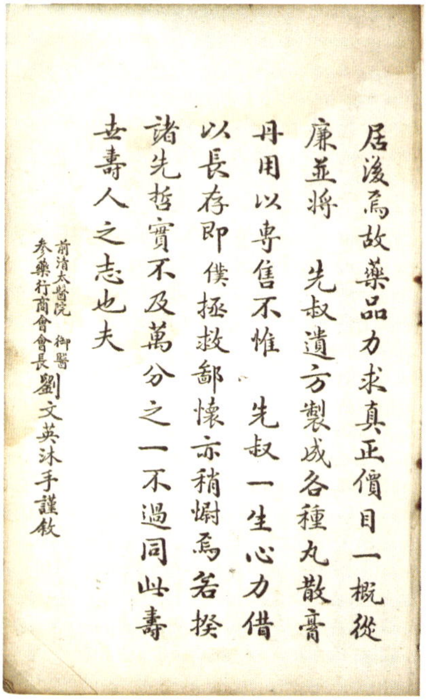

居後為故藥品力求真正價目一概從廉並將 先叔遺方製成各種丸散膏丹用以專售不惟 先叔一生心力借以長存即僕拯救郡懷亦稍樹為莪搽諸先哲實不及萬分之一不過同此壽世壽人之志也夫

前清太醫院 御醫
永藥行商會會長劉文英沐手謹啟

图4-52

第四章 | 药目序选——行业发展的历史见证

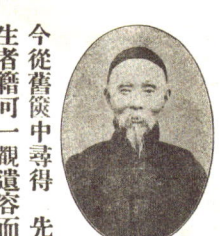

图4-53

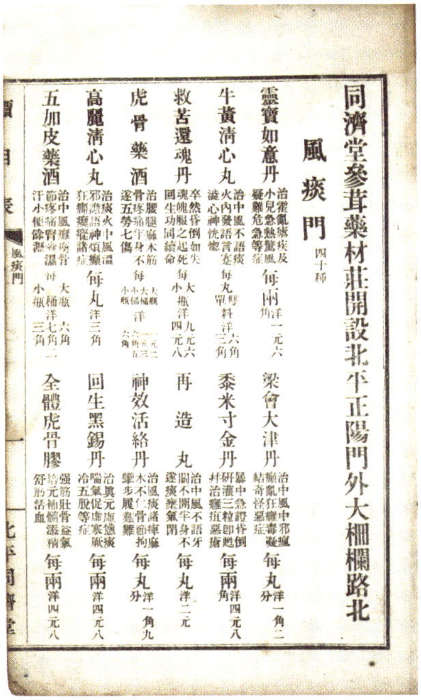

图4-54

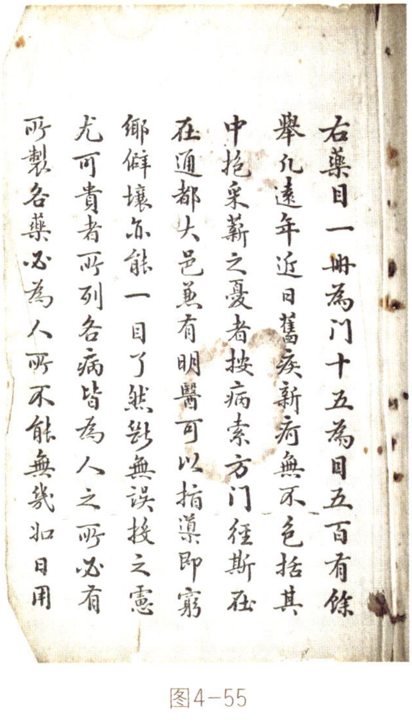

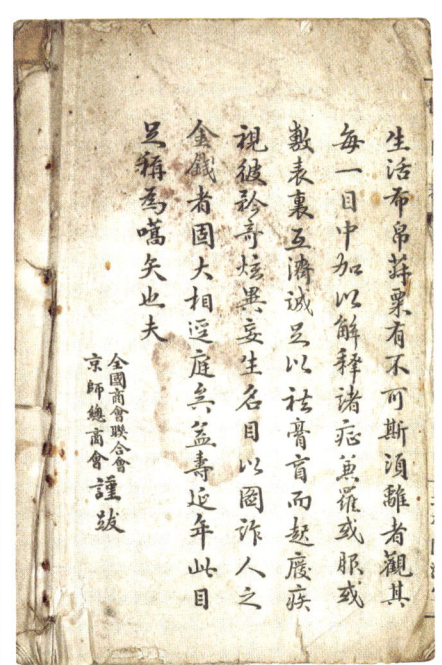

图4-55

图4-56

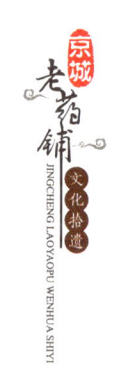

第五节 《北平一元堂参茸药庄丸散膏丹价目表序》

一元堂参茸药店创建于清末民初，位于北京朝阳门外，原来分为东一元堂、西一元堂，公私合营时合并为一家，至今已有百余年的历史。一元的寓意体现货真价实、童叟无欺的商业伦理。

《北平一元堂参茸药庄丸散膏丹价目表序》记载有：风痰门28种，伤寒门25种，瘟疫门12种，暑湿门24种，燥火门37种，补益门69种，脾胃门35种，眼目门20种，妇科门44种，痰嗽门37种，气滞门48种，疮科门70种，小儿门73种，药露门16种，共计14门538种药物。涉及丸、膏、丹、酒、胶、散、水、熨（坎离砂）、锭、茶、霜、饼、露等剂型，及部分如法制半夏、法制杏仁、法制贝母、法制陈皮等复制法炮制的饮片。

其中的小儿白玉饼，主要针对的病症为"痰喘咳嗽、老滞稠痰堵塞不通，肚腹胀硬等症"，此剂型为饼，实际就是片剂。民国时期片剂有时亦称为饼，如当时的头痛饼，就是头痛片。

药露门记载有"鲜金银花露、鲜枇杷露、鲜石斛露、鲜生地露、鲜荷叶露、鲜佩兰露、鲜佛手露、白莲花露、黄菊花露、甜杏仁露、鲜藿香露、鲜薄荷露、鲜地骨皮露、鲜青蒿露、鲜茵陈露、玫瑰花露"共计16种药露。

《北平一元堂参茸药庄丸散膏丹价目表》封面（图4-57）

一元堂参茸药庄丸散膏丹价目表序

济世之道，莫先于医疗病之功，莫善于药，所以古圣先贤忧天下后世之心无穷，因而博采金石草木，别为寒热温平以应天地四时之理，合人阴阳五行之秘，然方书既立，在人则有表里虚实寒热之分，而药中即有补泻宣通轻重之宜，丸散品类虽多，因症主治则一，涤荡邪秽，扶益元神，无论新久远近，甚便于人。然药物真伪、炮制当否，皆所悉究，未常忽略，且时值贵贱，必不敢重药而轻人，第古方中宜尊信而奉守者比比皆然，有时加减变通者不无一二，时运不同，南北气异，古云神而明之，存乎其人，敢不朝夕兢兢修合，求无愧于天地，求无获罪于前人。虽然医之为道也大矣，其间必有德厚才高术奇惊人者，予请质诸高明，不敢谓造其万一。

一元堂主人谨记（图 4-58、图 4-59）

北京一元堂参茸药材庄通信购货简章

本堂丸散膏丹胶露药酒种种药品，均系遵法炮制、精益求精，自办地道野产人参、关东黄毛鹿茸，货真价廉。并细心研究各种药品，均极灵效昭著。自开幕以来颇蒙各界欢迎，函购者日见其多。敝堂特设邮政专柜，以办理各省交易。来往函件购药者以求妥慎而免错误，庶无延期之虑也，兹将购货简章开列于左：

（1）凡函购药品价满十元以上者，匣皮邮费统归敝堂担负。凡敝堂担负邮费，系照邮寄普通包裹之定章计算，若有路途双加倍者，邮费并关税以及按信邮寄，自愿挂号保险，该邮费除刨普通担负之邮费外，下余所加之费等仍归顾客自理，俟购货时，净买货重价轻之药品，邮费临时再议。

（2）如蒙各省各界惠顾者，先将本堂价目表查明，请将药价由邮政汇（图 4-60）寄或银行汇兑，本堂得信后立即配齐交邮，奉寄不误。

（3）惠顾者既向敝堂购妥之药品，出门概不退换，且往外省各埠寄递，倘在路途损坏遗失者，若邮局不担负责任，本堂担保经年，得有邮局公函，述明失落原因再议，补货一半，否则不负赔偿之责。

（4）凡银行汇兑及邮汇之款收讫，均有本堂水印戳记为凭，及封信时必需挂号递寄，并祈向邮局询明寄件之分量若干，请自己书于信面上，以便敝堂收信时核对，免出舛错，苟或冒险遗失，概与

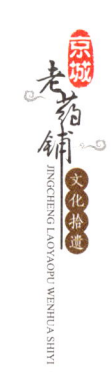

敝堂无涉。

（5）凡函购药品，如该地邮寄汇兑款项不通者，可用邮票代价，每百分折大洋一元，凡寄邮票或受潮湿污坏不能贴用不收，须用本国邮票，外国邮票及有限至何省贴用之邮票不收，凡寄邮票请寄一分四分或一角二角者均可，如印花票、公债票、国库券及外省北京不（图4-61）能通融之纸币请勿封寄。

（6）惠顾者如有照邮政第八章代物收价办法，请先在就近邮局询明有无代物收价之章程，如有，必需先寄货价二成，余者可以照代物收价，函内仍须注明不误。

（7）本堂药品价目因各省钱法不一，故一律按照现大洋计算，以为函赐者便利也。

（8）本堂药品价目倘有行市增减，应按本堂所定时价为凭，恕不预先通知。

（9）各省各界因病急需用药者，述明病之原因，由本堂医士参酌往寄应证丸药以资拯救。贵重药品、参茸细料体轻价贵之丸散，均可通融，作为快信邮递以救危病之急。

（10）本堂所配各种药品，遵古法成造，物高工精，货真价廉，童叟无欺，因为扩充营业名誉起见，并藉偿利物济人之心愿，不希图厚利以资畅销耳。

中华民国二十一年十月 谨订（图4-62、图4-63）

价目表内页示例页面。（图4-64）

混元一气膏

易曰大哉乾元万物资生始，又曰乾道成男坤道成女，乾为老阳坤为老阴，阴阳合，而后家道成，一阴一阳之谓道，夫道一而已矣。盖辟之则为阴阳混之则为一气，此混元一气之名所由昉也，此方得诸秘授，专能调和阴阳，培补元气，真有挽日回天之力、添精益髓之功。无论男女老幼，凡属诸虚百损、五劳七伤、先天不足、后天斫丧太过，以及男子诸痿不举、举而不能坚，与夜梦遗精、日渐尪瘵，形消成瘵，并妇女不得隐曲，气闷郁结，胸膈胀满，经血不调，赶前错后，乍多乍少，忽有忽无，或凝结成块，颜色不正，或行经前后腹痛，发热日晡作烧，四肢倦怠，以及脾胃不和，水谷减纳，感受风寒，腰腿酸痛，子宫寒冷，久不受孕等症，此膏均能治之。功效甚大。至于男不种子，率由气虚精弱，肾水素亏而射不中的，是谓阳失其道，或女不受胎，多因气盛血衰，月水之期常愆，即受而亦不能孕，是谓阴失其道，阴阳或乘其将何以衍螽斯之庆。唯此膏善能调经养精滋阴助阳，言其功效洵堪赞乾元而资始万物，培坤土以孕育苍生，历经试验效如桴鼓，请尝试之，当知言之非夸也。（图4-65）

神效如意狗皮膏

筋骨疼痛，腰腿酸弱，五劳七伤，贴两膏肓穴，两肾俞穴。

手足麻木，左瘫右痪，贴两肩井穴，两曲池穴。

痰喘，咳嗽，岔气，贴肺俞穴，华盖穴，膻中穴。

男子遗精白浊，妇人赤白带下，月经不调，贴关元穴，两阴交穴，涌泉穴。

男子阳事不举，久无子嗣，妇人胎元不固，崩漏不止，贴丹田穴，命门穴。

红白痢疾，小儿水泻，贴丹田穴。

疟疾，贴肾俞穴。

小肠疝气，贴丹田穴。

偏正头风，贴风门穴。

心胃疼痛，贴中脘穴。

寒湿脚气，贴两阴交穴，两三里穴。

闪腰岔气，腰腿疼痛，风吹冷振，跌打损伤，无名肿毒，臁疮瘰疬，杨梅恶疮等症，俱随患处贴之。

孕妇勿贴

无病贴之，固本还元，延年郤病，补命门之火，疗气血之虚寒，益髓添精，强筋壮骨，百贴百效。（图4-66）

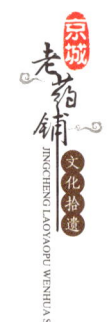

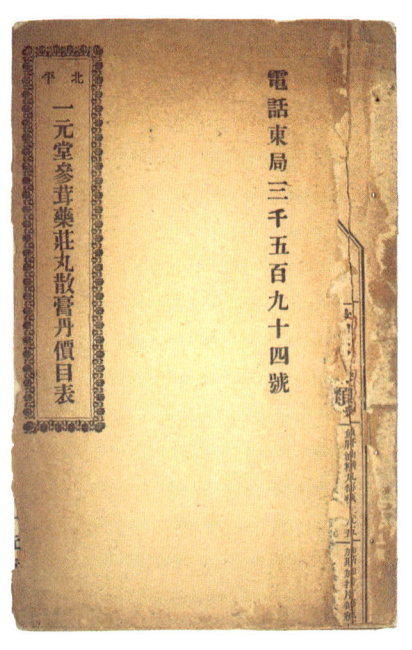

北平
一元堂參茸藥莊丸散膏丹價目表
電話東局三千五百九十四號

图4-57

一元堂參茸藥莊丸散膏丹價目表序

濟世之道莫先於醫療病之功莫善於藥所以古聖先賢憂天下後世之心無窮因而博探金石草木別為寒熱溫平以應天地四時之理合人陰陽五行之秘然方書既立在人則有表裏虛實寒熱之分而藥中即有補瀉宣通輕重之宜丸散品類雖多因症主治則一滌盪邪穢扶益元神無論新久遠近甚便於人然藥物真偽炮製當否皆所悉究未常忽略且時值貴賤必不敢重藥而輕人第古方中宜尊信而奉守者比比皆然有時加減變通者不無一

图4-58

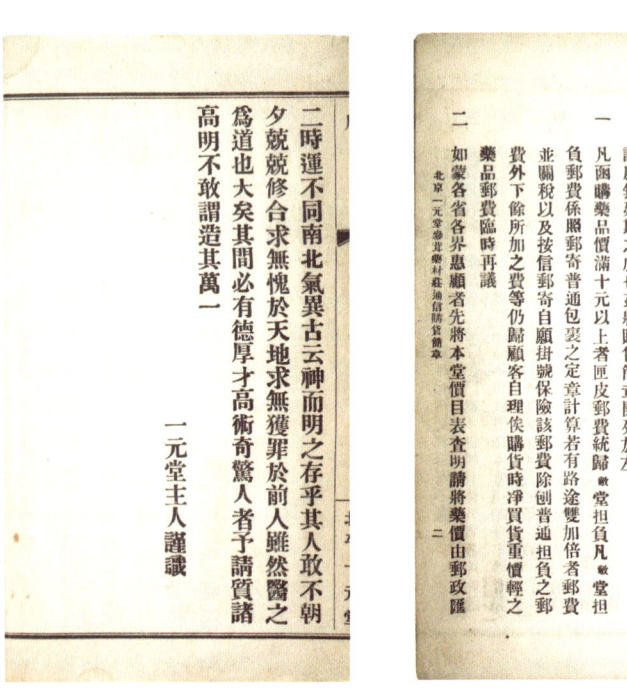

二時運不同南北氣異古云神而明之存乎其人敢不朝夕兢兢修合求無愧於天地求無獲罪於前人雖然醫之為道也大矣其間必有德厚才高術奇驚人者予請質諸高明不敢謂證其萬一

一元堂主人謹識

图4-59

北京一元堂參茸藥材莊通信購貨簡章

本堂丸散膏丹膠露藥酒種種藥品均係遵法炮製精益求精自辦地道野產人參關東黃毛鹿茸貨真價廉幷研究各種藥品均極靈效昭著自開幕以來頗蒙各界歡迎函購者日見其多特設郵政專櫃以辦理各省交易來往函件購藥者以求慎而免誤庶無延期之虞也茲將購貨簡章開列於左

一、凡函購藥品價滿十元以上者匪皮郵費統歸敝堂擔負敝堂擔負郵費係照郵寄普通包裹之定章計算若有路途雙加倍者郵費幷關稅以及按信郵寄自願掛號保險該郵費除創普通擔負之郵費外下餘所加之費等仍歸顧客自理俟購貨時淨買貨重價輕之藥品郵費臨時再議

二、如蒙各省各界惠顧者先將本堂價目表查明請將藥價由郵政匯

北京一元堂參茸藥材莊通信購貨簡章

图4-60

第四章 药目序选——行业发展的历史见证

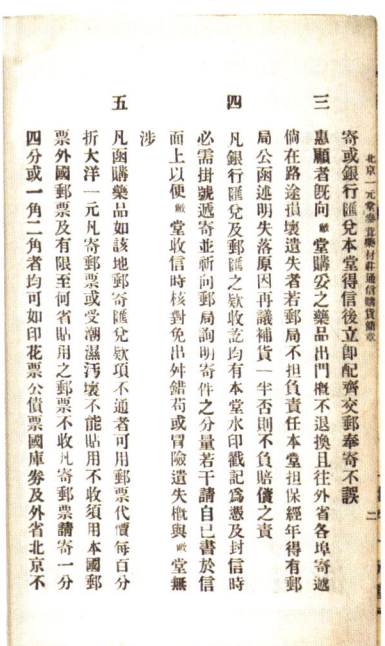

图4-61

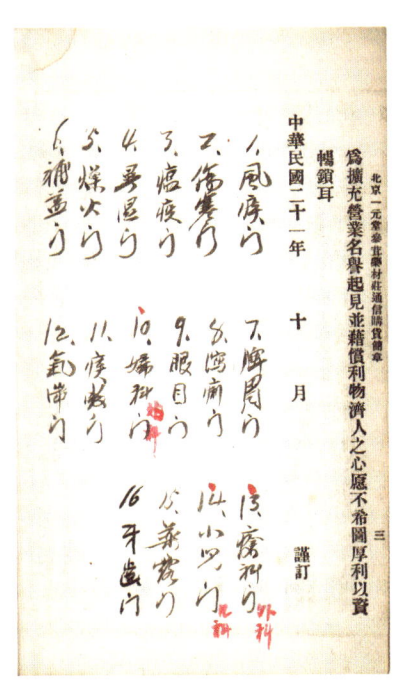

图4-63

图4-62

图4-64

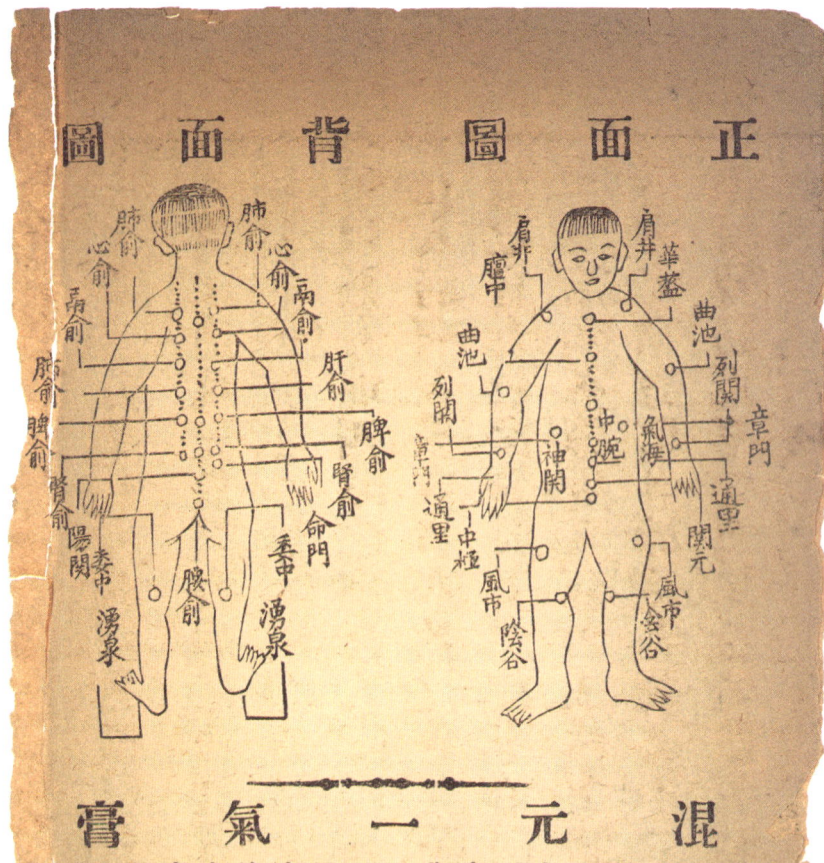

混元一氣膏

易曰大哉乾元萬物資生始又曰乾道成男坤道成女乾為老陽坤為老陰陰陽合而後家道成一陰一陽之謂道夫道一而已矣闢之則為陰陽混之則為一氣此混元一氣之名所由昉也此方得諸秘授專能調和陰陽培補元氣真有挽日回天之力添精益髓之功無論男女老幼凡屬諸虛百損五勞七傷先天不足後天虧損太過以及遠年痞癥不舉舉而不能堅舉與夜夢遺精日漸尫羸形消成癆並婦女不得隱曲氣悶鬱結胸膨滿經血不調趕前錯後乍多乍少忽有忽無或凝結成塊顏色不正或行經前後腹痛發熱日晡作燒四肢倦怠以及脾胃不和水穀減納感受風寒腰腿酸痛子宮寒冷久不受孕等症此膏均能治之功效甚大至於男不種子率由氣虛精弱腎水素虧而射不中的是謂陽失其道即氣虛血虧惟此膏善能調經養精滋陰助陽言其功效泂堪嘗乾其道陰陽常懲何以衍鑫斯之慶惟此膏元而資始萬物培坤土以孕育蒼生歷經試驗效如桴鼓請嘗試之當知言之非謬也

第四章 | 药目序选——行业发展的历史见证

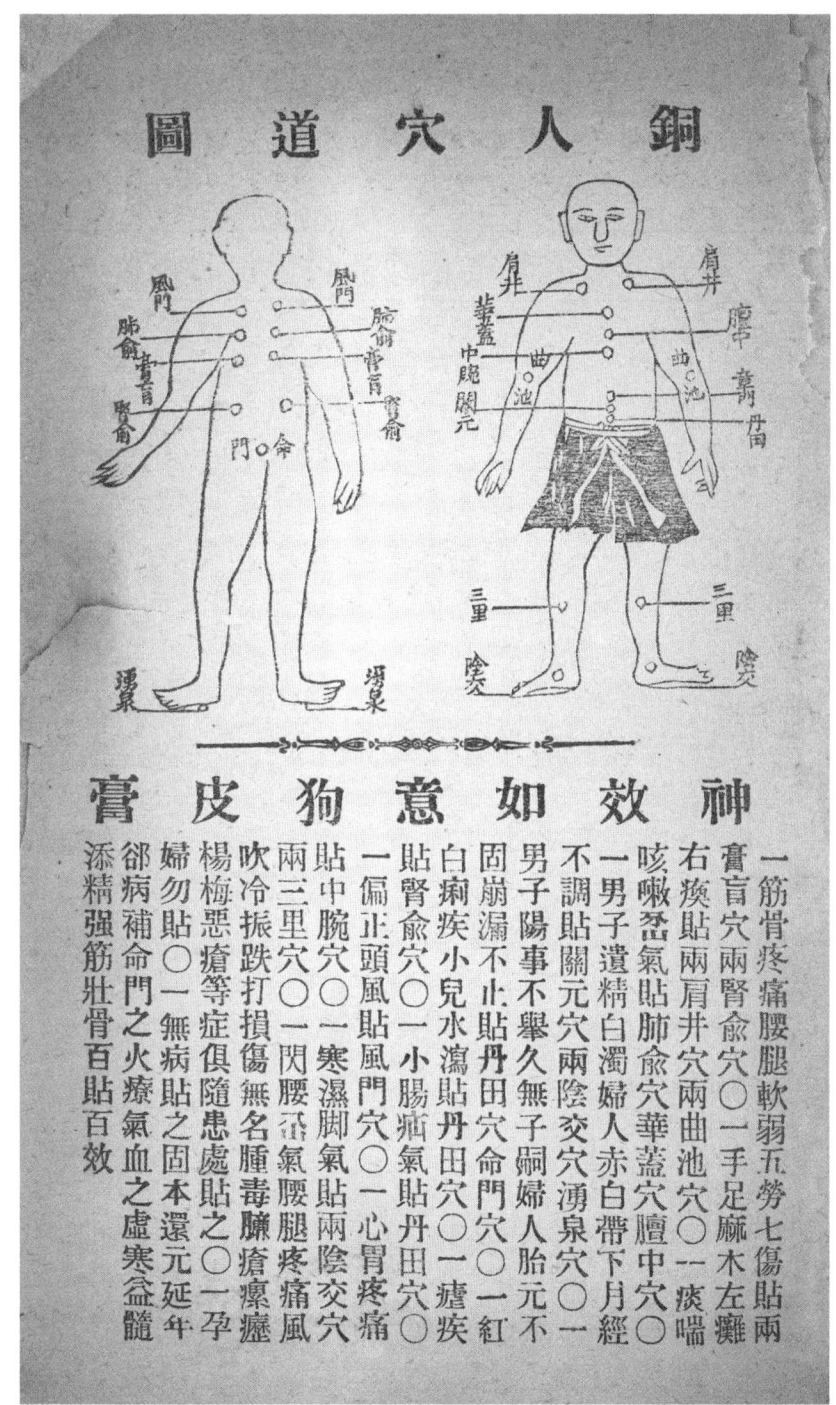

图4-66

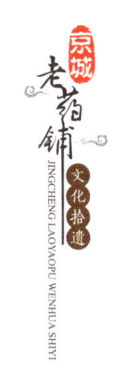

第六节 《复瑞参茸号售货价目表》

复瑞参茸号是民国时期北京一家专营参茸贵细类的药铺,据该药铺《复瑞参茸号售货价目表》记载,1934年时,除北京以外,在长沙、香港、南京亦设有分店。

该店主营鹿茸、人参、西洋参、党参、燕窝、银耳、鹿角胶、阿胶、龟板胶、虎骨胶、沉香、厚朴、黄芪、枸杞、於潜天生野术、京制半夏、豆蔻、西红花、蛤蟆油、鹿茸、鹿胎、鹿鞭、鹿尾、鹿筋、驴肾、海狗肾、熊胆等数十种当时的道地名贵中药,及自制"加料参茸丸、参茸三肾丸""山西太谷龟龄集"等部份名贵中成药,并详细说明各自的药性应用。

复瑞参茸号经营的品种较少而精。具体名录:地道关东黄毛鹿茸、地道关东青毛鹿茸、北口青毛麋茸、地道吉林野产人参、老山红色野参、地道石柱参、吉林红秧参、各种人参须、花旗西洋参、地道党参、暹罗官燕、上等银耳、秘制鹿角仙胶、地道东阿胶、龟板鹿角胶(自煎龟鹿二仙胶)、龟板胶、虎骨胶、蒙罗燕子山神桂、迦南沉香、地道厚朴、库伦黄芪、甘肃枸杞果、於潜天生野术、京制半夏、东坡豆蔻、西藏红花、蛤什蟆、梅花鹿胎、梅花鹿肾、鹿尾、鹿筋、驴肾、海狗肾、熊胆。

上述经营名录为该药铺精选当时常用、有名、地道的药材及饮片作为主营商品。该价目表的前部分,价目表后部分有与之对应的条文,介绍前部分贵细药物的功效作用,最后介绍了2种自制的丸药"加料参茸丸、参茸三肾丸"。

厚朴在历史上曾经有过短缺,所以该店的名录中经营有厚朴,同时经营极具京帮地域特色的"京制半夏",以及传统蒙古地区所产的黄芪"库伦黄芪",另外尚可看到,当时的甘肃所产的枸杞也同样被行业认可。

《复瑞参茸号售货价目表》封面。(图4-67)

扉页。民国二十三年,孟夏重印。北平前门,西河沿路南,电话南局2163号。

本号分设在长沙中山东路,香港千诺道中,南京碑亭巷。(图4-68、图4-69)

本号创设有年所备各种货物,务求地道,不惜重资,向在吉林三姓、珲春、宁古塔等处采办上等清水野产人参、黄毛鹿茸、青毛麋茸、各种秧参及美国花旗洋参、库伦棉芪、自煎黑驴皮阿胶,鹿角仙胶等货,均系地道佳品,名驰遐迩久蒙。

赐顾诸公赞许,无待赘述,兹特推广营业,精选各货列以价目庶远道。

惠顾诸公邮购便以核算。如蒙函购者由邮汇款,自当遵办无误。

赐故诸公幸垂察焉。

(1)通函购货必须将某参某茸或某货指明并将款银径寄本号得信后,立即遵办包裹寄奉不误。

(2)惠顾者如为多年顾主即系朋友介绍,如货不合意,保管退换。倘有损坏霉烂等情,当将原货发还,概不退换。

(3)本号售货向以大洋计算,如有邮票带价者,以零数为限,若不先汇款银,空函购货,恕不奉寄,但由至好顾主介绍,不在此列。

(4)购货价值如逾十圆以外者,计费概归本号负担,但以国内通商大埠为限,如远道地虚经陆路加费,以及货款未满拾圆,应由买主担任。

(5)照邮政代物收价办法,需将货款先寄二成,本号方能照单发货,至货物已经寄出后,不得中途退回或延不提取,倘因不得已事由退回时,则一切损失均由汇款人负责,即在先寄之二成款内如数扣除。

(6)函购货物,如为节省汇费,违章由信函内夹带纸币者,倘有差错，与本号无涉。

（7）鹿茸一项，除锯角茸片茸粉均按分量定价，其整架者，样式不同，大小各异，定价颇难。函购者只可以汇款之多寡、估价之高下，检定奉上。但黄毛茸至低之价，须在百圆以上；青毛茸至低之买家，需在三十圆以上。

（8）本号所列各货，皆现时之价值，倘有增减，应照购货时之定价为准。

（9）本目录价格，以北平以市为准，其余分号因各地费用不同，生活程度各异，故不能一律适用。

本号主人谨订。（图4-70～图4-74）

内页示例。（图4-75、图4-76）

吉林野产人参为最名贵，久服长生，洵奇品也。（图4-77）

关东黄毛鹿茸，久服延年益寿，实补真阳之仙品也。（图4-78）

不同药材定价示例。(图4-79~图4-80)。

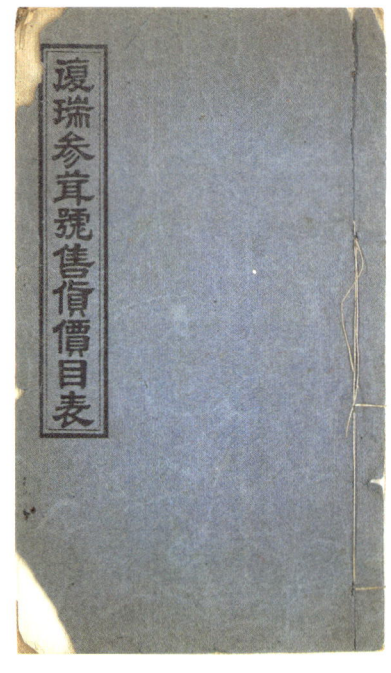

图4-67

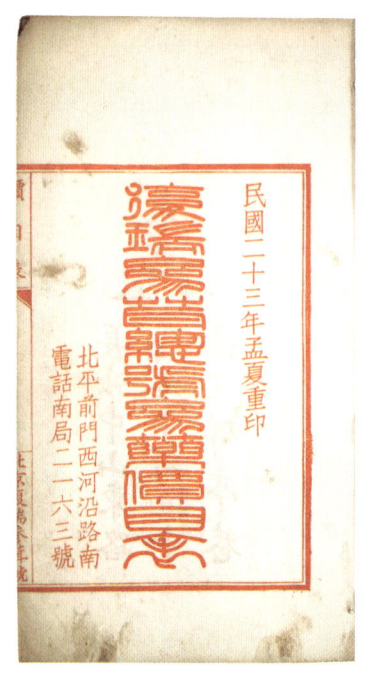

图4-68

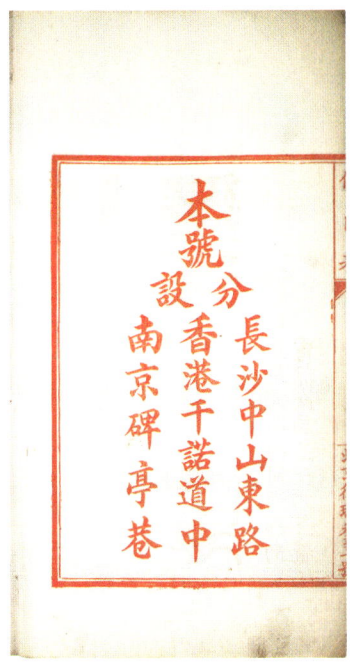

图4-69

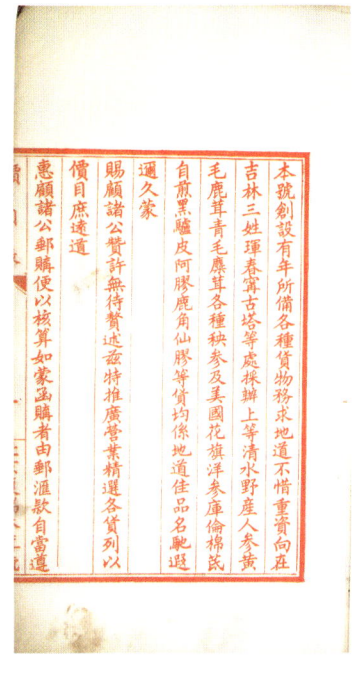

图4-70

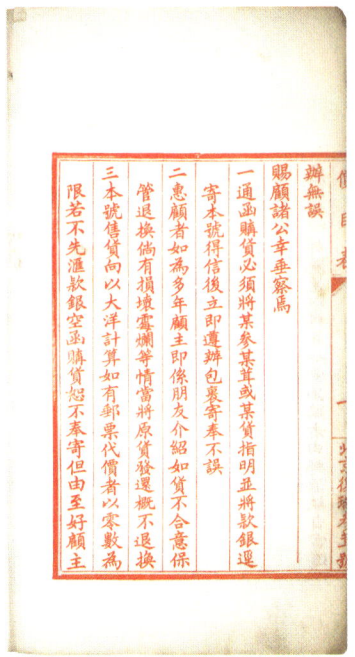

图4-71

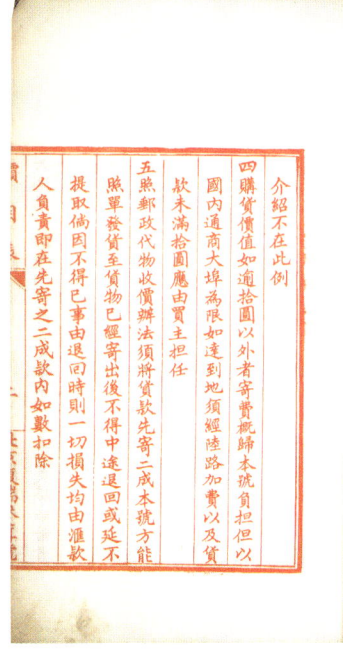

图4-72

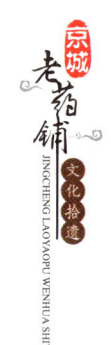

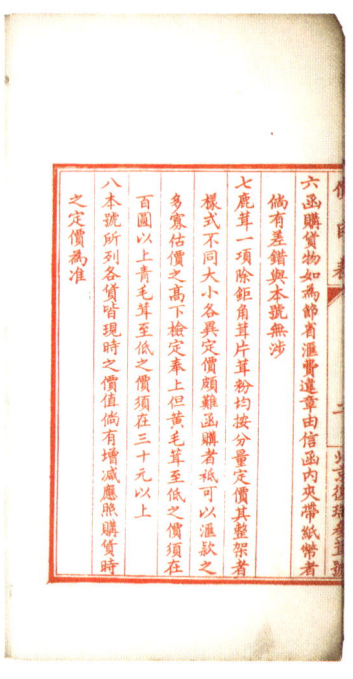

图4-73

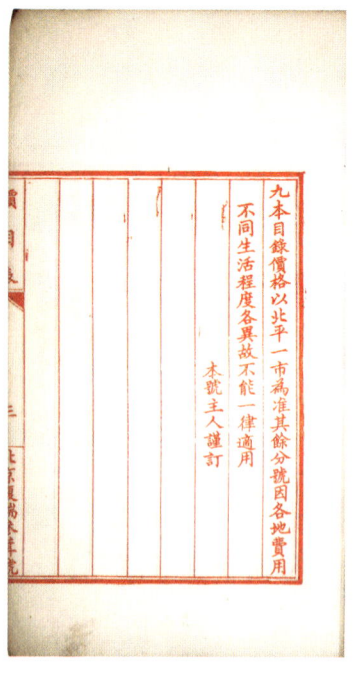

图4-74

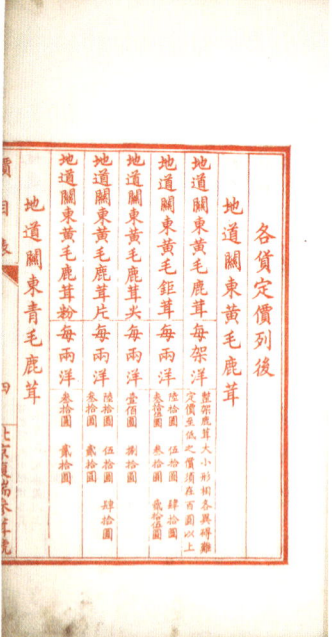

图4-75

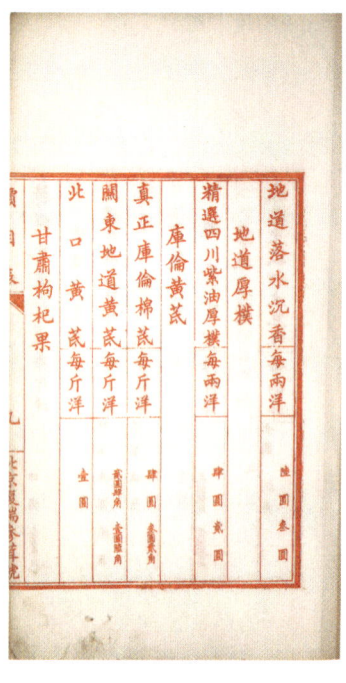

图4-76

第四章 药目序选——行业发展的历史见证

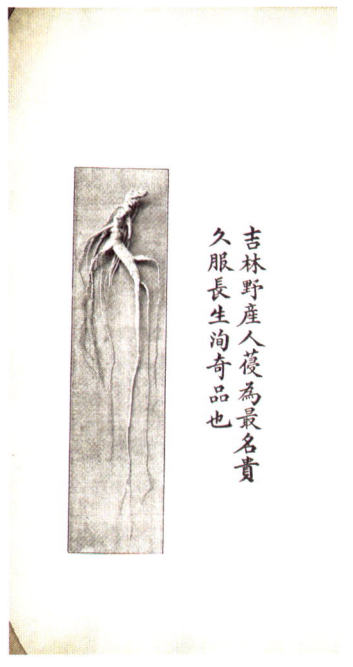

吉林野产人葠為最名貴
久服長生洵奇品也

图4-77

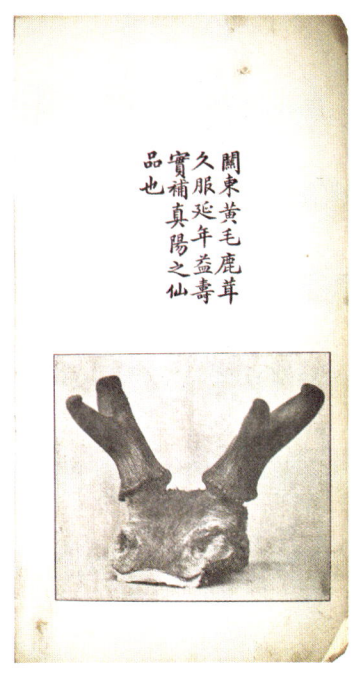

關東黃毛鹿茸
久服延年益壽
實補真陽之仙
品也

图4-78

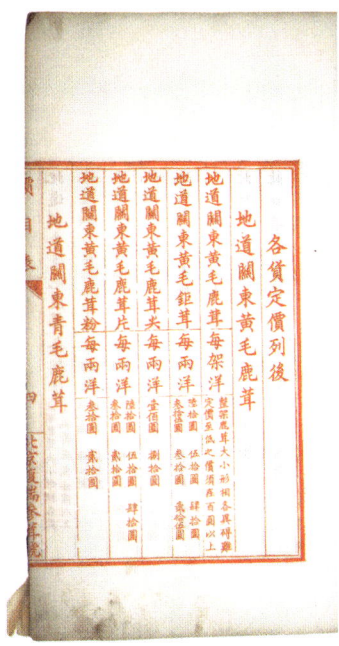

图4-79

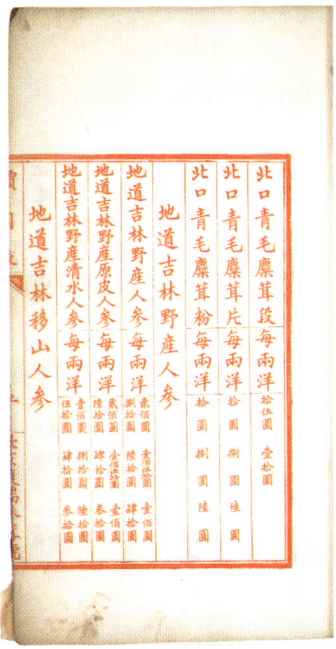

图4-80

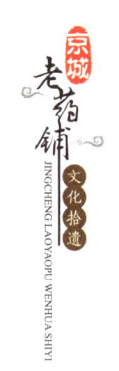

第七节 《桂林轩香雪堂各色货物簿》

"桂林轩香雪堂"为清代著名的商铺,清代书籍《朝市丛载》中把"桂林轩"列为"胰皂类",《燕市积弊》则将它归为"香货店"。《桂林轩香雪堂各色货物簿》的前半部分为"桂林轩"化妆品类,后半部分为"香雪堂"中成药内容。因此判断该商铺主营项目为中成药与化妆品,其中化妆品有用中药作为原料的,除化妆外尚有其治疗功能,所以该书簿堪称清代中药化妆品说明书汇编。

该书稍有缺页,存有桂林轩"罐子胰、花露粉、玉露霜"等38种化妆品,以及香雪堂"固本膏、点舌丹、狗皮膏"等44种中成药。

该书中桂林轩部分的内容为化妆品香粉类产品,产品功用以打油诗的形式解释,颇具新意。香雪堂部分的内容为常见的丸散膏丹成药内容。桂林轩香雪堂,应是当时的一位老板同时开设了中药化妆品店"桂林轩"和药铺"香雪堂",并将其经营的特色品种编订成产品手册《桂林轩香雪堂各色货物簿》。

示例图页中的商品名称文字已模糊不清,特将颜色加深以利辨析。

序言内容如下:

桂林轩香雪堂各色货物簿

本轩百十年以来不误主顾,十八省之内久已驰名,只缘制做精工,遂而声名洋溢。采丹桂之香,挹上林之露,名实相副。本不待于自夸生意兴隆,岂料招夫人诟,乃有奸徒射利辄思鱼目混珠,滑贾充名,妄想鸡群立鹤,或窃本轩字号贻误远方,或假本铺招牌,混蒙主顾,究之秘传不得,徒见笑于方家。制法不精,难效颦于真面,其无耻也,堪嗤其丧心也实甚。今本轩将各色货物拟作俚句,装订成帙,重刊标记,细注地方伏愿。诸公认明坐落,记准牌名,正阳门内棋盘街东,芬芳袭过客之衣,并无二处;声价擅京都之盛,只此一家,庶幾假难混,真货皆得,实本轩幸甚。

桂林主人焦琢亭谨识。(图4-81、图4-82)

油胭脂

胭脂配合胜洋红,磁碗盛来製造工,
春夏秋冬皆可用,东西南北素驰名,
点唇自觉添光润,搽痘还能去毒疔,
功效亦多难尽述,临妆方信妙无穷,
每两满钱肆佰捌拾。

金花沤

沤号金花第一家,法由内造定无差,
修容细腻颜添润,搽面温柔艳更华,
冽口皴皮皆善治,开纹舒皱侭堪夸,
只宜冬令随时用,夏卖鹅胰分外嘉,
每罐满钱肆佰捌拾。

(图4-83)

引见胰

鹅油胰子细安排,净面无如此最佳,
费我调和成蝶粉,送君引见上鸾阶,
风清大地尘全扫,月朗长天镜乍揩,
到得弹冠相庆后,桂林轩制记招牌。
每两盛匣满钱二百。

罐子胰

罐子胰传有秘方,内加冰麝异寻常,

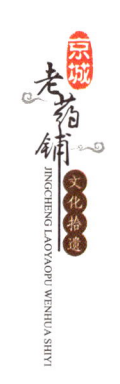

修容滑腻颜增润，着水清香味更长，
去垢妙能消痣瘔，舒纹兼可退风霜，
其中功效诚难述，常用方知此最良。
　　　　　　　每罐京满钱二百文。

（图 4-84）

玉容胰

秘方合配玉容胰，其性温柔其味奇，
舒皱舒纹能嫩面，不黄不暗洗绸衣，
泥污尽去添光亮，痣瘔全消起艳姿，
若合本轩宫皂用，清香唯此最相宜，
　　　　　　　每匣满钱壹佰陆拾。

玉容丸

秘方合配玉容丸，冰麝鹅油细细团，
雅製不同瓜子锭，神功能去雀儿瘢，
面非敷粉疑飞白，颜果凝脂胜渥丹，
刮垢磨光称上品，远行常用妙无端。
　　　　　　　十丸盛匣钱二佰文。

（图 4-85）

涌泉膏

此膏专贴男妇远年近日五劳七伤，咳嗽痰喘，左瘫右痪，手足麻木，遍身筋骨疼痛。贴之即愈，用时用滚水化开，在狗皮上如钱大贴两脚心。每罐满钱壹千陆佰。

调经丸

此药专治妇科经水不调，月信不对，颜色不正，赤白带下等症。早晚每服一丸，老酒送下，善能调经养血保胎种子，诚为妇科之圣药也，每料六十丸，满钱肆千捌佰文。

（图4-86）

龟龄集

此丹原系异人传授奇方，本堂加工选料按方炮炼，不论男妇，长服补虚作实，助气养神，大有益寿延年之功，并治左瘫右痪等症。每磁罐纹银肆两，锡瓶纹银二两。

鹿茸膏

本堂遵方炮製名为补元益寿鹿茸种子膏，凡老少先天不足，后天失养，下元虚损，将此膏或贴肚脐，或贴腰肾，大补元气，益寿延年，实为保身之妙药。每张纹银伍钱。

（图4-87）

点舌丹

凡诸般恶疮皆属心火，而心本於舌。本堂秘製此丹所以清心，清心即所以解毒，用净水研化敷患处，并将此丹含於舌下，候他开时，黄酒送下，诸症立愈。每两钱肆吊。

狗皮膏

此膏专治男妇老少多年痞疾痞块、面黄肌瘦，胸膈胀满，胃口不开，不思饮食，以致心腹疼痛，遍体黄肿，即将此膏贴患处诸症可期立愈，其效如神。每张满钱壹佰文。

（图4-88）

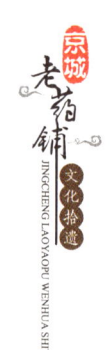

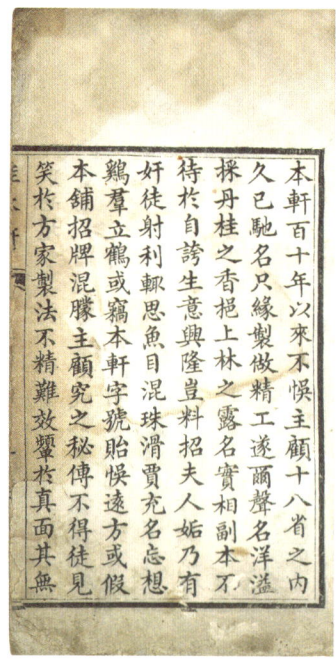

图4-81

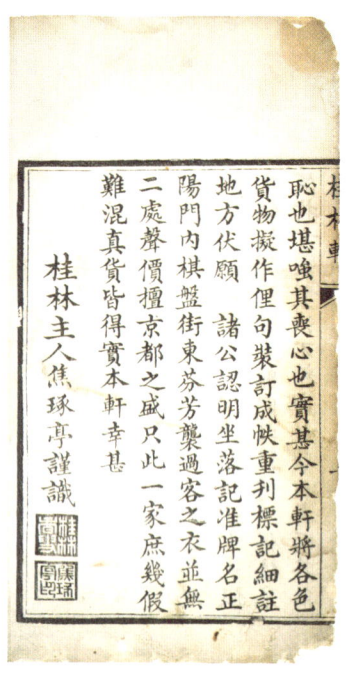

图4-82

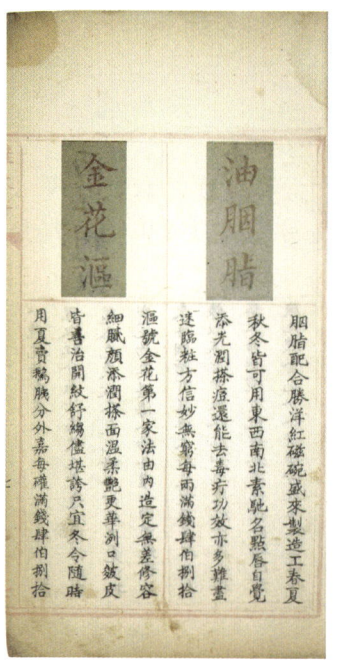

图4-83

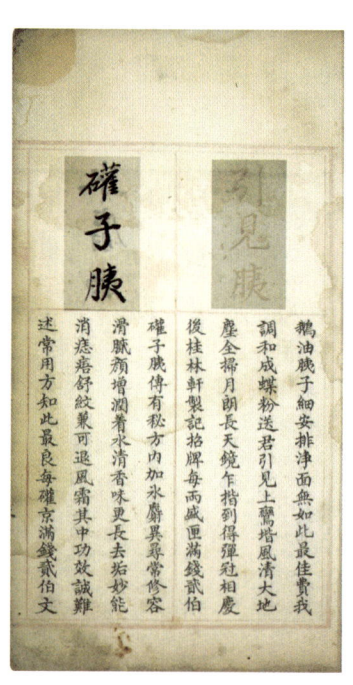

图4-84

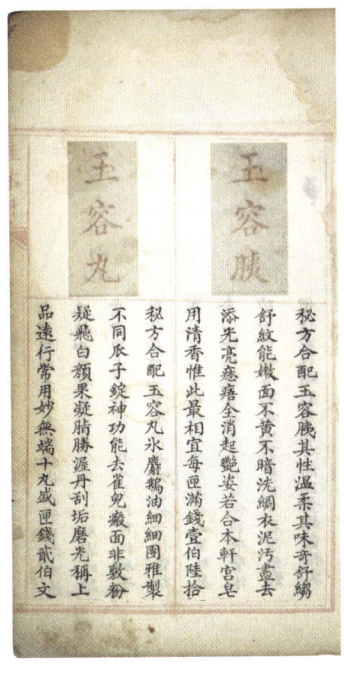

图4-85

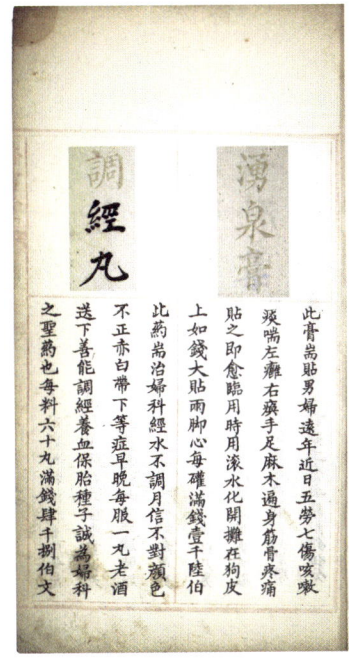

图4-86

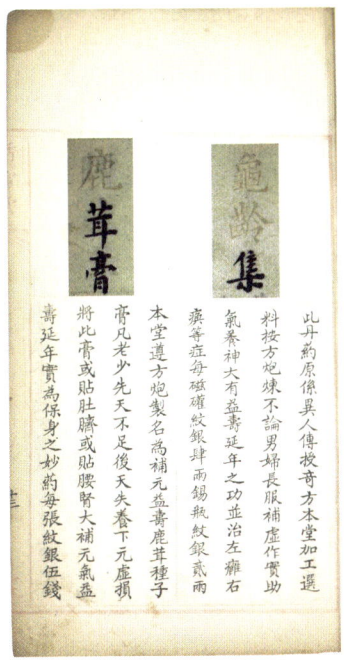

图4-87

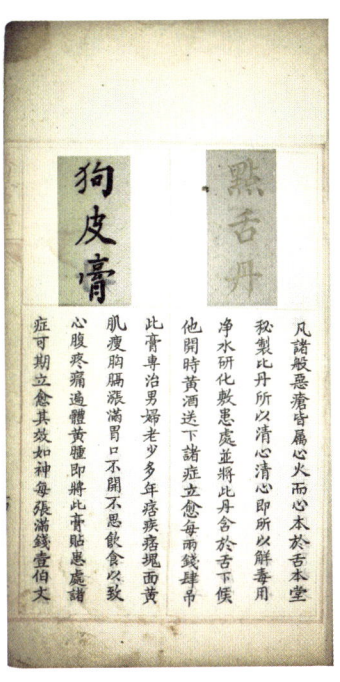

图4-88

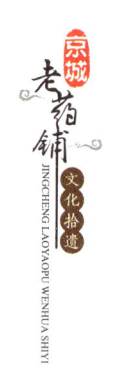

第八节 《京都乐仁堂国药店药品简明目录》

乐仁堂为中华人民共和国成立前同仁堂乐家老铺在京开设的一家分店，经营丸、散、膏、丹、汤剂、饮片等，并在外省设有分店。《京都乐仁堂国药店药品简明目录》为中华人民共和国成立初乐仁堂的产品说明书汇编。书中"改进古方成药，科学提炼制剂"项下列有20种药，其中19种片剂，1种膏剂。片剂多由古方丸散剂型改制而成。插黑白图11幅，展示了当时片剂、浸提设备及化验室等场景。

除提炼制剂外，另设有15科，分为：风痰科12种，伤寒科11种，瘟疫科6种，暑湿科13种，燥火科10种，补益科15种，脾胃科7种，泻痢科5种，妇科18种，气滞科16种，眼目科9种，痰嗽科13种，咽喉口齿科6种，小儿科18种，外科27种。共计收载206种中成药。

《京都乐仁堂国药店药品简明目录》封面（图4-89）

乐家老铺

自从一九五〇年全国卫生会议给国药业指出了正确的方向，面向工农兵逐步的改进使之走向科学化，一九五一年五月在天津召开的华北药材交流会议更进一步的指出了扩大药材交流和促进成药下乡，因此我们为了响应这一号召开展面向农村的业务方针，并设立了国药提炼部，研究国药改进，将古方成药初步用科学方法提炼，已制成片剂数种，今后仍继续扩大此类制品种类，但因为限于技术水平不够和经验的缺乏，因此存在着的缺点一定很多所以希望在试

用中多提宝贵意见,以便不断改进,使国药提炼从现有的阶段上再提高一步,逐渐达到"国药科学化"。(图4-90)

本店国药提炼部试验室之一;试验室之二;浸剂车间之一部;蒸馏车间之一部(蒸馏器);(图4-91)蒸发车间之一(蒸发浓缩及滤过);蒸发车间之二(蒸发及浓缩);制片车间之一;制片车间之二。(图4-92)

改进古方成药,科学提炼制剂。(图4-93)

片剂内容。(图4-94)

风痰科。(图4-95)

伤寒科。(图4-96)

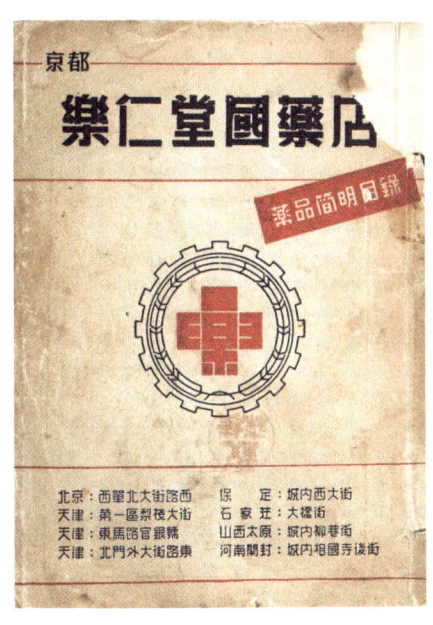

图4-89

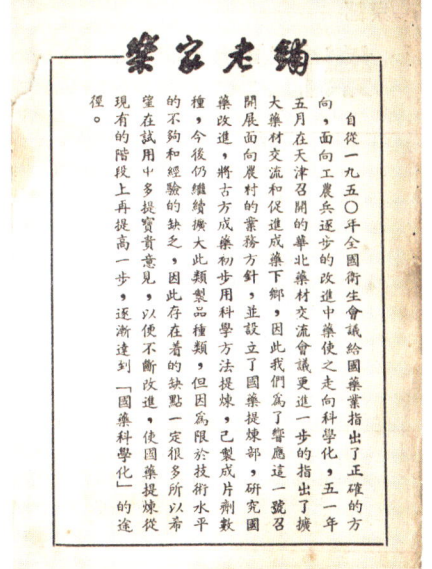

图4-90

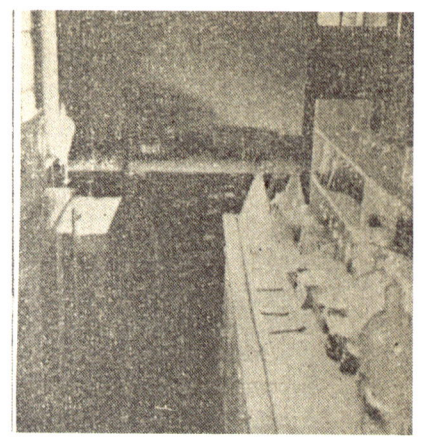
本店国药提炼部试验室之一

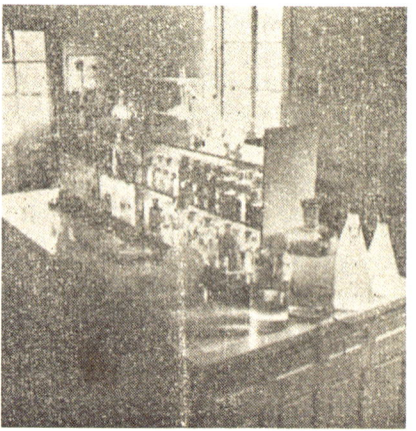
试验实之二

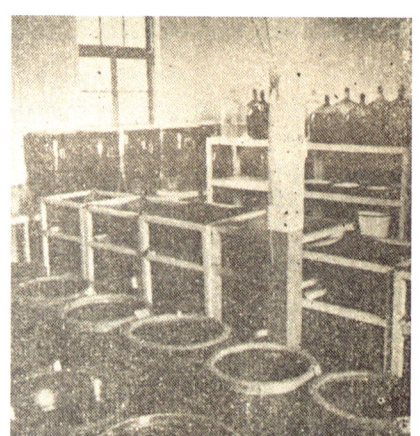
浸剂车间之一部

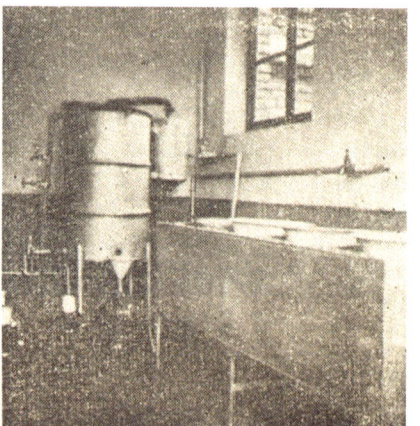
蒸馏车间之一部（蒸馏器）

图4-91

第四章 | 药目序选——行业发展的历史见证

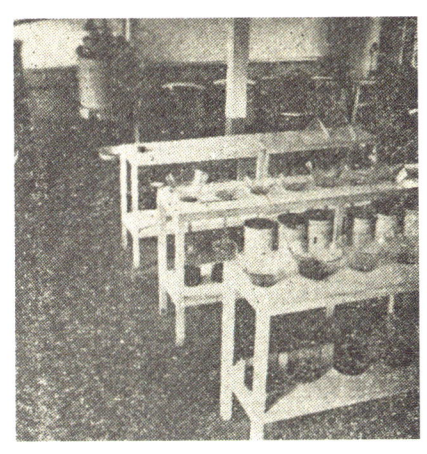
蒸发车间之一（蒸发浓缩及滤过）

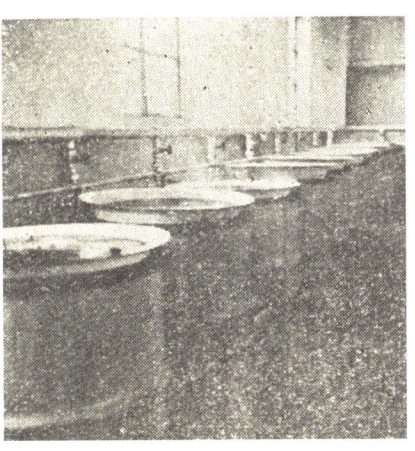
蒸发车间之二（蒸发及浓缩）

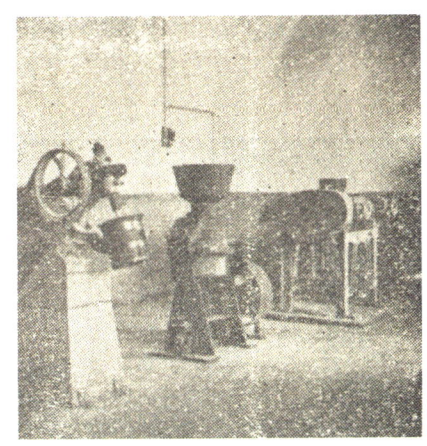
制片车间之一

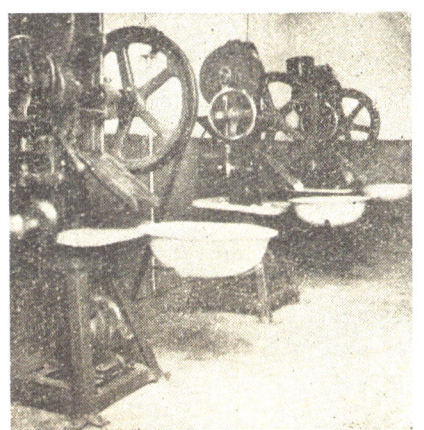
制片车间之二

图4-92

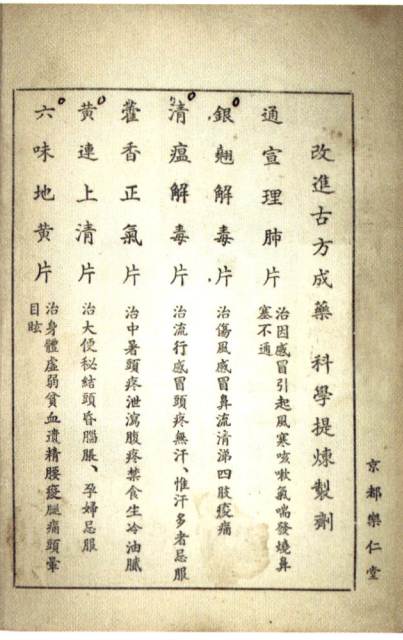

图4-93

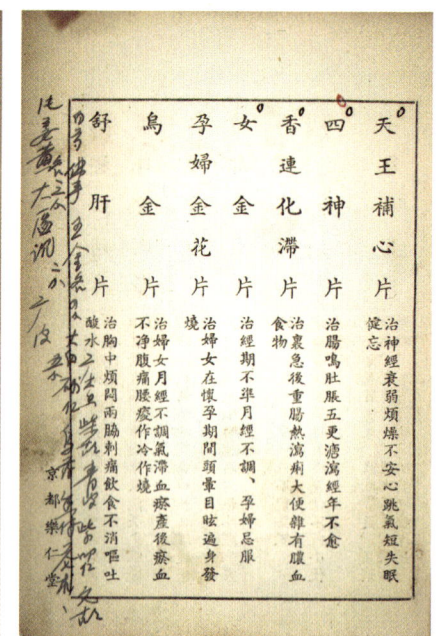

图4-94

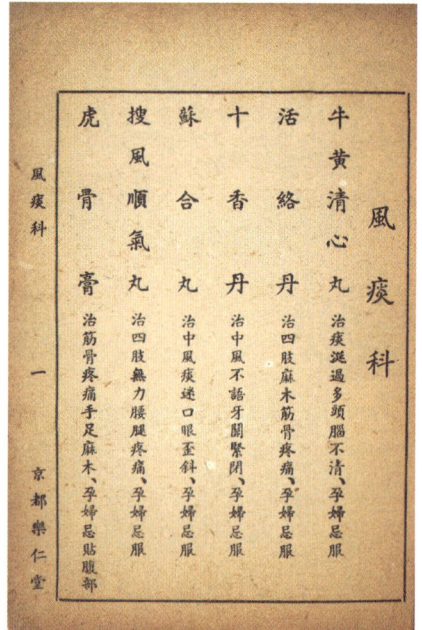

图4-95

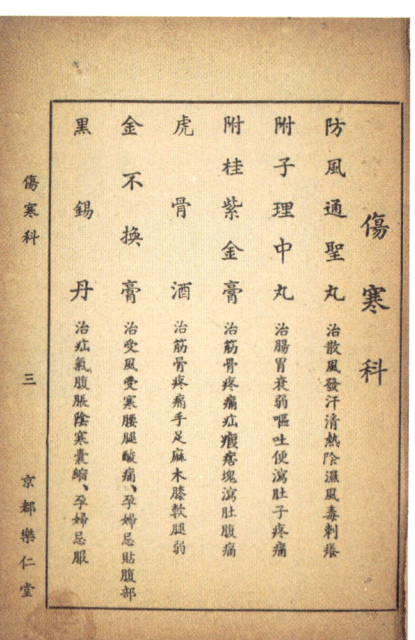

图4-96